Ein Teil der Heilung war noch immer, geheilt werden zu wollen.
Lucius Annaeus Seneca

Mario Hellbardt (Hrsg.)

Ernährung im Kontext der bariatrischen Chirurgie

Ein diättherapeutischer Leitfaden für die Betreuung und Beratung von adipösen Erwachsenen im Rahmen der interdisziplinären prä- und postoperativen Versorgung bei adipositaschirurgischen Eingriffen

9. Auflage 2022

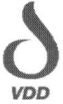

Verband der Diätassistenten – Deutscher Bundesverband e.V. (VDD)
German Dietitian Association

PABST SCIENCE PUBLISHERS · Lengerich

Kontaktadresse:
Mario Hellbardt
VDD e.V.
Verband der Diätassistenten - Deutscher Bundesverband
Susannastr. 13
D-45136 Essen
vdd@vdd.de

Bibliografische Information der Deutschen Nationalbibliothek
Die Deutsche Nationalbibliothek verzeichnet diese Publikation in der Deutschen Nationalbibliografie; detaillierte bibliografische Daten sind im Internet über <http://dnb.ddb.de> abrufbar.

Geschützte Warennamen (Warenzeichen) werden nicht besonders kenntlich gemacht. Aus dem Fehlen eines solchen Hinweises kann also nicht geschlossen werden, dass es sich um einen freien Warennamen handelt.
Das Werk, einschließlich aller seiner Teile, ist urheberrechtlich geschützt. Jede Verwertung außerhalb der engen Grenzen des Urheberrechtsgesetzes ist ohne Zustimmung des Verlages unzulässig und strafbar. Das gilt insbesondere für Vervielfältigungen, Übersetzungen, Mikroverfilmungen und die Einspeicherung und Verarbeitung in elektronischen Systemen.
Wichtiger Hinweis: Medizin als Wissenschaft ist ständig im Fluss. Forschung und klinische Erfahrung erweitern unsere Kenntnis, insbesondere was Behandlung und medikamentöse Therapie anbelangt. Soweit in diesem Werk eine Dosierung oder eine Applikation erwähnt wird, darf der Leser zwar darauf vertrauen, dass Autoren, Herausgeber und Verlag größte Mühe darauf verwendet haben, dass diese Angaben genau dem Wissensstand bei Fertigstellung des Werkes entsprechen. Dennoch ist jeder Benutzer aufgefordert, die Beipackzettel der verwendeten Präparate zu prüfen, um in eigener Verantwortung festzustellen, ob die dort gegebene Empfehlung für Dosierungen oder die Beachtung von Kontraindikationen gegenüber der Angabe in diesem Buch abweicht. Das gilt besonders bei selten verwendeten oder neu auf den Markt gebrachten Präparaten und bei denjenigen, die vom Bundesinstitut für Arzneimittel und Medizinprodukte in ihrer Anwendbarkeit eingeschränkt worden sind. Benutzer außerhalb der Bundesrepublik Deutschland müssen sich nach den Vorschriften der für sie zuständigen Behörde richten.

9. Auflage 2022

© 2014 Pabst Science Publishers, D-49525 Lengerich
www.pabst-publishers.de · www.psychologie-aktuell.com

Druck: KM | Druck 2.0, D-64823 Groß Umstadt

Print: ISBN 978-3-89967-937-3
eBook: ISBN 978-3-89967-938-0 (www.ciando.com)

HINWEISE FÜR DEN NUTZER

Die Erkenntnisse in der Adipositaschirurgie unterliegen einem laufenden Wandel durch Forschung und klinische Erfahrungen. Die Arbeitsgruppe Adipositas sowie die wissenschaftliche Mitarbeiterin des VDD haben bei der Erstellung große Sorgfalt darauf verwendet, dass die in diesem Behandlungs- und Beratungsleitfaden dargelegten diättherapeutischen Angaben dem derzeitigen Wissensstand entsprechen. Der Nutzer dieses Werkes ist daher nicht von der Verpflichtung entbunden, aktualisierte Leitlinien und neue Erkenntnisse in die Praxis mit einfließen zu lassen.

DANKSAGUNG

Einen besonderen Dank an Marleen Meteling-Eeken, da die 5. erweiterte und aktualisierte Auflage in den Kapiteln I bis V u.a. auf Texten aus der 1. bis 4. Auflage basiert, an der sie als wissenschaftliche Mitarbeiterin des VDD maßgeblich beteiligt war.

INTERESSENKONFLIKTE

Die Autoren des vorliegenden Leitfadens „Ernährung im Kontext der bariatrischen Chirurgie – Ein diättherapeutisch-interdisziplinärer Leitfaden für die Be-treuung, Behandlung und Beratung von Erwachsenen bei adi-positaschirurgischen Eingriffen" erklären, dass keine Interessenkonflikte bestehen.

BILDNACHWEIS

Covergrafik sowie Abbildungen 14 bis 19 erstellt von
Stefan Reiners, Dipl.-Industriedesigner, Kamp-Lintfort

Abbildung 20 mit freundlicher Überlassung der Pharm-Allergan GmbH

Abbildung 21 mit freundlicher Genehmigung von GID Germany GmbH, 2013

Abbildung 26 mit freundlicher Genehmigung des Verbands der Diätassistenten – Deutscher bundesverband e.V., Essen

Abbildung 33 erstellt von MarionHellbardt

Abbildung 45 mit freundlciher Genehmigung des Adipositas Verband Deutschland e.V.

LEKTORAT

Dagmar Thürmer, Dipl.-Geogr., Berlin

AUTOREN

Bausch, Gisa
Schwester/Wundtherapeutin nach ICW
Universitätsklinikum Leipzig AöR
Klinik und Poliklinik für Gastroenterologie und Rheumatologie
Liebigstr. 20, D - 04103 Leipzig

Dietrich, Arne, Prof. Dr. med.
FA für Chirurgie, Thoraxchirurgie und Viszeralchirurgie
Sektion Bariatrische Chirurgie
Universitätsklinikum Leipzig AöR
Klinik u. Poliklinik für Visceral-, Transplantations-, Thorax- u. Gefäßchirurgie
Liebigstr. 20, D - 04103 Leipzig

Haas, Verena, Dr. oec. troph.
Charité - Universitätsmedizin Berlin
Campus Virchow-Klinikum
Klinik für Psychiatrie, Psychosomatik und Psychotherapie des Kindes- und Jugendalters
Augustenburger Platz 1, D - 13353 Berlin

Haufe, Sven, Dr. rer. medic.
Medizinische Hochschule Hannover
Institut für Sportmedizin
Institut für Klinische Pharmakologie
Carl-Neuberg-Str. 1, D - 30625 Hannover

Heinitz, Kathrin, Dr. rer. nat.
Apothekerin
Universitätsklinik Leipzig AöR
Klinische Pharmazie/Arzneimittelinformation
Liebigstr. 20, D - 04103 Leipzig

Hellbardt, Mario, B.Sc.
Gesundheitswissenschaftler, Diätassistent/MEB
Universitätsmedizin Leipzig
Integriertes Forschungs- und Behandlungszentrum (IFB) AdipositasErkrankungen
Philipp-Rosenthal-Str. 27, D - 04103 Leipzig

Heß, Sarah, Dipl.-Trophologin
Evangelisches Krankenhaus Zweibrücken
Obere Himmelsbergstr. 38, D - 66482 Zweibrücken

Hilbert, Anja, Prof. Dr.
Integriertes Forschungs- und Behandlungszentrum (IFB) AdipositasErkrankungen
Abteilung Medizinische Psychologie und Medizinische Soziologie
Forschungsbereich Verhaltensmedizin
Universität Leipzig
Phillip-Rosenthal-Straße 27, D - 04103 Leipzig

Hoffmann, Jessica Maria
Diätassistentin
LMU Klinikum Großhadern München
Ernährungsambulanz Chir. Klinik und Poliklinik
Marchioninistr. 15, D - 81377 München

Hoffmeister, Albrecht, PD Dr. med.
Facharzt für Innere Medizin/Gastroenterologie
Leiter Interdisziplinäre Endoskopie
Universität Leipzig
Medizinische Klinik 2
Liebigstr. 20, D - 04103 Leipzig

Frontini, Roberto, Dr.
Direktor der Apotheke
Universitätsklinik Leipzig AöR
Klinische Pharmazie/Arzneimittelinformation
Liebigstr. 20, D - 04103 Leipzig

Kaminski, Jana
Diätassistentin/Ernährungsberaterin DGE
Universität Potsdam
Exzellenzbereich Kognitionswissenschaften, Department Psychologie
Karl-Liebknecht-Straße 24-25, D - 14476 Potsdam-Golm

Kieß, Wieland, Prof. Dr. med.
Direktor der Klinik für Kinder- und Jugendmedizin
Department für Frauen- und Kindermedizin
Universität Leipzig
Liebigstr. 20a, D - 04103 Leipzig

Martini, Oliver
Senior Manager Health Economics,
Outcomes & Reimbursement
Johnson & Johnson Medical GmbH
Hummelsbütteler Steindamm 71, D - 22851 Norderstedt

Meteling-Eeken, Marleen, BHS
Diëtist (NL), Wissenschaftliche Mitarbeiterin VDD e.V.
Susannastraße 13, D - 45136 Essen

Moll, Christel
Vorsitzende
Adipositas Verband Deutschland e.V.
Peterstraße 39, D - 46236 Bottrop

Riedel-Heller, Steffi, Prof. Dr. med., MPH
Universität Leipzig
Medizinische Fakultät
Institut für Sozialmedizin, Arbeitsmedizin und Public Health (ISAP)
Philipp-Rosenthal-Straße 55, D - 04103 Leipzig

Rudolph, Almut, Dr.
Wissenschaftliche Mitarbeiterin
Professur für Verhaltensmedizin
Universitätsklinikum Leipzig - AöR
Department für Psychische Gesundheit
Abteilung Medizinische Psychologie und Soziologie
Integriertes Forschungs- und Behandlungszentrum (IFB) AdipositasErkrankungen
Philipp-Rosenthal-Str. 27, D - 04103 Leipzig

Schilling-Maßmann, Birgit, Dr. med.
Schwerpunktpraxis für Ernährungsmedizin BDEM
Ostlandweg 4, D - 49545 Tecklenburg

Schmitz, Christina, Bakk. rer. nat.
Bakkalaurea der Naturwissenschaften
Charité - Universitätsmedizin Berlin
Campus Virchow-Klinikum
Klinik für Psychiatrie, Psychosomatik und Psychotherapie des Kindes- und Jugendalters
Augustenburger Platz 1, D - 13353 Berlin

Schwalm, Sarah Victoria, MSc
Ernährungswissenschaftlerin
Universitätsmedizin Leipzig
Integriertes Forschungs- und Behandlungszentrum (IFB) AdipositasErkrankungen
Philipp-Rosenthal-Str. 27, D - 04103 Leipzig

Selig, Lars
Diätassistent
Universitätsklinikum Leipzig - AöR
Ernährungsteam/Ernährungsambulanz
Department für Innere Medizin, Neurologie und Dermatologie
Klinik und Poliklinik für Gastroenterologie und Rheumatologie
Liebigstr. 20, D - 04103 Leipzig

Sikorski, Claudia, Dr. rer. med., Dipl-Psych.
Universität Leipzig, Medizinische Fakultät
Institut für Sozialmedizin, Arbeitsmedizin und Public Health (ISAP)
Philipp-Rosenthal-Straße 55, D - 04103 Leipzig

Weber, Alexandra, Dr. rer. biol. hum.
Apothekerin
LMU Klinikum Großhadern München
Apotheke – Arzneimittelinformation
Marchioninistr. 15, D - 81377 München

Winckler, Klaus, Dr. med.
Schwerpunktpraxis für Ernährungsmedizin BDEM
Hölderlinstr. 10, D - 60316 Frankfurt

INHALT

Hinweise für die Nutzer V

Danksagung V

Interessenkonflikte V

Bildnachweis V

Lektorat V

Autoren VI

Vorwort XV

Abkürzungsverzeichnis XVI

Abbildungsverzeichnis XIX

Tabellenverzeichnis XXI

I BETRACHTUNGEN ZUR ADIPOSITAS   1

Prävalenz, Definition und Klassifikation 3
Mario Hellbardt, Marleen Meeteling-Eeken

Adipositas als Krankheit und Risikofaktor 5
Sarah Victoria Schwalm, Mario Hellbardt

Arterielle Hypertonie 6
Diabetes mellitus Typ 2 7
Dyslipidämie/Hyperlipoproteinämie 7
Herz-Kreislauferkrankungen 7
Lungenfunktionsstörungen 7
Gastrointestinale Erkrankungen 8
Malignome 8
Orthopädische Erkrankungen 9
Polyzystisches Ovarialsyndrom (PCOS) 9
Nierenerkrankungen 9

Therapiemöglichkeiten – Behandlung der Erkrankung und deren Ursachen? 9
Jana Kaminski

Das Stigma Adipositas und seine Bedeutung für die bariatrische Chirurgie 14
Claudia Sikorski, Steffi Riedel-Heller

Körperzusammensetzung; Excess weight loss und Energiebedarf 17
Verena Haas, Christina Schmitz

Die Vorteile des Body-Mass-Index und seine Grenzen 17
Methoden der Körperzusammensetzungsanalyse 18
Taillenumfang 18
Waist-To-Hip-Ratio 19
Hautfaltendicke 19
Bioelektrische Impedanzanalyse (BIA) und BIA-Vektoranalyse (BIVA) 20
Air-Displacement-Plethysmographie (ADP) 21
Dual-Energy-Xray Absorptiometry (DEXA) 22
Excess Weight Loss 22
Bestimmung des Energiebedarfs 23

Physiologische Grundlagen des Gastrointestinaltraktes 24
Sarah Victoria Schwalm
Mundhöhle [Cavitas oris], Rachen [Pharynx] und Speiseröhre [Ösophagus] 24
Magen [Ventriculus] 25
Dünndarm [Intestinum tenue], Leber [Hepar] und Bauchspeicheldrüse [Pankreas] 26
Dickdarm [Intestinum crassum] 27

Gesundheitsökonomische Aspekte der Adipositas 28
Oliver Martini

II CHIRURGISCHE THERAPIE DER ADIPOSITAS 37

Entwicklung der bariatrischen Chirurgie – ein historischer Abriss 39
Mario Hellbardt

Stand der bariatrischen/metabolischen Chirurgie in Deutschland 40
Oliver Martini
Verteilung nach Verfahren 41
Verteilung nach Alter, Geschlecht, Gewicht und BMI 43

Gesundheitsökonomische Aspekte der bariatrischen Chirurgie 44
Oliver Martini

Langzeitergebnisse von adipositaschirurgischen Eingriffen 47
Klaus Winckler
Gewichtsveränderung 47
Diabetes mellitus Typ 2 48
Koronare Herzerkrankung und makrovaskuläre Erkrankungen 49
Andere Erkrankungen 50
Sterberisiko 50

Patientensicht im Hinblick auf bariatrische Eingriffe 50
Mario Hellbardt

Indikationen, Kontraindikationen und Wahl des Verfahrens 52
Mario Hellbardt

**Bariatrische Chirurgie als Bestandteil des Leistungskatalogs der
Gesetzlichen Krankenkasse – Antragsverfahren und Prüfalgorithmus des MDS** ... 55
Mario Hellbardt, Oliver Martini

Veränderungen am Gastrointestinaltrakt 59
Marleen Meeteling-Eeken, Sarah Victoria Schwalm, Mario Hellbardt
Ghrelin 59
Glukagon-like peptide-1 (GLP-1) 60
Peptid YY (PYY) 60
Leptin 60
Adiponektin 60

Operationsmethoden im Überblick 65
Arne Dietrich, Mario Hellbardt
Magenband (Adjustable Gastric Band) 66
Magenbypass-Verfahren 69
Proximaler Roux-en-Y-Magenbypass 69
Mini-Bypass (Omega-Loop Magenbypass) 71

Schlauchmagen (Gastric Sleeve Resection) 71
Biliopankreatische Diversion 73
Biliopankreatische Diversion mit Duodenalswitch 75

Exkurs nicht-operative Verfahren – Endoskopische Adipositastherapie 77
Albrecht Hoffmeister
Magenballon 77
EndoBarrier® 79

III DIÄTTHERAPIE BEI ADIPOSITASCHIRURGISCHEN EINGRIFFEN 87

Mario Hellbardt, Lars Selig

Einführung 89
Der German Nutrition Care Process 89

Ernährungsassessment/-diagnose: Anamnese und Befund 90
Diättherapeutische Anamnese 90
Diättherapeutischer Befund 92

Betreuung vor Indikationsstellung zu einem bariatrischen Eingriff 93

Überblick zur Betreuung nach Indikationsstellung 95

Präoperative Versorgung 97

Postoperative Versorgung 99
Postoperativer Kostaufbau 100
Flüssigphase/ fein pürierte Kost 103
Pürierte bzw. breiige Kost 104
Leichte Vollkost und Langzeiternährung 106

IV DIÄTTHERAPEUTISCHES KOMPLIKATIONSMANAGEMENT 113

Mario Hellbardt

Einführung 115

Ausgewählte Komplikationen 118
Erbrechen 118
Dumping-Syndrom 119
Obstipation 120
Diarrhoe 121
Laktosemalassimilation/Laktoseintoleranz 122
Malassimilation von Fett 123
Proteinmangel 124
Nahrungsmittelintoleranzen/-unverträglichkeiten und Lebensmittelaversionen 125
Unzureichender Gewichtsverlust und Gewichtszunahme nach dem Eingriff 127
Bolusobstruktion und Stenosen 128
Dilatation der Speiseröhre/des Magenpouch 128
Bildung von Gallensteinen/Nierensteinen 129

V   VITAMIN- UND MINERALSTOFFMANGEL   133

Grundlagen – Defizite erkennen 135
Mario Hellbardt

Vitamin- und Mineralstoffmangel nach bariatrischen Eingriffen 139
Alexandra Weber, Jessica Maria Hoffmann
Multivitaminpräparate 139

Überblick zu den fettlöslichen Vitaminen 139
Alexandra Weber, Jessica Maria Hoffmann
Vitamin D_3 (Cholecalciferol) 140
Vitamin A (Retinol, Vitamin A_1) 145
Vitamin E (Tocopherol) 148
Vitamin K (Phyllochinon) 150

Ausgewählte wasserlösliche Vitamine 152
Alexandra Weber, Jessica Maria Hoffmann
Thiamin (Vitamin B_1) 152
Cobalamin (Vitamin B_{12}) 154
Folat / Folsäure 157
Sonstige wasserlösliche Vitamine 159

Wichtige Mineralstoffe und Spurenelemente 159
Alexandra Weber, Jessica Maria Hoffmann
Kalzium 160
Magnesium 163
Eisen 165
Zink 168
Selen 170
Kupfer 172

Worauf ist zu achten? 174
Alexandra Weber, Jessica Maria Hoffmann

VI   BARIATRISCHE CHIRURGIE IM KINDES- UND JUGENDALTER   179
*Wieland Kiess, Elena Sergeyev, Madlen Neef, Melanie Adler,
Mandy Geserick, Thomas Kapellen, Antje Körner*

VII   PHARMAKOKINETIK NACH BARIATRISCHEN EINGRIFFEN   187
Roberto Frontini, Katrin Heinitz

Grundlagen der Pharmakokinetik 189
Liberation 189
Absorption 190
Distribution 191
Metabolismus 192
Elimination 193

Konsequenzen für die Praxis 193

Empfehlungen 194

VIII INTERDISZIPLINÄRE VORBEREITUNG UND NACHSORGE 197
Birgit Schilling-Maßmann

Präoperative Patientenauswahl und Vorbereitung 199
Compliance-Testung 200
Bariatrisches multimodales Informationsprogramm (b.m.i.-ZIRKEL) 201

Postoperative Nachsorge 202
Supplementation in der Routine 205
Hinweise zu Medikamenten nach Adipositas-Operationen aus hausärztlicher Sicht ... 206
Psychologische Auswirkungen aus ärztlicher Sicht 207

IX PSYCHOLOGISCHE ASPEKTE 209
Almut Rudolph, Anja Hilbert

Psychische Aspekte vor bariatrischen Eingriffen 211
Öffentliche gewichtsbezogene Stigmatisierung und Selbststigmatisierung 211
Psychische Störungen 212
Psychologische Begutachtung 214

Psychische Aspekte nach bariatrischer Chirurgie 215
Essverhalten 215
Depression und Suizidalität 217
Körperzufriedenheit und plastisch-ästhetische Chirurgie 218
Alkoholmissbrauch und -abhängigkeit 219
Impulskontrollstörungen 220

Psychosoziale und verhaltenstherapeutische Interventionen 221

X BEWEGUNG 225
Sven Haufe

Einleitung 227

Bewegungstherapie nach bariatrischer Chirurgie 227

Steuerung der körperlichen Aktivität 229

Einführung und Ablauf eines Bewegungsprogramms 232

Probleme bei der Gewichtsabnahme durch Bewegung 234

Zusammenfassung der Empfehlungen zur Belastungssteuerung 235

XI WUNDMANAGEMENT 237
Gisa Bausch

Einleitung und Grundlagen 239

Empfehlungen für die Praxis 242

XII SCHWANGERSCHAFT NACH BARIATRISCHER CHIRURGIE 243
Sarah Heß

Einleitung 245

Übelkeit und Erbrechen in der Schwangerschaft 246

Vitamin- und Mineralstoffversorgung während der Gestation 247

Gewichtszunahme 249

Stillen nach Adipositaschirurgie 249

Fazit 249

XIII BEDEUTUNG DER SELBSTHILFEGRUPPEN 251
Christel Moll

Möglichkeiten und Grenzen einer Selbsthilfegruppe 253

Bisherige Entwicklung und Perspektiven 254

Der Adipositas Verband Deutschland e.V. 256

XIV MATERIALIEN FÜR DIE PRAXIS 259
Mario Hellbardt

Ernährungstherapeutische Anamnese 261

Maßnahmen zur Gewichtsreduktion 262

Ernährungsanamnese/Essverhalten 263

Ernährungsprotokoll (präoperativ) 264

Ernährungs- und Beschwerdeprotokoll (postoperativ) 265

Diättherapeutische OP-Nachsorge 266

VORWORT

Die Therapie der Adipositas ist komplex und häufig reichen die Empfehlungen zu Lebensstilveränderungen wie kalorienreduzierte Kost und erhöhte körperliche Aktivität nicht aus, insbesondere bei Personen, bei denen eine ausgeprägte Adipositas mit BMI > 35 kg/m² besteht. Dazu kommt, dass die klassische „konservative" Behandlung der Adipositas bisher langfristig nicht erfolgreich war. Ungefähr zwei Drittel der Menschen, die durch einen Therapieansatz Gewicht verloren haben, nehmen das abgenommene Gewicht bereits nach einem Jahr wieder zu und fast alle haben nach 5 Jahren mindestens wieder ihr Ausgangsgewicht oder sogar ein höheres Körpergewicht erreicht. Dagegen ist eine bariatrische Operation momentan die einzige evidenzbasierte Möglichkeit, einen deutlichen und nachhaltigen Gewichtsverlust bei stark übergewichtigen Personen sicherzustellen.

Auch in Deutschland werden zunehmend bariatrisch-chirurgische Eingriffe zur Gewichtsreduktion durchgeführt. Der Erfolg einer chirurgischen Adipositastherapie hängt aber nicht nur von der Operation selbst, sondern ganz wesentlich von einer strukturierten prä- und postoperativen, interdisziplinären Betreuung der Patienten ab.

Empfehlungen für eine interdisziplinäre Vor- und Nachbetreuung der Patienten finden sich in internationalen Leitlinien. Doch wie werden diese internationalen Empfehlungen im diättherapeutischen Bereich im deutschsprachigen Raum umgesetzt? Standardisierte und strukturierte Vorgaben für die diättherapeutische Beratung liegen nur in englischer Sprache vor. Derzeit wird in Deutschland in der Beratung und Diättherapie bei Patienten mit geplanter oder bereits durchgeführter bariatrischer Operation nicht einheitlich gehandelt. Dies führt zur Verunsicherung der Patienten, da unterschiedliche Vorgehensweisen und Empfehlungen zu konkurrieren scheinen. Auch findet teilweise gar keine diättherapeutische Beratung und Betreuung statt.

Ziel ist es, durch diesen im Laufe der Jahre weiterentwickelten diättherapeutischen Leitfaden im Bereich der Adipositaschirurgie, die Qualität der Therapie sowie den Erfolg und die Nachhaltigkeit des Eingriffs zu verbessern. Die Diättherapie bildet einen entscheidenden Baustein in der Versorgung der Patienten vor und nach adipositaschirurgischen Eingriffen. Zum einen muss die Veränderung der Lebensmittelauswahl und des Essverhaltens vermittelt werden, zum anderen müssen auch diätetisch relevante Komplikationen therapiert werden.

Dieser Behandlungsleitfaden soll als Orientierungshilfe dienen, um Patienten mit bariatrischer Operation bestmöglich zu versorgen.

Prof. Dr. med. Matthias Blüher
Universitätsklinikum Leipzig AöR
Klinik u. Poliklinik für Endokrinologie und Nephrologie

ABKÜRZUNGSVERZEICHNIS

AACE	American Association of Clinical Endocrinologists
ABDA	Bundesvereinigung Deutscher Apothekerverbände
ACOG	American College of Obstetricians and Gynecologists
ACTH	Adrenocorticotropes Hormon
ADP	Air-Displacement-Plethysmographie
AGB	Adjustable Gastric Banding
APA	American Psychiatric Association
ASMBS	American Society for Metabolic and Bariatric Surgery
ASS	Acetylsalicylsäure
BDEM	Bundesverband Deutscher Ernährungsmediziner e.V.
BES	Binge Eating-Störung
BIA	Bioelektrische Impedanz Analyse
BIVA	BIA-Vektoranalyse
BMBF	Bundesministerium für Bildung und Forschung
BMI	Body Mass Index
BPD	Biliopankreatische Diversion
BPD-DS	Biliopankreatische Diversion mit Duodenalswitch
BSG	Bundessozialgericht
CAADIP	Chirurgische Arbeitsgemeinschaft für Adipositastherapie
DACH	Deutschland, Österreich, Schweiz
DAG	Deutsche Adipositas Gesellschaft
DAK	Deutsche Angestellten-Krankenkasse
DDG	Deutsche Diabetes Gesellschaft
DEGS	Studie zur Gesundheit Erwachsener in Deutschland
DEXA	Dual-Energy-Xray Absorptiometry
DGAV	Deutsche Gesellschaft für Allgemein- und Viszeralchirurgie
DGCA	Deutsche Gesellschaft für Chirurgie der Adipositas
DGEM	Deutsche Gesellschaft für Ernährungsmedizin
DGfW	Deutsche Gesellschaft für Wundheilung und Wundbehandlung
DHEA-S	Dehydroepiandrosteronsulfat
DIMDI	Deutsches Institut für Medizinische Dokumentation und Information
DSM-5	Diagnostic and Statistical Manual of Mental Disorders
EBMIL	Excess BMI Loss
EFAD	European Federation of Associations of Dietitians
EKG	Elektrokardiogramm
EOSS	Edmonton Obesity Staging System
ESPEN	European Society for Clinical Nutrition and Metabolism
EWL	Excess Weight Loss
GFR	Glomeruläre Filtrationsrate
GIP	Gastric Inhibitory Polypeptide
GKV	Gesetzliche Krankenversicherung

GLP-1	Glukagon-like peptide-1
G-NCP	German Nutrition Care Process
GU	Grundumsatz
HDL	High Density Lipoprotein
HTA	Health-Technology-Assessment
I.E. (I.U.)	Internationale Einheit (International Unit)
i.m.	intramuskulär
IF	Intrinsic-Faktor
InEK	Institut für das Entgeltsystem im Krankenhaus
INR	International Normalized Ratio
KORA	Kooperative Gesundheitsforschung in der Region Augsburg
LABS	Longitudinal Assessment of Bariatric Surgery
LAGB	Laparoscopic Adjustable Gastric Banding
LCT	Long-chain Triglycerides
LDL	Low Density Lipoprotein
LOC-Eating	Loss of Control Eating
MBO	Magenbypass-Operation
MCT	Medium-chain Triglyceride
MDK	Medizinischer Dienst der Krankenversicherung
MDS	Medizinischer Dienst des Spitzenverbandes Bund der Krankenkassen e.V.
MET	Metabolic Equivalent of Task
Morbi-RSA	Morbiditätsorientierter Risikostrukturausgleich
NAKOS	Nationale Kontakt- und Informationsstelle zur Anregung und Unterstützung von Selbsthilfegruppen
NASH	Nicht-alkoholische Steatohepatis
NCP	Nutrition Care Process
NES	Night Eating-Syndrom
OATP	Organo-Anion-Transporter (engl.: Organic Anion Transporting Polypeptide)
OCT	Organic cation transport
OPS	Operationen- und Prozedurenschlüssel
p.o.	per os (lat.: durch den Mund)
PAF	Population Attributable Fractions
PAL	Physical Activity Level
PCOS	Polyzystisches Ovarialsyndrom
PepT1	Peptidtransporter 1
PSMF	Proteinsparendes modifiziertes Fasten
PTH	Parathormon
PYY	Peptid YY
RAMQ	Régie de l'assurance maladie du Québec
RDA	Recommended Daily (Dietary) Allowances
RKI	Robert Koch Institut
RNU	Ruhe-Nüchtern-Umsatz
ROI	Return of Investment/Return on Investment

RYGB	Roux-en-Y Gastric Bypass
SG	Sleeve Gastrectomie
SGB	Sozialgesetzbuch
SHBG	Sexhormon Binding Globulin
SHG	Selbsthilfegruppe(n)
sHPT	Sekundärer Hyperparathyreodismus
SMO	Schlauchmagenoperation
SOP	Standard Operating Procedure
SOS	Swedish Obese Subjects
TK	Techniker Krankenkasse
TOS	The Obesity Society
TPE	Therapeutische Patienten Edukation
TSH	Thyreoidea-stimulierendes Hormon
TWL	Total Weight Loss
VDD	Verband der Diätassistenten – Deutscher Bundesverband e. V.
VGB	Vertical Banded Gastroplasty
VLCD	Very Low Calorie Diet
VLDL	Very Low Density Lipoprotein
WCRF/AICR	World Cancer Research Fund / American Institute for Cancer Research
WHO	Weltgesundheitsorganisation
WHR	Waist-To-Hip-Ratio
WINEG	Wissenschaftliches Institut der TK für Nutzen und Effizienz im Gesundheitswesen

ABBILDUNGSVERZEICHNIS

Abb. 1:	Differentialdiagnostik der Gewichtszunahme	11
Abb. 2:	Die 4 M´s der Adipositas	12
Abb. 3:	Edmonton Obesity Staging System (EOSS)	13
Abb. 4:	Prozess der Stigmatisierung	15
Abb. 5:	Bioelektrische Impedanz-Vektoranalyse	21
Abb. 6:	Schematische Darstellung des Gastrointestinaltraktes	26
Abb. 7:	Bariatrische Eingriffe 2012 pro 100.000 Einwohner ≥ 18 Jahren	41
Abb. 8:	Bariatrische Eingriffe 2012 pro Bundesland	41
Abb. 9:	Bariatrische Eingriffe 2012 nach OP-Verfahren	41
Abb. 10:	Entwicklung bariatrischer Eingriffe nach OP-Verfahren 2006-2007	42
Abb. 11:	Bariatrische OP-Verfahren je Bundesländer 2012	42
Abb. 12:	Altersstruktur bariatrischer Patienten 2012	43
Abb. 13:	Antragstellung, Verfahrensablauf und Prüfalgorithmus des MDK	58
Abb. 14:	Einteilung der adipositaschirurgischen Verfahren	66
Abb. 15:	Schematische Darstellung des Magenbandes	67
Abb. 16:	Schematische Darstellung des proximalen Magenbypass	70
Abb. 17:	Schematische Darstellung des Mini-Bypass	71
Abb. 18:	Schematische Darstellung des Schlauchmagens (Sleeve)	72
Abb. 19:	Schematische Darstellung der Biliopankreatischen Diversion	74
Abb. 20:	Schematische Darstellung der Biliopankreatischen Diversion mit Duodenalswitch	75
Abb. 21:	Magenballon	79
Abb. 22:	Lage des Ballons im Magen	79
Abb. 23:	Entfalteter EndoBarrier®	80
Abb. 24:	Endoskopisch angelegter Endo Barrier®	80
Abb. 25:	Verlauf des prä- und postoperativen Gewichtsmanagements	89
Abb. 26:	Der G-NCP	90
Abb. 27:	Diättherapeutische Betreuung vor Indikationsstellung für einen bariatrischen Eingriff	94
Abb. 28:	Präoperative Konsultationen – Vorbereitungsphase	95
Abb. 29:	Postoperative Konsultationen – Intensiv- und Stabilisierungsphase	96
Abb. 30:	Darstellung der präoperativen Fett- und Lebervolumenreduktion mit einer VLCD	98
Abb. 31:	Postoperativer Kostaufbau	100
Abb. 32:	Ernährungspyramide für Patienten nach einer Magenbypass-Operation	108
Abb. 33:	Schematische Darstellung einer Dilatation	129
Abb. 34:	Entwicklung von Mangelerscheinungen in Abhängigkeit vom Operationsverfahren	135
Abb. 35:	Lokalisation der Resorption von Vitaminen und Mineralstoffen im Gastrointestinaltrakt	136
Abb. 36:	Algorithmus zur Supplementation bei Kalziummangel	161
Abb. 37:	BMI-Verlauf bei 8 Patientinnen/Patienten mit morbider Adipositas nach adipositaschirurgischen Eingriffen am Adipositas-Zentrum des Universitätsklinikums Leipzig 2008-2013	183

Abb. 38:	LADME-Modell	189
Abb. 39:	BDEM-Behandlungspfad ADIPOSITAS	201
Abb. 40:	Beispiel zur Dokumentation in einem Nachsorgepass	203
Abb. 41:	Übliche Gewichtsentwicklung	205
Abb. 42:	Beispiele für gewichtsbezogene Stigmatisierung	211
Abb. 43:	Beispiele für freie Übungen	233
Abb. 44:	Beispiel einer Wunddokumentation	241
Abb. 45:	Logo des Adipositas Verband Deutschland e.V.	256

TABELLENVERZEICHNIS

Tab. 1:	Internationale Klassifikation von Übergewicht und Adipositas bei Erwachsenen	3
Tab. 2:	Klassifikation des Taillenumfangs sowie der Risikoabschätzung	4
Tab. 3:	Erkrankungsrisiko (Odds Ratio) in Abhängigkeit des BMI	6
Tab. 4:	Erkrankungsrisiko ausgewählter maligner Tumorarten in Abhängigkeit des BMI	8
Tab. 5:	Stufensystem für das Adipositasmanagement	14
Tab. 6:	Excesskostenvergleiche von Pro-Kopf-Ausgaben bei Übergewicht und Adipositas	29
Tab. 7:	Berechnung der Gesamtkosten auf Basis der Excesskosten nach Effertz gewichtet mit der Adipositasprävalenz der DEGS I Erhebung	30
Tab. 8:	Übersicht gesundheitsökonomischer Studien zur bariatrischen Chirurgie	46
Tab. 9:	Kriterien zur Wahl des geeigneten Operationsverfahrens	55
Tab. 10:	Veränderungen nach bariatrischen Eingriffen	61
Tab. 11:	Hormonelle Veränderungen nach bariatrischen Eingriffen	64
Tab. 12:	Kontraindikationen Magenballon	78
Tab. 13:	Inhalte der diättherapeutischen Anamnese	91
Tab. 14:	Inhalte des diättherapeutischen Befundes	92
Tab. 15:	Zeitlicher Ablauf des Kostaufbaus nach Literaturlage	101
Tab. 16:	Zeitlicher Ablauf des Kostaufbaus	101
Tab. 17:	Besonderheiten der Kostgestaltung während des Kostaufbaus	102
Tab. 18:	Postoperatives Essverhalten und deren praktische Umsetzung	103
Tab. 19:	Lebensmittelauswahl für die ersten vier postoperativen Wochen	105
Tab. 20:	Beispiel des stationären Kostaufbaus am Universitätsklinikum Leipzig	106
Tab. 21:	Beschwerden, die durch Lebensmittel ausgelöst werden können	107
Tab. 22:	Hinweise für ein nachhaltiges Gewichtsmanagement	108
Tab. 23:	Mögliche Komplikationen nach adipositaschirurgischen Eingriffen	116
Tab. 24:	Ursachen und Empfehlungen postoperativer Probleme/Symptome	117
Tab. 25:	Empfehlungen zur Gesamteiweißzufuhr	125
Tab. 26:	Häufigkeit von Lebensmittelintoleranzen	126
Tab. 27:	Mögliche Fragen zur Identifikation eines Gewichtsanstieges	127
Tab. 28:	Zusammenfassung gastrointestinaler Symptome und daraus abgeleitete Handlungsempfehlungen	130
Tab. 29:	Anzeichen klinischer Defizite	137
Tab. 30:	Metabolische und ernährungsbedingte Probleme nach bariatrischen Eingriffen	138
Tab. 31:	Empfohlene Tagesdosen für Vitamin A, D, E und K für Gesunde	140
Tab. 32:	Empfohlene Tagesdosen für Thiamin, Folat und Vitamin B12 für Gesunde	152
Tab. 33:	Empfohlene Tagesdosen für Kalzium, Magnesium, Eisen, Zink, Selen und Kupfer für Gesunde	159
Tab. 34:	Empfehlungen zur routinemäßigen Nachsorge	204
Tab. 35:	Angaben zur Präventivgabe von Vitaminen und Mineralstoffen	205
Tab. 36:	Geeignete und ungeeignete Schmerzmittel für Patienten nach bariatrischen Eingriffen	206
Tab. 37:	Medikamentöses Komplikationsmanagement	207

Tab. 38:	Lebenszeitprävalenzen psychischer Störungen in Deutschland	212
Tab. 39:	Kriterien der Binge Eating-Störung und des Night Eating-Syndroms in Anlehnung an das DSM-5	214
Tab. 40:	Häufigkeiten von Essstörungspsychopathologie nach Magenbypass-Operation	217
Tab. 41:	Beispielaktivitäten	230
Tab. 42:	Beschreibung der Belastungsintensitäten (moderat bis sehr anstrengend) über MET unterteilt nach dem Alter	230
Tab. 43:	Skala des subjektiven Belastungsempfindens (Borg-Skala)	231
Tab. 44:	Faktoren, die die Wundheilung beeinflussen	240
Tab. 45:	Übersicht zu Schwangerschaftskomplikationen und neonatalen Komplikationen nach bariatrischer Chirurgie	245
Tab. 46:	Wichtige Empfehlungen für Frauen nach Adipositaschirurgie	246

I BETRACHTUNGEN ZUR ADIPOSITAS

Prävalenz, Definition und Klassifikation
Mario Hellbardt

Adipositas als Krankheit und Risikofaktor
Sarah Victoria Schwalm, Mario Hellbardt

Therapiemöglichkeiten – Behandlung der Erkrankung und deren Ursachen?
Jana Kaminski

Das Stigma Adipositas und seine Bedeutung für die bariatrische Chirurgie
Claudia Sikorski, Steffi Riedel-Heller

Körperzusammensetzung; Excess weight loss und Energiebedarf
Verena Haas, Christina Schmitz

Physiologische Grundlagen des Gastrointestinaltraktes
Sarah Victoria Schwalm

Gesundheitsökonomische Aspekte der Adipositas
Oliver Martini

Prävalenz, Definition und Klassifikation

Übergewicht und Adipositas haben in den letzten Jahrzehnten in Deutschland deutlich zugenommen. Die Prävalenz der Adipositas Grad 2 und 3 (BMI von ≥ 35 bzw. ≥ 40 kg/m^2) stieg im Zeitraum von 1985 bis 2002 in der Altersgruppe der 25- bis 69-Jährigen bei Männern um 3,7 % und um 3,0 % bei den Frauen an (Helmert & Strube, 2004). Die Ergebnisse der „Studie zur Gesundheit Erwachsener in Deutschland" (DEGS) belegen eine tendenzielle Zunahme der Prävalenz von Adipositas, wobei der Anteil der übergewichtigen Bevölkerung insgesamt stabil geblieben ist. Demnach weisen 5,2 % der deutschen Bevölkerung eine Adipositas Grad 2 und 2,8 % eine Adipositas Grad 3 auf (Mensink et al., 2013).

Unter dem Begriff Adipositas wird eine über das Normalmaß hinausgehende Erhöhung des Körpergewichtes bei gleichzeitiger Vermehrung des Anteils an Körperfett verstanden (Hauner, 2013). Die Weltgesundheitsorganisation (WHO) definiert Adipositas als „eine Erkrankung, wobei übermäßiges Körperfett sich dermaßen angesammelt hat, dass sie negative Auswirkungen auf die Gesundheit haben kann. Sie ist das Ergebnis einer unerwünschten positiven Energiebilanz und Gewichtszunahme" (Weltgesundheitsorganisation [WHO], 2000).

Die Definition der Adipositas beim Erwachsenen erfolgt nach dem Body-Mass-Index[1] (BMI) als Maß für die Körperfettmasse. Ab einem BMI von ≥ 30 kg/m^2 wird von Adipositas gesprochen, die sich nach der Weltgesundheitsorganisation wie folgt klassifiziert (Tab. 1): Adipositas Grad I: BMI 30 bis 34,9 kg/m^2, Adipositas Grad II: BMI 35 bis 39,9 kg/m^2, Adipositas Grad III: BMI ≥ 40 kg/m^2 (WHO, 2000).

Tab. 1 Internationale Klassifikation von Übergewicht und Adipositas bei Erwachsenen (nach WHO, 2000, 2004)

Klassifikation	BMI (kg/m^2) Hauptkategorien	Zusätzliche Kategorien
Normalgewicht	**18,5 – 24,9**	18,5 – 22,9 / 23,0 – 24,9
Übergewicht	**≥ 25,0**	
Prä-Adipositas	25,0 – 29,9	25,0 – 27,4 / 27,5 – 29,9
Adipositas	**≥ 30,0**	
Adipositas Grad I	30,0 – 34,9	30,0 – 32,4 / 32,5 – 34,9
Adipositas Grad II	35,0 – 39,9	35,0 – 37,4 / 37,5 – 39,9
Adipositas Grad III	≥ 40, 0	

---

[1] Body Mass Index (BMI): Verhältnis zwischen Körpergewicht und Körpergröße, berechnet sich aus dem Quotienten (Körpergewicht in kg) / (Körpergröße in m)^2

Diese Klassifikation beruht auf Daten kaukasischer Bevölkerungsgruppen. Für asiatische Bevölkerungsgruppen wird über niedrigere BMI-Kategorien für Übergewicht und Adipositas bzw. eine andere BMI-Klassifikation diskutiert (Low et al., 2009). Daher wurden im Jahr 2002 die bestehenden BMI-Kategorien unterteilt. Für diese Bevölkerungsgruppen bedeuten die Kategorien BMI 23 bis 27,5 kg/m^2 ein „erhöhtes Risiko" und BMI 27,5 kg/m^2 und höher ein „hohes Risiko" für die Entstehung eines Diabetes mellitus Typ 2 sowie von kardiovaskulären Erkrankungen. Die BMI-Punkte 23,0 und 27,5 kg/m^2, 32,5 sowie 37,5 kg/m^2 stellen zusätzliche Schwellenwerte für gesundheitsfördernde Aktionen wie beispielsweise zur Diabetesprävention dar (WHO, 2004).

Da der BMI ist durch den Körperbau, dem Anteil an Muskelmasse und Körperwasser, zum Beispiel Ödeme, beeinflusst, ist dieser nicht als alleiniges Kriterium zur Beurteilung des Körpergewichtes heranzuziehen. Die Form der Körperfettverteilung, eingeteilt in abdominelle/viszerale und periphere Fettmasse, stellt einen entscheidenden Faktor zur Beurteilung der metabolischen sowie kardiovaskulären Gesundheitsrisiken durch Adipositas dar (Hauner, 2007, 2013; Wenzel, 2003; WHO, 2000).

Zur Bestimmung der Körperfettverteilung ist die Messung des Taillenumfangs nötig. Der Taillenumfang sollte in Höhe des Bauchnabels gemessen werden, genau zwischen dem oberen Punkt des Beckenknochens und dem unteren Rippenbogen, wobei leicht ausgeatmet wird. Die Referenzwerte (Tab. 2) für kaukasische Bevölkerungsgruppen der WHO für das Vorliegen einer abdominellen Körperfettverteilung liegen bei einem Taillenumfang von ≥ 88 cm für Frauen und von ≥ 102 cm für Männer (Lean, Han & Morrison, 1995; WHO, 2000).

Tab. 2 Klassifikation des Taillenumfangs sowie der Risikoabschätzung
(nach Lean, Han & Morrison, 1995; WHO, 2000 [für kaukasische Bevölkerungsgruppen])

Risikoabschätzung für metabolische und kardiovaskuläre Komplikationen	Taillenumfang	
	Männer	Frauen
erhöhtes Risiko	≥ 94 cm	≥ 80 cm
deutlich erhöhtes Risiko	≥ 102 cm	≥ 88 cm

Low et al. (2009) berichten in einem Übersichtsartikel von nicht veröffentlichten prospektiven[2] Daten einer asiatischen Bevölkerungsgruppe mit durchschnittlich 10 Jahren Follow-up, dass diese Gruppe bereits ab einem Taillenumfang von ≥ 90 cm bei Männern und ≥ 80 cm bei Frauen eine deutlich erhöhte Mortalität aufweisen.

---

[2] Diese Daten werden nach der Aufstellung einer Hypothese in einer Studie zur Überprüfung der Hypothese vorausschauend (prospektiv) gesammelt.

Darüber hinaus stellt der Taillenumfang einen wichtigen Indikator für das metabolische Syndrom[3] dar. Jedoch haben diese anthropometrischen Parameter deutliche Limitationen, wenn es darum geht, die geeignete Therapie für den Patienten zu bestimmen. Es kann kaum Aussage darüber getroffen werden, ob bei einem Patienten relevante Risikofaktoren, Komorbidität oder Einschränkungen in der Lebensqualität vorliegen oder ob die Gesundheit des Patienten durch eine Adipositastherapie verbessert werden kann. Eine geringe Gewichtsreduzierung um 5 bis 10 % des Ausgangsgewichtes, womit schon signifikante Verbesserungen des gesundheitlichen Risikos erreicht werden können, führt nicht immer zur Änderung in der BMI-Kategorie (WHO, 2000). Aus diesem Grund wurde von Sharma und Kushner (2009) ein mit Funktionen und Krankheiten zusammenhängendes ergänzendes Stufensystem für die Klassifikation der Adipositas (Tab. 5) entwickelt. Dieses System hat nicht nur das Potenzial, die Entscheidungsfindung zur richtigen Therapie zu verbessern, sondern stellt auch ein Hilfsmittel für Forscher, Entscheidungsträger und Kostenträger im Gesundheitswesen dar. Es ist somit möglich, die Auswirkungen von Adipositas auf Gesundheit und Lebensqualität besser zu erfassen.

Adipositas als Krankheit und Risikofaktor

Adipositas stellt einen wesentlichen Risikofaktor für die Entstehung einer Vielzahl von Folgeerkrankungen dar. Auch wenn diese häufig multifaktoriell bedingt sind, konnte ein kausaler Zusammenhang bereits für einige Krankheitsbilder belegt werden. Das Risiko für die Entwicklung von Sekundärerkrankungen steigt dabei mit zunehmendem BMI (Tab. 3), wobei die Fettverteilung entscheidend dazu beiträgt. So geht ein hoher Anteil an viszeralem Fettgewebe mit einem erhöhten Risiko für adipositasassoziierte Komorbiditäten einher. Das viszerale Fettgewebe ist deutlich stoffwechselaktiver und führt unter anderem zu einer vermehrten Synthese von proinflammatorischen Zytokinen, Leptin, Insulin, unveresterten Fettsäuren und Glycerol. Infolgedessen korreliert der BMI ebenfalls positiv mit dem Mortalitätsrisiko. Während die Gesamtmortalität bei Übergewichtigen (BMI 25-29,9 kg/m^2) gegenüber Normalgewichtigen nicht erhöht ist, liegt bei Adipositas (BMI ≥ 30 kg/m^2) eine Erhöhung um ca. 20 % vor. Anzahl sowie Ausprägungsgrad von Sekundärerkrankungen sind hierbei jedoch von großer Bedeutung (Hauner, 2007; Lenz et al., 2009).

---

[3] Das metabolische Syndrom ist durch das gemeinsame Auftreten von Adipositas, Glukoseintoleranz und Diabetes mellitus Typ 2, Dys- und Hyperlipidämie, Hyperurikämie, einer abdominellen Fettverteilung sowie einer Hyperinsulinämie gekennzeichnet (Pott, 2002; Hauner, 2007).

Tab. 3 Erkrankungsrisiko (Odds Ratio) in Abhängigkeit des BMI[a]

	Übergewicht BMI 25,0-29,9 kg/m²	Adipositas Grad I BMI 30,0-34,9 kg/m²	Grad II BMI 35,0-39,9 kg/m²	Grad III BMI ≥ 40,0 kg/m²
Arterielle Hypertonie Nguyen et al., 2008	1,7	2,6	3,7	4,8
Diabetes mellitus Typ 2 Nguyen et al., 2008	1,2	1,6	3,0	5,1
Dyslipidämie Nguyen et al., 2008	2,0	2,3	2,4	2,2
Herz-Kreislauf-Erkrankungen Fang et al., 2003	0,96	1,24[b]		
Asthma Beuther et al., 2007	1,4	1,9[b]		
Schmerzen oberes Abdomen Eslick, 2012	1,0	2,3	1,7	5,7
Gastroösophagealer Reflux Eslick, 2012	1,5	3,5	4,6[c]	
Diarrhoe Eslick, 2012	1,4	1,7	2,7	2,8
Brustschmerzen, Sodbrennen Eslick, 2012	1,5	2,3[b]		
Übelkeit, Brechreiz Eslick, 2012	1,0	1,5	1,3	0,7
Knie-Arthrose Toivanen et al., 2010	1,6	6,8[b]		
Terminale Niereninsuffizienz Hall et al., 2014	1,9	3,6	6,1	7,1

[a] Zur Abschätzung der aufgeführten Risikosteigerungen wurde jeweils ein Vergleich zu einer Personengruppe mit einem BMI zwischen 18,5 und 24,9 kg/m² (Normalgewicht) herangezogen.
[b] Differenzierung nach Übergewicht und Adipositas ab einem BMI ≥ 30 kg/m²
[c] Differenzierung nach Übergewicht, Adipositas Grad I sowie ab einem BMI ≥ 35 kg/m²

Arterielle Hypertonie

Ca. 20 Mio. Menschen in Deutschland weisen eine Hypertonie auf (Neuhauser et al., 2013). Bei ca. 75 % der Hypertoniker liegt gleichzeitig Übergewicht oder Adipositas vor (Bramlage et al., 2004). Studien belegen einen engen Zusammenhang zwischen Körpergewicht und Blutdruck, sodass mit zunehmendem Gewicht das Hypertonierisiko steigt (Tab. 3). Weitere Komorbiditäten, wie beispielsweise Diabetes mellitus Typ 2, fördern einen weiteren Anstieg des Blutdrucks (Lytsy et al., 2014). Die Pathomechanismen der adipositasassoziierten Hypertonie sind jedoch noch nicht vollständig aufgeklärt. Gesichert ist, dass Adipositas mit einer verstärkten renalen Natriumreabsorption und infolgedessen mit einem erhöhten Blutvolumen sowie einem Anstieg der Herzfrequenz und einer gesteigerten Sympathikusaktivität einhergeht (Hall et al., 2010; Stelfox et al., 2006).

Diabetes mellitus Typ 2

Aufgrund eines diagnostizierten Diabetes mellitus Typ 2 befinden sich in Deutschland ca. 7 % der Bevölkerung (4,6 Mio. Menschen) in ärztlicher Behandlung (Heidemann et al., 2013; Sittig et al., 2014). Die Ursachen für den Zusammenhang zwischen Körpergewicht und Insulinresistenz finden sich beim Fettgewebe als endokrinem Organ. Fettzellen führen zu einer erhöhten Sekretion von Hormonen, Zytokinen, Glycerol und nicht-veresterten Fettsäuren und begünstigen dadurch die Entstehung einer Insulinresistenz (Kahn et al., 2006).

Dyslipidämie/Hyperlipoproteinämie

65,1 % der Erwachsenen in Deutschland haben eine Dyslipidämie (Scheidt-Nave et al., 2013). Die adipositasassoziierte Dyslipidämie geht in der Regel mit erhöhten Triglycerid- und LDL-Cholesterin-Plasmakonzentrationen bei gleichzeitig erniedrigten HDL-Cholesterin-Werten einher (Nguyen et al., 2008). Ursächlich sind Veränderungen im Lipidstoffwechsel. Hier kommt es zu einer vermehrten Produktion und gleichzeitig zu einer Verringerung des Abbaus von VLDL und LDL. Auch das Fettgewebe als sekretorisches Organ stellt eine bedeutende Rolle dar (Klop et al., 2013).

Herz-Kreislauferkrankungen

Die Lebenszeitprävalenz der koronaren Herzkrankheit liegt derzeit bei 8,0 % in Deutschland (Gößwald et al., 2013). Adipositas stellt einen unabhängigen Risikofaktor für die Entwicklung von Herz- und Gefäßkrankheiten dar (Fang et al., 2003). Ursächlich hierfür sind die bereits genannten Faktoren, welche die Entstehung einer arteriellen Hypertonie, eines Diabetes mellitus Typ 2 sowie einer Dyslipidämie begünstigen.

Lungenfunktionsstörungen

Die Prävalenz von chronischen Erkrankungen der Lunge ist in den letzten Jahren, genau wie die Zahl Adipöser, deutlich angestiegen. Beispielsweise beträgt die Prävalenz von Asthma oder chronischer Bronchitis in Deutschland jeweils rund 9 % (Robert Koch-Institut [RKI], 2012). Bei Adipositas liegt häufig eine erhöhte Atemfrequenz bei einem erniedrigten Atemzugvolumen vor. Die herabgesetzte Compliance des respiratorischen Systems sowie das eingeschränkte Lungenvolumen werden sowohl durch Fetteinlagerungen in der Thoraxwand als auch durch Einschränkungen der Zwerchfelltätigkeit, welche durch das Abdomen hervorgerufen werden, verursacht. Dadurch ist ab einem BMI von über 40 kg/m^2 eine Therapie deutlich erschwert (O`Donnel et al., 2014; Littleton, 2012).

Gastrointestinale Erkrankungen

Schmerzen im oberen Bereich des Abdomens, gastroösophagealer Reflux, Diarrhoe, Brustschmerzen und Sodbrennen, Erbrechen, Würgereflexe und eine unvollständige Darmentleerung sind signifikant mit steigendem BMI assoziiert. Für andere gastrointestinale Beschwerden, wie Blähungen oder Obstipation, konnte hingegen bislang kein Zusammenhang nachgewiesen werden (Eslick, 2012). Dabei treten Beschwerden im Bereich des Gastrointestinaltraktes bei gleichzeitigem Vorliegen einer Essstörung wesentlich häufiger auf (Crowell et al., 1994; Santonicola et al., 2013). Die Ursachen für die starke Prävalenz gastrointestinaler Erkrankungen bei Adipösen sind vielfältig. Das vermehrte Auftreten eines gastroösophagealen Refluxes ist beispielsweise auf Störungen der Ösophagusmotilität, vermehrte Sphinkterrelaxationen sowie einen erhöhten intragastralen Druck zurückführbar (Sise & Friedenberg, 2008).

Malignome

Die 5-Jahres-Prävalenz für Malignome beträgt 1,5 Mio. für Deutschland. Derzeit müssen 51 % der Männer und 43 % aller Frauen damit rechnen, im Laufe ihres Lebens an einem malignen Tumor zu erkranken. Die Tendenz ist steigend (RKI, 2013). Übergewicht und Adipositas sind mit einem erhöhten Entstehungsrisiko für maligne Tumore des Endometriums (World Cancer Research Fund / American Institute for Cancer Research [WCRF/AICR], 2013), der Nieren (WCRF/AICR, 2007b), der Gallenblase (WCRF/AICR, 2007a), des Pankreas (WCRF/AICR, 2012), der Ovarien (WCRF/AICR, 2014), der Brust (postmenopausal) (WCRF/AICR, 2010) sowie des Kolons und Rektums (WCRF/AICR, 2011) assoziiert. Eine gesteigerte Synthese von Hormonen, Wachstumsfaktoren, proinflammatorischen Zytokinen, Leptin und Insulin durch das (viszerale) Fettgewebe unterstützen dabei die Entstehung.

Tab. 4 Erkrankungsrisiko ausgewählter maligner Tumorarten in Abhängigkeit des BMI

Tumorart	nach	Anstieg des BMI	Odds Ratio bei steigendem BMI
Endometrium	WCRF/AICR, 2013	je 5 kg/m² Zunahme	1,5
Nieren	WCRF/AICR 2007b	je 5 kg/m² Zunahme	1,3
Gallenblase	WCRF/AICR 2007a	je 5 kg/m² Zunahme	1,2
Pankreas	WCRF/AICR, 2012	je 5 kg/m² Zunahme	1,1
Ovarien	WCRF/AICR, 2014	je 5 kg/m² Zunahme	1,1
Brust	WCRF/AICR, 2010	je 2 kg/m² Zunahme	1,1

Orthopädische Erkrankungen

Die Lebenszeitprävalenz für Arthrose, der weltweit häufigsten Gelenkerkrankung, beträgt 22,7 % in Deutschland (RKI, 2012). Besonders häufig liegt bei Adipösen eine Knie-Arthrose vor. So weisen beispielsweise 83 % der Frauen mit Knie-Arthrose eine Adipositas auf im Vergleich zur Kontrollgruppe mit 42 %. Neben dem Fettgewebe als sekretorischem Organ spielt auch die höhere Körpermasse und eine damit verbundene Erhöhung des Drucks sowie eine häufig vorhandene Fehlstellung der Beine eine Rolle bei der Entstehung (Messier, 2008; Sabharwal & Root, 2012).

Polyzystisches Ovarialsyndrom (PCOS)

Mit einer geschätzten Prävalenz von 5 bis 12 % ist das polyzistische Ovarialsyndrom (PCOS) eine der häufigsten Endokrinopathien bei Frauen (Schöfl et al., 2004). Der Anteil an Adipösen liegt dabei zwischen 30 und 75 % (Ehrmann, 2005). Möglicherweise begünstigen die oftmals bei Adipositas vorhandene Insulinresistenz, psychische Belastungen sowie die durch das Fettgewebe hervorgerufenen Veränderungen im Hormonhaushalt, wovon auch Sexualhormone betroffen sind, die Entstehung des PCOS bei adipösen Frauen (Lim et al., 2013).

Nierenerkrankungen

Die Prävalenz chronischer Nierenerkrankungen bei älteren Patienten liegt zwischen 20 und 50 % (Campbell & O`Hall, 2008). Neben dem Lebensalter korreliert das Risiko für Nierenerkrankungen ebenfalls mit dem BMI. Die Fettverteilung ist dabei von großer Bedeutung. Insbesondere die abdominale Verteilungsform begünstigt die Entstehung einer Nierenerkrankung. Der Pathomechanismus ist noch nicht vollständig aufgeklärt. Adipositas geht mit einer erhöhten renalen Natriumresorption einher, was eine Vasodilatation, einen Anstieg der glomerulären Filtrationsrate (GFR) und einen Blutdruckanstieg zur Folge hat. Langfristig kommt es zu renalen Schädigungen, wie beispielsweise die Entwicklung einer Glomerulosklerose und zum Nephronverlust (Hall et al., 2014).

Therapiemöglichkeiten – Behandlung der Erkrankung und deren Ursachen?

Die Therapie der Adipositas sollte sich nicht nur auf die Gewichtsreduktion selbst beschränken, sondern auch deren Ursachen erkennen und therapieren. Diese sind sehr vielfältig. Auf der einen Seite spielen genetische Faktoren eine Rolle, auf der anderen finden sich hyperkalorische Ernährung, Bewegungsmangel sowie psychologische und psychosoziale Faktoren, die für die Entstehung von Adipositas verantwortlich sind

(Wirth, 2003). Dabei sind Faktoren wie Bildung und Berufsstatus nicht nur gemeinsam, sondern auch unabhängig voneinander mit dem Auftreten von Adipositas assoziiert. Insbesondere Frauen mit niedrigem sozialen Status sind überdurchschnittlich häufig adipös. Damit stehen auch sozioökonomische Determinanten in engem Zusammenhang mit der Verbreitung von Adipositas (Kuntz & Lampert, 2010; Mensink, 2013).

Die konservative multidisziplinäre Therapie mit Ernährungsumstellung, Bewegungstherapie sowie Verhaltensmodifikation stellt „den Goldstandard" einer Gewichtsreduktion dar. Nur wenige ambulante Programme wie M.O.B.I.L.I.S. und DOC WEIGHT® entsprechen den Qualitätskriterien für ambulante Adipositastherapie nach Hauner et al. (2000).

Die gewählte Therapie sollte individualisierbar sein und langfristig, sogar ein Leben lang, durchgeführt werden können, da Adipositas eine chronische Krankheit ist, die lebenslang behandelt werden muss (Bischoff & Betz, 2010; CAADIP, 2010).

Die Behandlung sollte zudem darauf ausgerichtet sein, dass die Maßnahmen vom Patienten nach Therapieende, also nach einer Phase der Gewichtsreduktion und einer Phase der Gewichtsstabilisierung, selbstständig fortgeführt werden kann. Ziel ist somit eine Handlungsweise zu wählen, bei der bei jedem Patienten die Ursachen der Adipositas systematisch untersucht und dokumentiert sowie intensiv behandelt werden. Dabei sollte der sozialen Dimension eine angemessene Bedeutung zukommen (Sharma & Padwal, 2010; Kuntz & Lampert, 2010).

Wenn Komorbiditäten vorliegen, kann die konservative multidisziplinäre Therapie durch eine zusätzliche medikamentöse Therapie[4] ergänzt werden (DAG, 2014).

Eine gute Möglichkeit die Ursachen, die zu einem Gewichtsanstieg führen, zu identifizieren, bietet das ätiologische System (Abb. 1) von Sharma und Padwal (2010). Dies beschäftigt sich mit der Fragestellung, wie soziokulturelle, biomedizinische, psychologische und iatrogene[5] Faktoren die Energieaufnahme, den Metabolismus und den Energieverbrauch beeinflussen.

So sollte jede Therapie mit einer Schätzung des Energiebedarfs beginnen und insbesondere erkennen, dass eine Verminderung des Grundumsatzes (GU) – ohne gleichzeitige Reduzierung der Energieaufnahme und/oder Erhöhung der Aktivität – zur Gewichtszunahme führt. Wenn demnach Patienten ohne eine auffällige Änderung in Energieaufnahme oder Aktivität an Gewicht zunehmen, kann angenommen werden, dass die Erklärung hierfür eine Reduzierung des Grundumsatzes ist (ebd).

---

[4] Derzeit ist eine gewichtsreduzierende Substanz, der im Gastrointestinaltrakt wirkende Lipasehemmer Orlistat, für die Therapie zugelassen.

[5] iatrogen [gr.-lat.]: durch ärztliche Einwirkung entstanden.

Abb. 1 Differentialdiagnostik der Gewichtszunahme
(nach Sharma & Padwal, 2010)

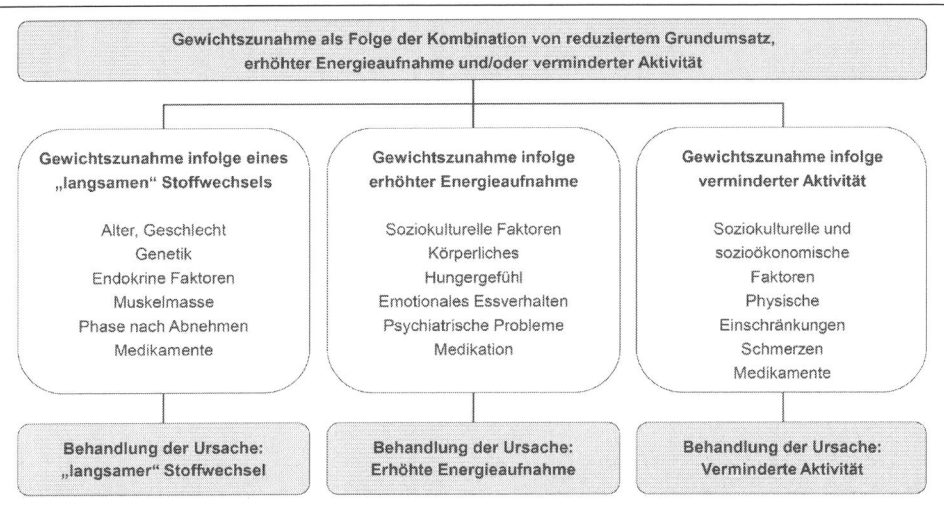

Unter den Ursachen für einen „langsamen Stoffwechsel" zählen Faktoren, die nicht behandelt werden können. Dazu gehören das Alter mit einer geschätzten Abnahme von ca. 150 kcal im Grundumsatz pro Jahrzehnt bei Erwachsenen, das Geschlecht sowie bedingt die postprandiale Thermogenese. Diese Faktoren tragen jedoch maßgeblich zum Verständnis des Arztes bzw. der Ernährungsfachkraft sowie des Patienten bei, warum es zu einer Gewichtszunahme gekommen ist. Diese Information kann zum besseren Verständnis und zur Motivation bei der Durchführung der Therapiemaßnahmen führen. Gleiches gilt auch für die nicht so einfach zu behandelnden ursächlichen Faktoren, die beiden Hauptgründe einer Gewichtszunahme: eine kalorische Hyperalimentation und die Barrieren für körperliche Aktivität. Diese und weitere psychosoziale, medizinische und ökonomische Gründe stellen in der Adipositasbehandlung Barrieren für ein erfolgreiches Adipositasmanagement dar (Mauro, 2008). Um diese Hürden frühzeitig zu identifizieren, eignen sich die 4 Ms von Sharma (2010) als Assessmentinstrument (Abb. 2).

Das Ermitteln, Erfassen und Beurteilen dieser Faktoren zur Entwicklung von Lösungen für die Bedürfnisse von Patienten in komplexen Situationen in Bezug auf Gesundheit, sozialen Kontext und Umwelt gehört zu den Kompetenzen der Diätassistenten (EFAD, 2009). In vielen Studien und Übersichtsartikeln wird über positive Ergebnisse der Behandlung durch Diätassistenten in multidisziplinären Teams berichtet (Aills et al., 2008; Asbee et al., 2009; Delahanty, 2010a, 2010b; Kulick, Hark & Deen, 2010; Lichtenstein, 2007; Molenaar et al., 2010; Snyder-Marlow, Taylor & Lenhard, 2010; Welty et al., 2007).

Diätassistenten übernehmen daher innerhalb des Behandlungsteams eine wichtige Rolle, um für den Patienten die geeignetste und effektivste Adipositasmanagementstrategie herauszufinden. Dies wird auch in neueren Untersuchungen bestätigt, wie ein Review von Hartmann-Boyce (2014) zeigte.

Abb. 2 Die 4 M´s der Adipositas
(nach Sharma, 2010)

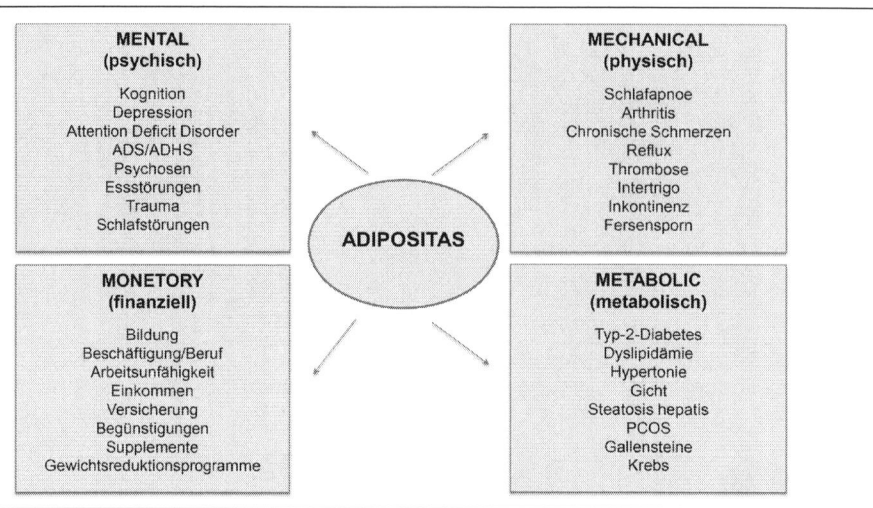

Die Differenzialdiagnose zu den Ursachen einer Gewichtszunhame sowie anthropometrischer Maße reichen für die Beurteilung der Morbidität der Adipositas nicht aus. Sharma und Kushner (2009) haben ein klinisches Staging-System, dass Edmonton Obesity Staging System (EOSS, vgl. Abb. 3) vorgeschlagen, um in Ergänzung zum BMI den Schweregrad der Adipositas zu differenzieren. In der Anwendung des EOSS auf große Kohorten wie die National Health and Human Nutrition Examination Surveys (n = 8.143) sowie die Aerobics Center Longitudinal Study (n = 29.533) konnte die Überlegenheit des EOSS gegenüber dem BMI in Bezug auf die Mortalität gezeigt werden (Padwal et al., 2011; Kuk et al., 2011).

Ausgehend vom EOSS von Sharma und Kushner zur Differenzierung der Schwere der Adipositas, das zusätzlich neben der Bestimmung von BMI und Taillenumfang eingesetzt werden sollte, könnte das Adipositasmanagement wie in Tab. 5 zusammengefasst werden.

Abb. 3 Edmonton Obesity Staging System (EOSS)
(nach Freedhoff & Sharma, 2012)

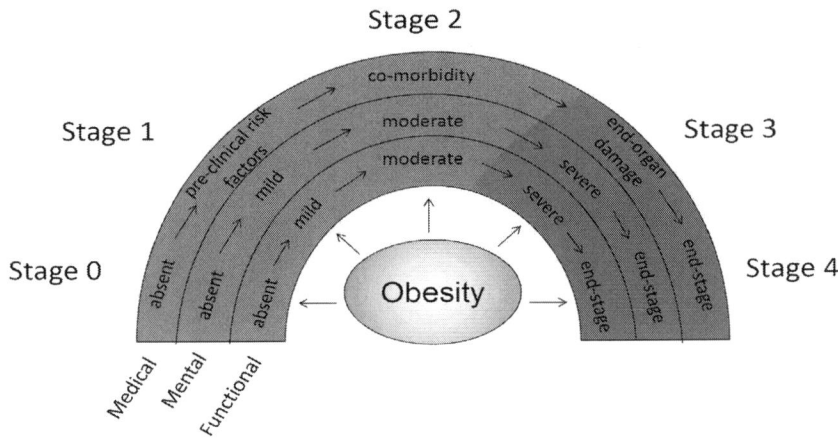

Sharma und Kushner (2009) schlagen im EOSS zusätzlich eine Staffelung in der Intensität der Lebensstilinterventionen und Kontrolluntersuchungen vor. Zudem impliziert das System, dass schon bei einem BMI 30 bis 34,9 kg/m^2 mit chronischer Komorbidität und mäßigen Einschränkungen ein chirurgischer Eingriff in Erwägung gezogen werden könnte. In Deutschland nennt die S3-Leitlinie zur Chirurgie der Adipositas diese Möglichkeit nur bei Patienten mit Diabetes mellitus Typ 2 in der betreffenden BMI-Klassifikation und nur im Rahmen wissenschaftlicher Studien (CAADIP, 2010).

Da zunehmend mehr Nachweise höherer Evidenzlevel bezüglich der Ergebnisse von intensiven personenzentrierten Lebensstilinterventionen vorhanden sind, wie die Arbeiten von Delahanty (2010 a, 2010 b), Gillies et al. (2007), Knowler et al. (2009), Li et al. (2010) und Martins et al. (2010) zeigen, ist unter Berücksichtigung der S3-Leitlinie zur Chirurgie der Adipositas zu empfehlen, dass das Stufensystem zum Adipositasmanagement in der Praxis gezielt, neben weiteren adipositasrelevanten Leitlinien, eingesetzt werden sollte.

| Tab. 5 | Stufensystem für das Adipositasmanagement (nach Sharma & Kushner, 2009) |

Stufe	Beschreibung	Management
0	keine offensichtlichen mit Adipositas zusammenhängenden Risikofaktoren (z. B. Blutdruck, Serum-Lipide, Nüchternblutzucker etc. im Normbereich), keine körperlichen Symptome, keine Psychopathologie, keine funktionalen Einschränkungen und/oder keine Beeinträchtigung der Lebensqualität	Identifikation der Faktoren, die zu steigendem Körpergewicht führen Beratung zur Vorbeugung weiterer Gewichtszunahme, einschließlich gesundes Essen und Essgewohnheiten und mehr Bewegung
1	Vorliegen von mit Adipositas zusammenhängenden subklinischen Risikofaktoren (z. B. grenzwertige Hypertonie, gestörte Glukosetoleranz, erhöhte Leberenzyme etc.), milde physische Symptome (z. B. Dyspnoe bei moderater Aktivität, hin und wieder Beschwerden, Müdigkeit etc.), milde Psychopathologie, milde funktionale Einschränkungen und/oder milde Beeinträchtigung der Lebensqualität	Untersuchung der anderen (nicht mit Gewicht zusammenhängenden) Risikofaktoren Intensivere Lebensstilinterventionen einschließlich Diät- und Bewegungstherapie zur Vorbeugung weiterer Gewichtszunahme Regelmäßige Kontrolle der Risikofaktoren und des Gesundheitsstatus
2	Vorliegen von mit Adipositas zusammenhängenden chronischen Erkrankungen (z. B. Hypertonie, Diabetes mellitus Typ 2, Schlafapnoe, Osteoarthritis, Reflux-ösophagitis, Polyzystisches Ovarsyndrom, Angststörung etc.), mäßige Einschränkungen bei alltäglichen Aktivitäten und/oder mäßige Beeinträchtigung der Lebensqualität	Initiierung von Adipositastherapie unter Erwägung aller Optionen der Verhaltensmodifikation, Verhaltenstherapie, medikamentöse und chirurgische Therapie Enge Kontrolle und genaues Management der Komorbiditäten, wenn angezeigt
3	Vorliegende Schädigung an Organen wie Herzinfarkt, Herzinsuffizienz, Komplikationen des Diabetes, behindernde Osteoarthritis, bedeutende Psychopathologie, bedeutende funktionale Einschränkungen und/oder bedeutende Beeinträchtigung der Lebensqualität	Intensivere Adipositastherapie unter Erwägung aller Optionen der Verhaltensmodifikation, Verhaltenstherapie, medikamentöse und chirurgische Therapie Aggressives Management der Komorbiditäten, wenn angezeigt
4	Schwere Behinderungen durch adipositas-assoziierte chronische Erkrankungen (potenzielles Endstadium), schwere behindernde Psychopathologie, schwere funktionale Einschränkungen und/oder schwere Beeinträchtigung der Lebensqualität	Aggressives Adipositasmanagement, wenn als machbar erachtet Palliative Maßnahmen einschließlich Schmerztherapie, Beschäftigungstherapie und psychosoziale Unterstützung

Das Stigma Adipositas und seine Bedeutung für die bariatrische Chirurgie

Parallel zum Anstieg der Prävalenz von Adipositas lässt sich eine Zunahme von Berichten gewichtsbedingter Diskriminierung beobachten. So wurde allein für die USA ein Anstieg von ca. 66 % im Verlauf der letzten 10 Jahre berichtet (Puhl, 2007). Grundlage dieser Diskriminierungserfahrungen ist wahrscheinlich die Zuschreibung negativer Eigenschaften (=Stigmatisierung), welche mit dem erhöhten Körpergewicht verknüpft sind (vgl. Abb. 4). Die Konsequenzen dieser wahrgenommenen Stigmatisierung und

Diskriminierung sind vielfältig und tiefgreifend. Entgegen früherer Annahmen, dass Stigmatisierung und Ausgrenzung dazu führen, dass Betroffene ihre Bemühungen verstärken, wieder Teil der akzeptierten Gesellschaftsgruppe zu werden (also im Bereich Adipositas Gewicht zu reduzieren), mehren sich nunmehr Ergebnisse, dass ein hohes Maß an wahrgenommener Stigmatisierung und Diskriminierung mit nachteiligem Ess- und Bewegungsverhalten assoziiert ist. Darüber hinaus zeigt sich auch ein Einfluss der Stigmatisierungs- und Diskriminierungserfahrungen auf die psychische Gesundheit der Betroffenen, der sich unter Umständen auch pathophysiologisch, z.B. in erhöhten Cortisolspiegeln, abbilden lässt. Zusammengenommen gehen Puhl und Kollegen (2010) von einem substantiellen Einfluss von Stigmatisierung auf ungünstige Krankheitsverläufe sowie einer erhöhten Morbidität und Mortalität bei Adipositas aus.

Abb. 4   Prozess der Stigmatisierung
(nach Link, Phelan, 2001)

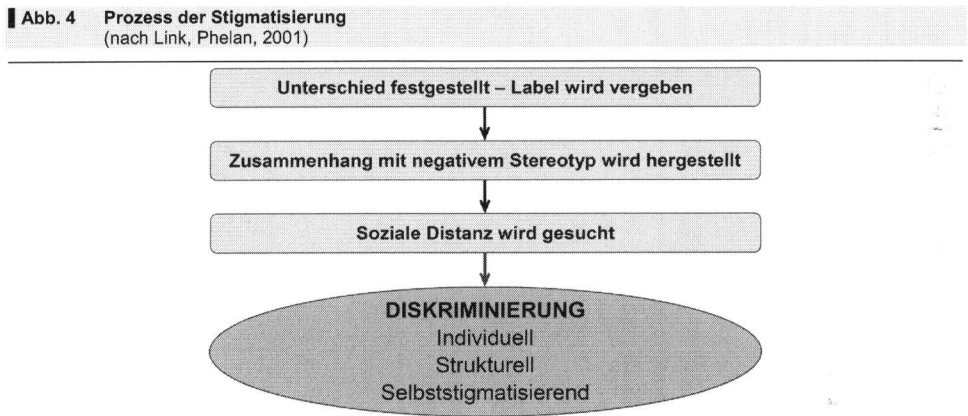

Betrachtet man andere stigmatisierende Zustände und Erkrankungen, wie zum Beispiel die Infektion mit HIV/AIDS, so zeichnet sich ein Erklärungsmodell der Zuschreibung negativer Eigenschaften ab. Am Beispiel HIV/AIDS konnte die Rolle der wahrgenommenen Verantwortung dokumentiert werden. Die abgeleitete Attributionstheorie (Weiner, 1988) etabliert einen direkten Zusammenhang zwischen dem Ausmaß der Kontrollierbarkeit der Erkrankung und den folgenden negativen Einschätzungen der Betroffenen. Man kann umgangssprachlich auch von einem Modell der Schuldzuweisung sprechen. Wird die „Schuld" für eine Erkrankung beim Einzelnen selbst gesehen, ist eine negative Sichtweise wahrscheinlicher als für Erkrankungen, die vermeintlich nicht selbstverursacht sind.

Für Übergewicht konnte experimentell gezeigt werden, dass die wahrgenommene Verantwortung durch Dritte als hoch einzuschätzen ist (De Jong et al., 1993). Ebenfalls wurde in verschiedenen Stichproben gezeigt, dass übergewichtige Personen einer negativen Beurteilung durch ihre Mitmenschen unterliegen – sowohl im privaten Kontext als auch im öffentlichen Gesundheitssystem (Puhl et al., 2009; Sikorski et al., 2011). Zuschreibungen, die sich konsistent in verschiedenen Untersuchungen finden lassen, beinhalten Aspekte der Aktivität („faul"), Motivation („willensschwach") sowie Attraktivität („unförmig"). Ebenso konnten bevölkerungsrepräsentative Studien zeigen, dass die Allgemeinbevölkerung individuumbasierte Erklärungsansätze für Adipositas präferiert und dabei genetische und Umweltfaktoren weitestgehend bagatellisiert (Sikorski et al., 2011).

Stigmatisierung endet jedoch nicht mit der bloßen Zuschreibung von negativen Eigenschaften, sondern erstreckt sich weiterhin in einen Bereich, in dem auch das öffentliche Gesundheitssystem eine große Rolle spielt. So erfolgt auch die Finanzierung von operativen Methoden zur Adipositasbehandlung nach dem Solidaritätsprinzip und kann demnach ein Fokus negativer Einstellungen sein. So konnte gezeigt werden, dass die deutsche Bevölkerung operativen Methoden skeptisch gegenübersteht: Während lebensstilbasierte Maßnahmen als effektiv angesehen werden, sehen nur ca. 60 % der Bevölkerung eine Operation als effektiv an (Sikorski et al., 2013). Noch größer ist die Zurückhaltung, wenn es darum geht, diese Methode entweder selbst zur Gewichtsabnahme zu wählen oder im Bekannten-/Freundeskreis zu empfehlen. Nur 22 % würden eine solche Empfehlung aussprechen bzw. ein operatives Verfahren in Anspruch nehmen. Diese Skepsis beeinflusst also einerseits Betroffene selbst in der Entscheidungsfindung und in ihrem Hilfesuchverhalten. Andererseits findet sich diese Skepsis auch bei Entscheidungsträgern und Behandlern, was ebenfalls die Behandlungswahl beeinflusst. So werden in den USA aktuell nur ca. 1 % der in Frage kommenden Patienten auch operiert (Dumon & Murayama, 2011). In Deutschland liegt der durchschnittliche BMI von operierten Patienten höher als in anderen Ländern (Stroh et al., 2009) – die Mechanismen dieser Phänomene sind noch nicht bekannt, könnten aber in Teilen mit den Einstellungen der professionellen Helfer assoziiert sein.

Doch auch auf Seiten der Patienten gibt es Faktoren, die die Wahrnehmung bariatrischer Chirurgie maßgeblich beeinflussen können. In einer experimentellen Arbeit von Vartanian und Fardouly (2013) zeigte sich, dass Patienten, die ihr Gewicht mittels einer bariatrischen Operation reduzieren konnten, negativer bewertet wurden, als Personen, die durch konventionelle Verfahren Gewicht verloren. Die Adressierung dieses Aspekts der potentiellen negativen Bewertung durch die Umwelt ist daher in der Vorbereitung zur Operation als auch in der Nachbereitung essentiell. Es scheint, als würde bariatrische Chirurgie hier als inakzeptable „Abkürzung" der Gewichtsabnahme klassifiziert. Deutlich wird auch, dass dieser Aspekt sich nur schwer mit den Ergebnissen einer moderaten Effektivitätswahrnehmung deckt – eine Aufklärung der Bevölkerung scheint hier also unerlässlich. Ein weiterer Aspekt, der auch nach einer bariatrischen Operation eine Rolle spielt, ist der des sogenannten „Reststigmas". Studien legen nahe, dass ein Teil der negativen Bewertungen auch nach einer erfolgreichen Gewichtsabnahme zurückbleibt, sobald die frühere Adipositas der Person bekannt ist (Latner et al., 2012).

Fasst man die vorliegenden Forschungsergebnisse zusammen, so zeigt sich, dass negative Einstellungen gegenüber Menschen mit Adipositas häufig und ausgeprägt sind. Sie sind außerdem verknüpft mit der Ansicht, dass Adipositas – im Gegensatz zu den aktuellen Erkenntnissen der Wissenschaft – eine selbstverursachte Erkrankung ist, die durch Selbstkontrolle reversibel ist. Die Etablierung eines multikausalen Entstehungsmodells und die Aufklärung der deutschen Bevölkerung stehen daher als wichtige Anknüpfungspunkte für erfolgreiche Stigmainterventionen zur Verfügung. Ein Teil dieser Bemühungen muss es sein, auch die mediale Darstellung von übergewichtigen Menschen zu modifizieren bzw. stärker zu ächten. So haben verschiedene Autoren in der Vergangenheit eine ausgesprochen negative, belustigende Berichterstattung über Übergewicht in der deutschen Medienlandschaft gezeigt (Hilbert et al., 2007), welche bis zum heutigen Tag fortbesteht.

Körperzusammensetzung, Excess weight loss und Energiebedarf

Die Vorteile des Body-Mass-Index und seine Grenzen

Der Body Mass Index (BMI) ist die einfachste Methode zur Beurteilung des Körpergewichts und gilt als Standard für dessen Klassifikation (WHO, 2000). Die Vorteile des BMI sind die sehr schnelle Durchführbarkeit und bei Normalgewichtigen eine enge Korrelation mit dem Körperfettgehalt (Elmadfa, 2004).

Der BMI kann auch bei Adipositas als Bewertungsgrundlage im Therapieverlauf zur Verdeutlichung eines Gewichts-Trends herangezogen werden (Beechy et al., 2012; Das et al., 2003). Dennoch ist die Aussagekraft des BMI teilweise eingeschränkt.

▶ Der BMI weist bei starkem Übergewicht keine enge Korrelation mit dem Körperfettgehalt auf (Beechy et al., 2012; Das et al., 2003; Frankenfield et al., 2001).

▶ Der BMI unterscheidet nicht zwischen Fett- und Magermasse.

Sehr muskulöse Personen werden als adipös klassifiziert, und bei stark reduzierter Muskelmasse und gleichzeitig erhöhter Fettmasse besteht die Gefahr, dass ein erhöhter BMI eine Mangelernährung maskiert (Biesalski et al., 2010).

▶ Der BMI gibt keine Auskunft über die Fettverteilung.

▶ Der BMI berücksichtigt weder Alter, Gesundheitszustand, Ethnizität noch Geschlecht.

Somit ist beispielsweise die Anwendung des BMI im Alter durch Größenverlust und Abnahme von Muskelmasse zur Abschätzung des Körperfettes limitiert. Es kommt zu einer Zunahme des BMI, ohne dass das Körpergewicht ansteigt. Daher wird von einigen Autoren die Verwendung eines altersangepassten BMI empfohlen (Sorkin et al., 1999).

Methoden der Körperzusammensetzungsanalyse

Die Ergebnisse einer Körperzusammensetzungsanalyse tragen dazu bei, die Ernährungsberatung zur Prävention und Therapie ernährungsabhängiger Erkrankungen individuell an den Patienten anzupassen sowie Therapiefortschritte, die nicht immer notwendigerweise auf der Waage ablesbar sind, sichtbar zu machen. Im Vergleich mit der Erhebung des BMI ist eine Körperzusammensetzungsanalyse aufwendiger, liefert aber über das Gewicht hinaus differenzierte Erkenntnisse. Der Begriff Adipositas steht für eine exzessive Vermehrung von Körperfett, und vor allem ein Übermaß des viszeralen Fettgewebes geht mit einem erhöhten metabolischen Risiko einher. Aus diesem Grund fordern einige Autoren die Entwicklung von Datenbanken und Standards zur Klassifizierung der Adipositas basierend auf Körperfett, statt auf BMI als dessen Surrogatparameter (Burkhauser und Cawley, 2008; Prentice und Jebb, 2001).

Bei einer Körperzusammensetzungsanalyse werden die einzelnen Bestandteile des menschlichen Körpers wie Körperfett, Muskelmasse, Wasser oder Knochenmineralien, erfasst und quantifiziert. Die unterschiedlichen Messmethoden basieren auf atomaren, molekularen sowie zellulären Modellen oder Gewebsebenen (Duren et al., 2008). Starkes Übergewicht (BMI > 35 kg/m^2) stellt jedoch bei der Körperzusammensetzungsanalyse häufig eine methodische Herausforderung dar. Mit Adipositas assoziierte physiologische Veränderungen können die Aussagekraft gängiger Analysemethoden limitieren (Beechy et al., 2012; Das, 2005). Im Folgenden werden einige für den klinischen Alltag relevante Techniken zur Körperzusammensetzungsanalyse vorgestellt sowie deren Bedeutung und methodische Besonderheiten in der Anwendung bei adipösen Patienten erläutert.

Taillenumfang

Der mit einem Maßband an definierten anatomischen Referenzpunkten gemessene Taillenumfang dient als Index für das Fettverteilungsmuster eines Menschen (Biesalski et al., 2010; Hu, 2008). Der Taillenumfang dient als verlässlicher Prädiktor für Übergewicht und gilt als aussagekräftiger als der BMI allein (Hu, 2008): Das Risiko für kardiovaskuläre und metabolische Komplikationen steigt bei einem Taillenumfang > 80 cm bei Frauen und > 94 cm bei Männern. Übersteigt der Taillenumfang 88 cm bei Frauen und 102 cm bei Männern, so spricht man von abdomineller Adipositas mit einem deutlich erhöhten Risiko für kardiovaskuläre Erkrankungen und Diabetes (Biesalski et al., 2010). Die einfache und schnelle Durchführbarkeit machen diese Messung sowohl im klinischen als auch im ambulanten Kontext alltagstauglich.

Die Reproduzierbarkeit dieser Messtechnik wird jedoch häufig als gering bewertet, da bislang kein allgemein akzeptiertes und standardisiertes Messprotokoll, sondern unterschiedliche Anleitungen für die Durchführung der Messung und für die Lokalisierung der anatomischen Messpunkte existieren. Zudem ist es bei Adipösen schwierig, die Taille korrekt zu identifizieren.

Bei einem BMI > 35kg/m^2 ist unabhängig von der Fettverteilung und auch ohne Erfassung des Taillenumfangs von einem erhöhten Komplikationsrisiko auszugehen (Biesalski et al., 2010). Das Konzept des „hypertriglyceridämischen Bauches" bezieht zusätzlich zum Taillenumfang die Triglyceridspiegel ein. Die Prävalenz kardiovaskulärer Risikofaktoren ist demnach signifikant erhöht, wenn der Taillenumfang bei Männern 90 cm und bei Frauen 85 cm überschreitet und in Kombination mit Plasma-Triglyceridspiegeln von > 2.0 mol/l (177 mg/dl) vorliegt (Solati et al., 2004).

Waist-To-Hip-Ratio

Setzt man Taillen- und Hüftumfang ins Verhältnis, so erhält man das Waist-To-Hip-Ratio (WHR). Ein WHR von > 0,85 bei Frauen und > 1,0 bei Männern spricht für eine androide Fettverteilung. Das WHR ist schwieriger zu interpretieren als der Taillenumfang, denn ein erhöhtes WHR kann sowohl eine Zunahme des Viszeralfettes als auch die Abnahme der Muskelmasse im Bereich von Gesäß und Oberschenkeln bedeuten. Dies ist vor allem im Alter zu berücksichtigen, da es hier zur Abnahme der Muskelmasse kommt (Hu, 2008). Da der Taillenumfang als zuverlässiger Indikator für die zentrale Fettsucht gilt und einfacher erfasst werden kann, ist er dem WHR vorzuziehen (Biesalski et al., 2010; Hu, 2008).

Hautfaltendicke

Die Hautfaltendicke wird mit einem Kaliper üblicherweise an Trizeps, Bizeps, subscapular und suprailiacal ermittelt. Sie dient der indirekten Bestimmung des Körperfettes unter den Annahmen, dass eine enge Beziehung zwischen subkutanem und Gesamtkörperfett, eine konstante Komprimierbarkeit der Hautfalten und eine gleichmäßige Verteilung des Fettgewebes im Körper bestehen. Mit Hilfe von populations- und geschlechtsspezifischen Prädiktionsformeln wird der Körperfettgehalt errechnet. Es ist bei adipösen Patienten oft problematisch, die zu messende Hautfalte korrekt zu lokalisieren und ausreichend vom Muskel abzuheben (Gray et al., 1990). Dies erhöht den Fehler bei der Hautfaltenmessung, der bereits beim Normalgewichtigen eine hohe Untersucherabhängigkeit nachgesagt wird, und kann für den Patienten, wenngleich nicht schmerzhaft, so doch unangenehm werden. Bei der Arbeit mit adipösen Patienten erweisen sich die üblicherweise erhältlichen Kaliper häufig als zu klein für die Größe der Hautfalten. Es existiert zwar ein größeres Kalipermodell, welches jedoch für den Untersucher schwerer handhabbar ist (Beechy et al., 2012). Die Mehrzahl der Formeln, die zur Berechnung des Körperfettes herangezogen werden, basieren auf den Ergebnissen von normalgewichtigen Personen und sind für Adipöse nicht validiert. Für eine standardisierte Durchführung anthropometrischer Untersuchungen wird eine Schulung des Personals zur Erlernung der Messtechniken empfohlen.

Bioelektrische Impedanzanalyse (BIA) und BIA-Vektoranalyse (BIVA)

Die Bioelektrische Impedanzanalyse beruht auf der Messung des elektrischen Widerstandes (Impedanz) des Körpers gegen einen schwachen, nicht spürbaren Wechselstrom und erfolgt mit Hilfe von Einwegelektroden, die an Händen und Füßen des Patienten angebracht werden (Kyle et al., 2004a,b). Die verschiedenen Körpergewebe leiten den Strom unterschiedlich stark, was die Differenzierung der Körperkompartimente Gesamtkörperwasser, Fettmasse, Fettfreie Masse und Körperzellmasse ermöglicht. Das Fettgewebe ist durch seinen geringen Wasseranteil ein weniger guter Leiter für den Strom als die Muskelmasse, welche sich durch einen hohen Wasseranteil auszeichnet. Die bei Adipositas auftretenden Veränderungen von Körperform und Hydratationsstatus, mit erhöhtem Körperwasser und relativer Ausweitung der extrazellulären Flüssigkeit, resultieren in einer Unterschätzung des Körperfettes (Beechy et al., 2012; Das, 2005; Haas et al., 2012). Trotz ihrer Limitierungen ist die BIA eine valide und einfach durchführbare Methode, mit der auch bei Übergewicht die Körperzusammensetzung gemessen werden kann. Die BIA-Messergebnisse in Form der Widerstände Rz und Xc sind populationsspezifisch, daher sollten spezielle Prädiktionsformeln für Übergewichtige ausgewählt werden. Regelmäßige Schulungen des Messpersonals zur standardisierten Durchführung der BIA-Messung steigern die Qualität der Ergebnisse. So ist beispielsweise eine ausreichende Liegezeit vor der Messung ebenso entscheidend wie die korrekte Positionierung des Patienten.

Die Bioelektrische Impedanz-Vektoranalyse (BIVA) nutzt als formelunabhängige Weiterentwicklung der BIA die graphische Darstellung eines Vektors, der sich aus den Widerstandswerten ergibt (vgl. Abb. 5). Die BIVA bietet die Möglichkeit, den Hydratationsstatus und die Körperzellmasse graphisch in einem Nomogramm darzustellen und so Veränderungen der Körperzusammensetzung auf qualitativer Ebene zu bewerten. Durch wiederholte BIVA-Messungen im Verlauf einer Gewichtsreduktion kann der ungewollte Verlust von Muskelmasse vorzeitig entdeckt und durch gezielte ernährungstherapeutische Strategien verhindert werden (Nicoletti et al., 2014).

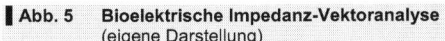
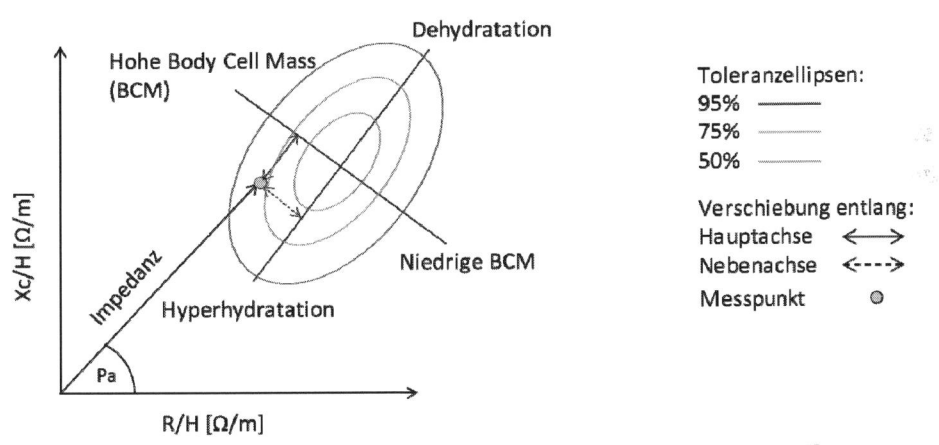

Abb. 5 Bioelektrische Impedanz-Vektoranalyse
(eigene Darstellung)

Air-Displacement-Plethysmographie (ADP)

Das Prinzip der Air-Displacement-Plethysmographie mit dem BodPod® beruht auf der Hydrodensitometrie (Ellis, 2000). Durch Luftverdrängung und Druckveränderungen in einer speziellen Messkammer durch den Probanden wird dessen Körpervolumen gemessen und daraus die Körperdichte berechnet. Über die Körperdichte wird wiederum der relative Anteil von Fettmasse und fettfreier Masse errechnet, wobei eine geringere Dichte mit einem höheren Anteil an Körperfett assoziiert ist. Der ADP wird eine hohe Präzision und Aussagekraft der Ergebnisse auch bei Adipositas zugeschrieben (Beechy et al., 2012). Diese nicht-invasive Messung ist schnell und einfach durchführbar, allerdings wird sie durch die hohen Kosten für die Anschaffung des Gerätes bislang nur in einigen Forschungszentren durchgeführt. Die Notwendigkeit des Tragens enger Badebekleidung während der Messung kann die Compliance bei stark Übergewichtigen einschränken.

Dual-Energy-Xray Absorptiometry (DEXA)

Bei der DEXA wird der Körper mit Röntgenstrahlung sehr geringer Intensität gescannt. Fettmasse, fettfreie Masse und Knochen können aufgrund ihrer unterschiedlichen Dichte unterschieden und quantifiziert werden. Auch gelingt eine Erfassung von androidem oder gynoidem Fettverteilungsmuster. Bei Normalgewichtigen gilt diese Messung als sehr präzise, bei ausgeprägter Adipositas verringert sich die Präzision (Biesalski et al., 2010), beispielweise durch Veränderung des Röntgenstrahls mit zunehmender Gewebedicke (Beechy et al., 2012). Kosten und Aufwand dieser Methode sind hoch, die Durchführung erfolgt meist im klinischen Forschungskontext durch qualifiziertes technisches Personal. Für herkömmliche Scanner existiert ein Gewichtslimit, welches stark übergewichtige Personen häufig überschreiten. Allerdings wurden mittlerweile auch spezielle DEXA-Geräte für Übergewichtige entwickelt.

Excess Weight Loss

Im Zusammenhang mit der Gewichtsabnahme bei starker Adipositas nach bariatrischer Chirurgie wurde der Begriff „Excess (body) weight loss" entwickelt. Diese Größe ist eine prozentuale Angabe des abgenommenen Gewichts in Bezug zum Ausgangsgewicht, unter Berücksichtigung des Idealgewichts (Dixon et al., 2005):

$$Excess\ weight\ loss\ (\%EWL) = \frac{(Ausgangsgewicht - Aktuelles\ Gewicht)}{(Ausgangsgewicht - Idealgewicht)} \times 100$$

Unklar ist hier jedoch die Definition des Idealgewichts. Während einige Autoren bei einem BMI von 22 - 25 kg/m² von Idealgewicht sprechen (Dixon et al., 2005; Shah et al., 2006), basieren andere Vorschläge für die Berechnung des Idealgewichts, wie die von Deitel & Greenstein (Deitel, Greenstein, 2003), auf Tabellen der Metropolitan Life Insurance Company, welche die Mortalität bzw. die optimale Lebenserwartung hinsichtlich des Körpergewichts bezogen auf die Körpergröße berücksichtigt (1983 metropolitan height and weight tables). Morbidität oder die Inzidenz für Erkrankungen werden jedoch außer Acht gelassen (Shah et al., 2006). Die Problematik in der Definition eines Idealgewichts liegt bereits darin, dass es für diesen festgelegten Wert keine Schwankungsbreite gibt. Das Idealgewicht einer Person ist jedoch sehr variabel und bewegt sich innerhalb eines bestimmten Bereichs. Zudem fehlt bei dieser theoretischen Größe der Beleg dafür, dass der festgelegte Wert tatsächlich ideal für eine bestimmte Person bezüglich ihres Risikos für die Entstehung metabolischer Erkrankungen ist (Dixon et al., 2005). Hinzu kommt, dass die Festlegung des Idealgewichts mit 25 kg/m² für viele adipöse Patienten zu Frustration führen kann, da das Erreichen dieses Gewichts unmöglich scheint und oftmals als unrealistisch anzusehen ist (Sharma et al., 2010). Um das wahre Idealgewicht zu kalkulieren, sollten Faktoren wie die Dynamik der Gewichtszunahme bis zum extremen Übergewicht, körperliche Aktivität, verschiedene Blutparameter (Blutdruck, Insulin, Lipide/Cholesterol) und das Fettverteilungsmuster berücksichtigt werden (Bray, 1998). Alternativ zur Angabe „Excess weight loss" wird die Verwendung des Excess BMI Loss (%EBMIL) diskutiert, welche die Festlegung eines Idealgewichts umgeht (Dixon et al., 2005):

$$Excess\ BMI\ loss\ (\%EBMIL) = \frac{(AusgangsBMI - Aktueller\ BMI)}{(AusgangsBMI - 25)} \times 100$$

Jedoch wird auch hierbei von einem idealen BMI = 25 kg/m² ausgegangen. Individuelle und populationsspezifische Unterschiede gehen nicht mit in die Berechnung ein. Hat ein Patient einen extrem hohen Ausgangs-BMI (z.B. 60 kg/m²) und halbiert diesen durch eine Gewichtsabnahme, so liegt der %EBMIL im Vergleich zu einem Patienten mit geringerem Ausgangs-BMI (z.B. 36 kg/m²) viel niedriger, der diesen zwar ebenfalls halbiert, dazu jedoch weniger Körpergewicht verlieren muss (Baltasar et al., 2008). Eine deutlichere und verständlichere Angabe zur Entwicklung des Körpergewichts nach bariatrischer Chirurgie stellt möglicherweise der prozentuale Gesamtgewichtsverlust dar (%TWL). Er ist unabhängig von Ausgangs- und Idealgewicht oder -BMI und für den betroffenen Patienten leichter nachzuvollziehen (van de Laar et al., 2011).

Bestimmung des Energiebedarfs

Um eine Gewichtsreduktion zu erreichen, muss die Energieaufnahme den Energieverbrauch unterschreiten. Der Gesamtenergieumsatz setzt sich aus dem Ruhe-Nüchtern-Umsatz (RNU), der nahrungsinduzierten Thermogenese, und dem Energieverbrauch für körperliche Aktivität zusammen. Der RNU beim gesunden Normalgewichtigen beträgt in der Regel ca. 60–70 % des Gesamtenergiebedarfs, ist aber von Mensch zu Mensch unterschiedlich und hängt von zahlreichen Faktoren ab. Hierzu zählen Geschlecht, Größe, Körpergewicht, Alter, Körperzusammensetzung, aber auch Erkrankungen, Essverhalten und genetische Prädisposition. Eine einfache Formel besagt, dass der RNU einer erwachsenen Frau 0,9 kcal pro kg Körpergewicht pro Stunde, der eines erwachsenen Mannes 1 kcal pro kg Körpergewicht pro Stunde entspricht (Elmadfa, 2004). Um den Gesamtumsatz zu erhalten, multipliziert man den RNU mit dem sogenannten Physical Activity Level (PAL), der je Schweregrad der im Alltag verrichteten körperlichen Arbeit von 1,2 – 2,4 reicht (Biesalski und Grimm, 2007). Weitere empirisch ermittelte Formeln ermöglichen die genauere Schätzung des RNU unter Berücksichtigung von Alter, Größe, Geschlecht und Körpergewicht (WHO, 1985; Harris und Benedict, 1918). Der mithilfe von Prädiktionsformeln ermittelte Schätzwert des RNU kann jedoch bereits im Normalgewicht deutlich vom tatsächlichen RNU einer Person abweichen. Für Adipöse sind viele Formeln ungeeignet, da die Patienten weniger stoffwechselaktives Gewebe vorweisen und der RNU folglich meist zu hoch geschätzt wird (Wechsler, 2003). Eine an den BMI adaptierte Berechnung des Grundumsatzes wurde von Müller et al. entwickelt (Müller et al., 2004). Die Analyse des RNU mittels indirekter Kalorimetrie liefert genauere Ergebnisse als die formelbasierten Schätzwerte (Wechsler, 2003). Bei der indirekten Kalorimetrie werden unter einer Haube die Atemgase eines ruhenden, nüchternen Patienten unter thermoneutralen Bedingungen gemessen. Sauerstoffverbrauch und Kohlendioxid-Abgabe verhalten sich proportional zur im Körper produzierten Wärme und somit zu den energetisch ablaufenden Prozessen (Elmadfa, 2004).

Physiologische Grundlagen des Gastrointestinaltraktes

Der Gastrointestinaltrakt dient dem Transport des Speisebreis, der Nährstoffverdauung und -absorption, der Reservoirbildung, der Bildung und Ausscheidung des Faeces sowie der Mitwirkung bei der Regulation des Wasser- und Elektrolythaushaltes. Die Koordination dieser Prozesse erfolgt dabei sowohl nerval, über das enterische Nervensystem, als auch hormonell. Die wichtigsten Vertreter gastrointestinaler Hormone sind Gastrin (aktiviert die Magensaftsekretion), dessen Antagonist Sekretin, Cholezytokinin (aktiviert die Magen-/ Darmmotilität und die Sekretion von Verdauungsenzymen) und das glukoseabhängige insulinotrope Peptid (GIP) (fördert die Insulinfreisetzung, hemmt die Magensaftsekretion sowie die Magenmotilität) (Schek, 2009; Vaupel, 2010).

Mundhöhle [Cavitas oris], Rachen [Pharynx] und Speiseröhre [Ösophagus]

Die aufgenommene Nahrung wird durch den Kauvorgang zerkleinert. Hieran sind neben dem Unter- und Oberkiefer mit den Zähnen auch die entsprechenden Muskelpartien, die Zunge sowie der Gaumen beteiligt. In Verbindung mit dem angeregten Speichelfluss wird die aufgenommene Nahrungsportion zu einer gleitfähigen Masse (Bolus). Der Speichel enthält Verdauungsenzyme, sodass die Aufspaltung der Nahrungsbestandteile bereits in der Mundhöhle beginnt. Das hierbei sezernierte Enzym Ptyalin, eine α-Amylase, katalysiert die Aufspaltung von Stärke. Dieser Vorgang fördert neben der durch die Erwärmung des Nahrungsbreis hervorgerufenen Freisetzung flüchtiger Substanzen die gustatorische Empfindung, welche letztlich für den Genusswert von Speisen verantwortlich ist (Schek, 2009; Vaupel, 2010).

Nach Abschließen des Kauvorganges folgt das Schlucken der Nahrung. Durch das Schieben des Bolus mit Hilfe der Zunge zum Gaumen wird der Schluckreflex im Rachen willkürlich ausgelöst. Hierbei wird die Luftröhre kurzzeitig verschlossen. Der Weitertransport in den Magen erfolgt nun unwillkürlich über die Speiseröhre mittels Propulsionsbewegungen und dauert nur ca. 10 Sekunden. Dabei verhindern drei Verschlussmechanismen, sog. Ösophagussphinkter, welche sich im oberen, mittleren und unteren Bereich der Speiseröhre befinden, ein Zurückfließen der Nahrung (Reflux) (Lang & Lang, 2007).

Magen [Ventriculus]

Der Schluckreflex und die darauf folgende Dehnung der Speiseröhre führen zu einer Erschlaffung der Magenmuskulatur (rezeptive Relaxation). Dies ermöglicht eine Dehnung des Magens bis zu einem Volumen von ca. 1,5 Liter, ohne dass eine merkliche Steigerung des Mageninnendrucks ausgelöst wird. Propulsionsbewegungen befördern den Nahrungsbrei in Richtung des Magenpförtners (Pylorus), welcher jedoch jeweils nur ca. 10 ml in den Dünndarm durchlässt. Der restliche Teil verbleibt vorerst im Magen. Die Propulsionsbewegungen führen demnach auch zu einer Durchmischung des Nahrungsbreis. Flüssigkeiten passieren den Magen dabei schneller als feste Nahrungsbestandteile. Diese verweilen in der Regel zwischen 1 und 5 Stunden im Magen (Lang & Lang, 2007).

Die Schleimhaut des Magens sezerniert den sog. Magensaft mit einer Menge von 2 bis 3 l/d. Die Steuerung der Sekretion erfolgt sowohl nerval als auch hormonell. Das Sekret enthält u.a. folgende Stoffe:

- Muzine und Bikarbonat (HCO_3^-) werden von den Nebenzellen gebildet und dienen dem Schutz der Magenwand vor der Selbstverdauung.

- Salzsäure (HCl) wird von den Belegzellen gebildet und dient der Abtötung von Mikroorganismen, der Aktivierung von Pepsinogenen, der Denaturierung von Nahrungsproteinen und somit der Freisetzung von Eisen, Kalzium und Vitamin B_{12}.

- Pepsinogene werden von den Hauptzellen sezerniert. Durch den Kontakt mit HCl findet eine Aktivierung zu Pepsinen, welche die Proteinhydrolyse zu Polypeptiden katalysieren, statt.

- Der Intrinsic-Faktor (IF) wird von den Belegzellen gebildet. Zum Schutz von Vitamin B_{12} vor der Magensäure wird ein magensaftresistenter Komplex gebildet. Mehrere darauffolgende Reaktionen ermöglichen schließlich die Resorption von Vitamin B_{12} im Ileum.

Während die Sekretion von Bikarbonat und Muzin kontinuierlich erfolgt, werden HCl und Pepsinogen hingegen nur in Abhängigkeit von der Nahrungsaufnahme abgegeben (Vaupel, 2010).

Abb. 6   Schematische Darstellung des Gastrointestinaltraktes
(eigene Darstellung)

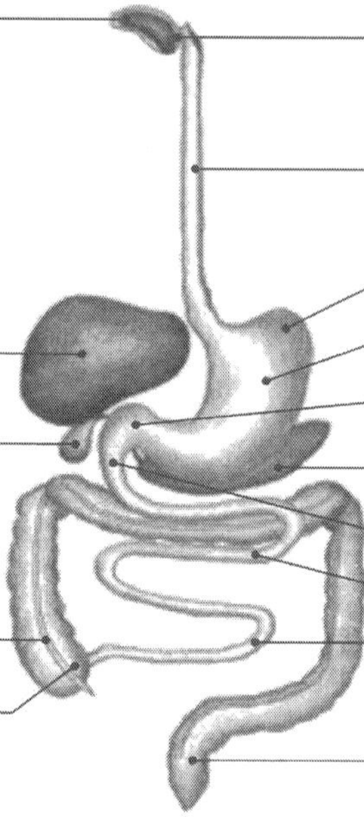

Dünndarm [Intestinum tenue], Leber [Hepar] und Bauchspeicheldrüse [Pankreas]

Der Dünndarm gliedert sich in die drei Abschnitte Duodenum, Jejunum und Ileum. Das Duodenum schließt sich an den Magen an. In diesem Abschnitt finden wichtige Verdauungsvorgänge statt. Die Resorptionsfläche wird dabei durch Ausstülpungen der Schleimhaut (Kerckring'sche Falten und Zotten) massiv vergrößert. Die Bauchspeicheldrüse sezerniert neben Bikarbonat, welche die Neutralisierung des sauren Nahrungsbreis (Chymus) ermöglicht, auch Insulin und Glucagon, welches für die Homöostase des Blutzuckerspiegels benötigt wird, Elektrolyte, organische Verbindungen und inaktive Vorstufen von Verdauungsenzymen, sog. Proenzyme. Dies dient dem Schutz der Bauchspeicheldrüse. Bei einem Rückstau des abgegebenen Sekretes wird so eine mögliche Selbstverdauung unterbunden. Es werden sowohl Glukosidasen, welche die Hydrolyse von Stärke katalysieren, als auch für die Proteinhydrolyse verantwortliche Proteasen sowie Esterasen, welche wiederum für die Aufspaltung von Triglyceriden zuständig sind, sezerniert. Das Sekret der Bauchspeicheldrüse ist dementsprechend für die Neutralisierung des Chymus, die Fortsetzung der enzymatischen Aufspaltung von Kohlenhydraten, Proteinen und Fetten sowie für die Einleitung der Verdauung von Nukleinsäuren notwendig (Schek, 2009; Vaupel, 2010).

Die Zellen der Leber bilden die sog. Gallenflüssigkeit. Gemeinsam mit dem Pankreassaft wird sie in das Duodenum abgegeben. Dieser Gang wird, ähnlich der Speiseröhre, durch einen Sphinkter verschlossen, der einen Rückfluss des Sekretes bzw. des Chymus in den Gang verhindern soll. Neben der Neutralisierung des sauren Nahrungsbreis ist eine wichtige Funktion dieses Sekretes die Emulgierung von Nahrungsfetten sowie die Lösungsvermittlung von wasserunlöslichen Verbindungen durch Ausbildung von Mizellen. Zwischen den einzelnen Mahlzeiten wird das von der Leber abgegebene Sekret zum Großteil zur Verdickung und Speicherung in die Gallenblase transportiert. Die Gallensäuren werden im letzten Dünndarmabschnitt, dem Ileum, fast gänzlich reabsorbiert, sodass nur ein geringer Teil von weniger als 5 % ausgeschieden wird. Über den enterohepatischen Kreislauf erfolgt der Rücktransport zur Leber und die Wiederverwendung. Die Leber ist außerdem an weiteren Abbau- und Entgiftungsvorgängen sowie an der Aufrechterhaltung einer konstanten Energieversorgung der Organe beteiligt (Vaupel, 2010).

Auch die Dünndarmschleimhaut selbst sezerniert Enzyme, Bikarbonat, Schleim und Salze. Des Weiteren gibt es auch membranständige Enzyme, wie beispielsweise Maltase, Saccharase und Aminopeptidasen, welche an der Hydrolyse der Nahrungsbestandteile beteiligt sind. Neben den aufgespaltenen Kohlenhydraten, Fetten und Proteinen werden auch andere wichtige Bestandteile der Nahrung, wie Elektrolyte, Wasser und Mikronährstoffe, im Dünndarm resorbiert. Der Nahrungsbrei wird über Segmentations- und Propulsionsbewegungen durch den Dünndarm transportiert. Bei flüssiger Konsistenz dauert die Passage des Dünndarms ca. 2 Stunden, bei fester durchaus 3 und mehr Stunden. Am Ende des Dünndarms tritt wiederum eine Verstärkung der Ringmuskulatur auf, die einen Reflux verhindern soll und zu einer Druckerhöhung führt. Hierüber findet auch die Regulation der in den Dickdarm transportierten Nahrungsmenge statt (Lang & Lang, 2007).

Dickdarm [Intestinum crassum]

Der Nahrungsbrei verbleibt im Dickdarm, welcher eine Länge von ca. 1,2 bis 1,5 m hat, bei einem Erwachsenen zwischen 20 und 35 Stunden. Dies kann jedoch starken Schwankungen unterliegen. Im Gegensatz zum Magen und Dünndarm ist die Bakterienkonzentration hier mit bis zu 1012 pro ml sehr hoch. Diese gewinnen in der Regel über Gärungs- oder auch Fäulnisprozesse anaerob Energie. So findet hier beispielsweise auch die Fermentierung von Ballaststoffen statt. Einige Bakterienarten sind außerdem an der Synthese von Vitamin K beteiligt. Der Verschluss zwischen Dünn- und Dickdarm, die Ileozäkalklappe, dient somit u.a. auch der Aufrechterhaltung der unterschiedlichen Bakterienbesiedelungen in den einzelnen Darmabschnitten.

Während der langen Transitzeit werden vor allem Elektrolyte und Wasser reabsorbiert, was zu einer Verdickung des Nahrungsbreis führt. Die unverdaulichen Teile der Nahrung sowie körpereigene Substanzen, beispielsweise abgestorbene Zellen, sammeln sich im Rektum an und werden schließlich als Faeces über den Anus ausgeschieden (Schek, 2009; Vaupel, 2010).

Gesundheitsökonomische Aspekte der Adipositas und bariatrischen Chirurgie

Die Tatsache, dass die Adipositas Schrittmacher für eine Vielzahl gesundheitsrelevanter Begleiterkrankungen ist, führt zu einer erhöhten Nachfrage an Gesundheitsleistungen. Verbunden mit einer geringeren Lebensqualität, größeren funktionalen Limitationen und einer geringeren Lebenserwartung ist von höheren Krankheitskosten adipöser Menschen auszugehen. Aus ökonomischer Perspektive quantifizieren die mit Adipositas verbundenen Kosten den Konsum an Gesundheitsleistungen (direkte Kosten) sowie den volkswirtschaftlichen Produktivitätsverlust (indirekte Kosten) in monetären Einheiten, der durch krankheitsbedingte Arbeitsunfähigkeit, Erwerbsunfähigkeit oder vorzeitigen Tod hervorgerufen wird (Brunner & Stollenwerk, 2006).

Direkte Kosten der Adipositas umfassen die direkten Behandlungskosten der Adipositas als auch die Kosten, die durch die Therapie adipositasassozierter Begleiterkrankungen (z.B. Diabetes mellitus Typ 2, kardiovaskuläre Erkrankungen, Krebs, Schlafapnoe etc.) anfallen.

Pro-Kopf-Kostenvergleiche stellen die Krankheitskosten von Normalgewichtigen und Adipösen gegenüber, sog. Exzesskosten. Dieses erfolgt i.d.R. über einen sog. bottom-up Ansatz – entweder durch die monetäre Bewertung von ermittelten Ressourcenverbräuchen oder den direkten Vergleich von Leistungsausgaben der Krankenversicherungen adipöser und nicht-adipöser Versichertenkollektive. Die verschiedenen Studien weisen eine positive Korrelation zwischen BMI und Krankheitskosten aus, welche auf die höhere Krankheitslast bei steigendem BMI zurückzuführen ist. Arterburn et al. zeigten für die USA anhand von Krankenversicherungsdaten, dass die Leistungsausgaben pro Kopf im Vergleich zu Normalgewichtigen bei Übergewichtigen 10 % und 23 %, 45 % und 81 % bei den Adipositasklasssen 1, 2 und 3 höher liegten (Arterburn et al., 2005). Lengerke et al. bewerteten für das Kollektiv der KORA Studie Augsburg die Inanspruchnahme von Gesundheitsleistungen. Die daraus resultierenden Kosten lagen für die Gruppe der Übergewichtigen 2 % niedriger gegenüber denen der Normalgewichtigen, bei einer Adipositas Grad 1 um 27,4 % und bei Adipositas Grad 2 und 3 (BMI ≥ 35 kg/m^2) um 203,5 % (€ 2.572,19 vs. € 847,60) höher (von Lengerke et al., 2006). In einer weitergehenden Analyse der KORA-Daten konnte nachgewiesen werden, dass die Exzesskosten in der Subgruppe mit höherem sozioökomischen Status höher waren als in der Gruppe mit niedrigerem sozioökomischen Status (von Lengerke et al., 2010).

Das WINEG (Wissenschaftliches Institut der TK für Nutzen und Effizienz im Gesundheitswesen) hat in einer Modellierung einer TK-Versichertenstichprobe für Normalgewichtige durchschnittliche Leistungsausgaben von 545,20 € pro Quartal ermittelt. Adipöse mit einem BMI 30 bis ≤ 35 kg/m^2 weisen um 316,56 € (+58,1 %) höhere Kosten auf. Bei einem BMI 35 bis ≤ 40 kg/m^2 betragen die Excesskosten zusätzlich 295,58 € (+54,2 %) und bei BMI ≥ 40 kg/m^2 liegen die Kosten um 449,92 € (+82,5 %) über denen der Normalgewichtigen (Effertz et al., 2013).

Das WINEG ermittelte im Rahmen eines Modells auf Basis eines Life-Cycle-Ansatzes für Adipositas-Patienten deutlich höhere Kosten: Patienten mit BMI 30-35 kg/m^2 verursachen bis zum Lebensende etwa 172.804 € höhere Gesundheitsausgaben gegenüber Nicht-Adipösen, solche mit BMI 35-40 kg/m^2 etwa 158.133 € und BMI ≥ 40 kg/m^2 ca. 219.576 €. Das WINEG berechnete, dass ein mit 20 Jahren adipöser junger Mensch, der zeit seines Lebens adipös bleibt, einem Gegenwartswert von zusätzlich ca. 43.653 € (bei einem Diskontierungssatz[6] von 2 %) entspricht.

Tab. 6 Exzesskostenvergleiche von Pro-Kopf-Ausgaben bei Übergewicht und Adipositas. In Klammern Kostendifferenz zu Normalgewichtigen in %

Autor	Land/ Währung/ Datenjahr	Normal-gewicht	Über-gewicht	Adipositas Grad 1 bis 3		
				BMI 30 - ≤35	BMI 35 - ≤40	BMI ≥40
Arterburn et al., 2005	USA/ USD/ 2000	2.424	2.664 (+9,9 %)	2.984 (+23,1 %)	3.511 (44,8 %)	4.399 (81,5 %)
von Lengerke et al., 2006	Deutschland/ EUR/ 2000	847,60	830,59 (-2,0 %)	1080,14 (+27,4 %)	2572,19 (+203,5 %)	
Effertz et al., 2013	Deutschland/ EUR/ 2012	2.180,80		3451,04 (+58,1 %)	3.363,12 (+54,2 %)	3.980,48 (+82,5 %)

[6] Der Diskontsatz, der auch als Diskontrate bezeichnet wird, beschreibt den inflationsbereinigten Zinssatz. Diskontierung ist ein wesentlicher Bestandteil in gesundheitsökonomischen Analysen, um Kosten und Nutzen medizinischer Interventionen über einen längeren Zeitraum miteinander vergleichen zu können. Hauptprinzip ist, dass Kosten und Nutzen zu einem früheren Zeitpunkt stärker gewertet werden als die, die zu einem späteren Zeitpunkt auftreten. Diskontierung ist somit als Gegenteil der Verzinsung zu verstehen, d.h. Kosten und Nutzen zu einem späteren Zeitpunkt werden abgezinst (Brunner & Stollenwerk, 2006).

Aggregiert ermittelten die Autoren Exzesskosten im Gesundheitswesen von mindestens 20,26 Mrd. € pro Jahr, wobei sie lediglich von einer Prävalenz von ca. 16. Mio. adipösen Personen ausgingen. Legt man die Prävalenzraten der DEGS I Studie (Mensink et al., 2013) zugrunde, ergäben sich Exzesskosten in Höhe von 20,84 Mrd. pro Jahr. Damit übersteigen die Kosten der Adipositas andere z.T. verhaltensbedingter Krankheiten wie Alkohol (ca. 10 Mrd. € p.a.) und Tabak (ca. 8 Mrd. € p.a.) deutlich. Nicht berücksichtigt wurden in diesen Berechnungen indirekte Kosten, die durch geringere Produktivität, Krankenstand, Arbeitsunfähigkeit, Arbeitslosigkeit aufgrund von Stigmatisierung und vorzeitigem Tod entstehen. Einen Überblick geben hierzu Lehnert et al. (2013).

Tab. 7 Berechnung der Gesamtkosten auf Basis der Exzesskosten nach Effertz gewichtet mit der Adipositasprävalenz der DEGS I Erhebung

BMI (kg/m²)	30,0 - 34,9	35,0 - 39,9	> 40,0
Prävalenz (DEGS I)	17,0 %	4,6 %	2,0 %
Bevölkerungsanteil 2012 (≥18 Jahre)	11.609.209	3.124.868	1.383.205
Exzesskosten per Quartal /Kopf	316,56 €	295,58 €	449,90 €
Exzesskosten p.a. /Kopf	1.266,24 €	1.182,32 €	1.799,60 €
Exzesskosten gesamt BMI Klasse p.a.	14.700.044.362 €	3.694.593.449 €	2.489.216.100 €
Exesskosten Deutschland			20.883.853.911 €

Top-down Berechnungen ermitteln dagegen die jährlichen bevölkerungsbezogenen Gesamtkosten anhand des bevölkerungsbezogenen, beizumessenden Anteils der Kosten einer Krankheit (population attributable fractions [PAF]). Beim PAF-Ansatz werden Daten zur Adipositasprävalenz mit dem relativen Risiko, bestimmte Folgeerkrankungen auszubilden, kombiniert. Die Ergebnisse können stark davon beeinflusst werden, welche Folgeerkrankungen in die Modellierung einbezogen werden, wie hoch das relative Risiko für eine Folgeerkrankung eingeschätzt wird und welche Kosten für die jeweilige Krankheit angesetzt werden.

Konnopka et al. (2011) ermittelten in einem PAF-Modell direkte Exesskosten von € 4,854 Mrd. und indirekte Exzesskosten von 5,019 Mrd. Euro. Bezogen auf das Datenjahr 2002 entsprächen die direkten Kosten 2,1 % der gesamten deutschen Gesundheitsausgaben.

Knoll und Hauner (2008) ermittelten mit einer Top-down Berechnung die Gesamtkosten der Adipositas (BMI ≥ 30 kg/m²) in zwei Diskontierungsversionen mit 13,066 Mrd. Euro (4 % Diskontsatz) bzw. 12,754 Mrd. Euro (6 % Diskontsatz). Dabei entfielen in beiden Diskontierungsversionen mit 86,6 % bzw. 88,3 % die größten Anteile der gesamten Kosten auf die 11 im Rahmen einer PAF-Bewertung einbezeogenen Folge-

und Begleiterkrankungen der Adipositas. Die direkten Kosten der Adipositas selbst spielen im Zuge der direkten Kosten mit gerade einmal 0,66 % bzw. 0,67 % der Gesamtkosten eine untergeordnete Rolle (Knoll & Hauner, 2010).

Die besondere Rolle der Adipositas hat auch das Bundesversicherungsamt in seinen Berechnungen zum Morbiditätsorientierten Risikostrukturausgleich (Morbi-RSA) berücksichtigt. Im Jahr 2013 wurde die Adipositas mit Krankheitsbezug (BMI ≥ 35 kg/m^2) als eine der 106 Morbiditätsgruppen in den Morbi-RSA aufgenommen, für die die Krankenkassen krankheitsspezifische Morbiditätszuschläge aus dem Gesundheitsfonds erhalten.

Schon heute ist die Adipositas Schrittmacher für viele gesundheitsrelevante und kostenträchtige Erkrankungen. Mit zunehmender Prävalenz insbesondere der BMI-Klasse ≥ 40 kg/m^2 werden nicht nur die direkten, sondern auch die indirekten Kosten stark ansteigen, da diese Patientengruppe besonders stark vom Produktivitätsverlust und dem Verlust an Lebensjahren betroffen ist. Investitionen in Präventionsmaßnahmen auf allen Ebenen können den weiteren Prävalenzanstieg eindämmen. Die Verschiebung innerhalb der Adipositasklassen hin zur extremen morbiden Adipositas kann aber nur durch eine Erhöhung der Leistungsaugaben für kosteneffektive, stadiengerechte Adipositastherapien selbst gebremst werden.

Nur dann können Szenarien, wie sie bereits für die USA und Großbritannien entwickelt wurden, vielleicht für Deutschland vermieden werden.

Finkelstein et al. ermittelten, dass die direkten medizinischen Kosten der Adipostias im Zeitraum 1998 bis 2008 von 78.5 Mrd. auf 147 Mrd. US-Dollar angestiegen sind und sich damit fast verdoppelt haben (Finkelstein et al. 2009).

Wang et al. prognostizierten für die USA und UK bei fortschreitender Prävalenz der Adipositas für das Jahr 2030 zusätzliche Kosten für die Behandlung Adipositas assoziierter Begleiterkrankungen von $ 48 bis 66 Mrd./Jahr in den USA und £ 1,9 bis 2 Mrd. für Großbritannien (Wang et al., 2011).

Für die Volkswirtschaften der Europäischen Union bezeichnen Müller-Riemenschneider et al. (2008) die Folgen von Übergewicht und Adipositas als „significant economic burden".

Literatur

1983 metropolitan height and weight tables. Stat Bull Metrop Life Found 1983; 64 (1): 3–9

Aills L, Blankenship J, Buffington C, Furtade M, Parratott J. Allied Health Nutritional Guidelines for the Surgical Weight Loss Patient. American Society for Metabolic and Bariatric Surgery. Surg Obes Relat Dis 2008; 4: 73–108

Andreyeva T, Puhl RM, Brownell KD. Changes in perceived weight discrimination among Americans, 1995-1996 through 2004-2006. Obesity (Silver Spring) 2008 May; 16(5): 1129–34. doi: 10.1038/oby.2008.35. Epub 2008 Feb 28.

Arterburn DE, Maciejewski MI, Tsevat J: Impact of morbid obesity on medical expenditures in adults. Int J Obes 2005; 29(3): 334–339

Asbee SM, Jenkins TR, Butler JR, White J, Elliot M, Rutledge A. Preventing excessive weight gain during pregnancy through dietary and lifestyle counseling: a randomized controlled trial. Obstet Gynecol 2009; 113: 305–312

Baltasar A, Deitel M, Greenstein RJ. Weight loss reporting. Obes Surg 2008; 18 (6): 761-162

Beechy L, Galpern J, Petrone A, Das SK. Assessment tools in obesity - psychological measures, diet, activity, and body composition. Physiology & Behavior 2012; 107 (1): 154–171

Beuther DA, Sutherland ER. Overweight, obesity, and incident asthma. A meta-analysis o prospective epidemiologic studies. Am J Respir Crit Care Med 2007; 175: 661–666

Biesalski HK, Bischoff SC, Puchstein C. Ernährungsmedizin. Georg Thieme Verlag KG, Stuttgart; 2010

Biesalski HK, Grimm P. Taschenatlas Ernährung. Georg Thieme Verlag KG, Stuttgart; 2007

Bischoff SC, Betz C. Übergewicht im Erwachsenenalter. In: Biesalski HK, Bischoff SC, Puchstein C Hrsg. Ernährungsmedizin. Stuttgart: Thieme; 2010: 405–430

Bramlage P, Pittrow D, Wittchen HU. Hypertension in overweight and obese primary care patients is highly prevalent and poorly controlled. Am J Hypertens 2004; 17: 904–910

Bray GA. What is the ideal body weight? J Nutr Biochem 1998; 9: 489–492

Brunner H & Stollenwerk B. Standard-Methoden der gesundheitsökonomischen Bewertung. In Lauterbach K, Stock S & Brunner H, Hrsg. Gesundheitsökonomie. Bern: Huber; 2006: 286–288

Burkhauser RV, Cawley J. Beyond BMI: the value of more accurate measures of fatness and obesity in social science research. J Health Econ 2008; 27 (2): 519–529

CAADIP. Deutsche Gesellschaft für Allgemein- und Viszeralchirurgie – Chirurgische Arbeitsgemeinschaft für Adipositastherapie, Deutsche Adipositas-Gesellschaft, Deutsche Gesellschaft für Psychosomatische Medizin und Psychotherapie, Deutsche Gesellschaft für Ernährungsmedizin. S3-Leitlinie „Chirurgie der Adipositas"; 2010

Campbell KH, O`Hare AM. Kidney disease in the elderly: update on recent literature. Curr Opin Nephrol Hypertens 2008; 17: 298–303

Colditz GA, Willett WC, Stampfer MJ, Manson JE, Hennekens CH, Arky RA, Speizerm FE. Weight as a risk factor for clinical diabetes in women. Am J Epidemiol 1990; 132: 501–513

Crowell MD, Cheskin LJ, Musial F. Prevalence of gastrointestinal symptoms in obese and normal weight binge eaters. Am J Gastroenterol 1994; 89: 387–391

Das SK, Roberts SB, Kehayias JJ, Wang J, Hsu LK, Shikora SA, Saltzman E, McCrory MA. Body composition assessment in extreme obesity and after massive weight loss induced by gastric bypass surgery. Am J Physiol Endocrinol Metab 2003; 284 (6): E1080–81088

Das SK. Body composition measurement in severe obesity. Curr Opin Clin Nutr Metab Care 2005; 8 (6): 602–660

Deitel M, Greenstein RJ. Recommendations for reporting weight loss. Obes Surg 2003; 13(2): 159–160

DeJong W. Obesity as a characterological stigma: the issue of responsibility and judgments of task performance. Psychol Rep 1993; 73(3 Pt 1): 963–970

Delahanty LM. An expanded role for dietitians in maximising retention in nutrition and lifestyle intervention trials: implications for clinical practice. J Hum Nutr Diet 2010a; 23: 336–343

Delahanty LM. Research charting a course for evidence-based clinical dietetic practice in diabetes. J Hum Nutr Diet 2010b; 23: 360–370

Deutsche Adipositas-Gesellschaft. Interdisziplinäre Leitlinie der Qualität S3 zur „Prävention und Therapie der Adipositas"; 2014

Dixon JB, McPhail T, O'Brien PE Minimal reporting requirements for weight loss: current methods not ideal. Obes Surg 2005; 15 (7): 1034–1039

Dumon KR, Murayama KM. Bariatric surgery outcomes. Surg Clin North Am 2011; 91(6):1313–1338, x. doi: 10.1016/j.suc.2011.08.014

Duren DL, Sherwood RJ, Czerwinski SA, Lee M, Choh AC, Siervogel RM, Cameron Chumlea W. Body composition methods: comparisons and interpretation. J Diabetes Sci Technol 2008; 2 (6): 1139–46

EFAD. Diätetik in Europa: Kompetenzanforderungen und ihre jeweiligen Leistungsindikatoren. European Federation of Associations of Dietitians; 2009

Effertz T, Linder R, Verheyen F. Die ökonomischen Kosten von Adipositas in Deutschland. 8. Jahrestagung der Deutschen Gesellschaft für Epidemiologie (DGepi) Universität Leipzig, 24.- 27. September 2013

Ehrmann DA. Polycystic ovary syndrome. N Engl J Med 2005; 352: 1223–1236

Ellis KJ. Human body composition: in vivo methods. Physiol Rev 2000; 80 (2): 649–80

Elmadfa I. Ernährungslehre. Verlag Eugen Ulmer GmbH & Co, Stuttgart; 2004.

Eslick GD. Gastrointestinal symptoms and obesity: a meta-analysis. Obes Rev 2012; 13: 469–479

Fang J, Wylie-Rosett J, Cohen HW, Kaplan RC, Alderman MH. Exercise, body mass index, aloic inake, and cardiovascular mortality. Am J Prev Med 2003; 25: 283–289

Finkelstein EA, Trogdon JG, Cohen JW et al. Annual medical spending attributable to obesity: payer-and service-specific estimates. Health Affairs (2009); 28(5): w822–31

Frankenfield DC, Rowe WA, Cooney RN, Smith JS, Becker D. Limits of body mass index to detect obesity and predict body composition. Nutrition 2001; 17 (1): 26–30

Freedhoff Y, Sharam AM, Hrsg. Best Weight – ein Leitfaden für das Adipositas-Management. Aus dem Engl. übers. und bearb. von Hellbardt M, Schilling-Maßmann B, Haberl P. Lengerich, Berlin, Bremen, Miami, Riga, Viernheim, Wien, Zagreb: Pabst; 2012

Gillies CL, Abrams KR, Lambert PC, Cooper NJ, Sutton AJ, Hsu RT et al. Pharmacological and lifestyle interventions to prevent or delay type 2 diabetes in people with impaired glucose tolerance: systematic review and meta-analysis. BMJ 2007; 334: 299

Gößwald A, Schienkiewitz A, Nowossadeck E, Busch MA. Prävalenz von Herzinfarkt und koronarer Herkrankheit bei Ewachsenen im Alter von 40 bis 79 Jahren in Deutschland. Ergebnisse der Studie zur Gesundheit Erwachsener in Deutschland (DEGS1). Bundesgesundheitsbl 2013; 56: 650–655

Gray DS, Bray GA, Bauer M, Kaplan K, Gemayel N, Wood R, Greenway F, Kirk S. Skinfold thickness measurements in obese subjects. Am J Clin Nutr 1990; 51 (4): 571–7

Haas V, Engeli S, Hofmann T, Riedl A, Haufe S, Kast P, Wiesner S, Bohnke J, Jordan J, Boschmann M. Variations in truncal body circumferences affect fat mass quantification with bioimpedance analysis. Eur J Clin Nutr 2012; 66 (2): 196–200

Hall JE, Da Silva AA, Do Carmo JM, Dubinion J, Hamza S, Munusamy S, Smith G, Stec DE. Obesity-induced hypertension: role of sympathetic nervous system, leptin and melanocortins. J Biol Chem 2010; 285: 17271–17276

Hall ME, Do Carmo JM, Da Silva AA, Juncos LA, Wang Z, Hall JE. Obesity, hypertension, and chronic kidney disease. Int J Nephrol Renovasc Dis 2014; 18: 75–88

Harris JA, Benedict FG. A Biometric Study of Human Basal Metabolism. Proceedings of the National Academy of Sciences of the United States of America 1918; 4 (12): 370–3

Hartmann-Boyce J, Johns DJ, Jebb SA, Aveyard P. On behalf of the Behavioural Weight Management Review Group. Effect of behavioural techniques and delivery mode on effectiveness of weight management: systematic review, meta-analysis and meta-regression. Obes Rev 2014; 1–12

Hauner et al. Qualitätskriterien für ambulante Adipositasprogramme. Eine gemeinsame Initiative der Deutschen Adipositas-Gesellschaft, Deutschen Akademie für Ernährungsmedizin, Deutschen Gesellschaft für Ernährung, Deutschen Gesellschaft für Ernährungsmedizin. Adipositas 2000; 10(19): 5–8

Hauner H. Adipositas und Metabolisches Syndrom. In: Wirth A, Hauner H, Hrsg. Das Metabolische Syndrom München: Urban & Vogel; 2007: 81–82

Hauner H. Definition und Klassifikation der Adipositas. In: Wirth A, Hauner H, Hrsg. Adipositas. Berlin Heidelberg: Springer; 2013: 2–4

Heidemann C, Du Y, Schubert I, Rathmann W, Scheidt-Nave C. Prävalenz und zeitliche Entwicklung des bekannten Diabetes mellitus. Ergebnisse einer Studie zur Gesundheit Erwachsener in Deutschland (DEGS1). Bundesgesundheitsbl 2013; 56: 668–677

Helmert U, Strube H. Die Entwicklung der Adipositas in Deutschland im Zeitraum von 1985 bis 2002. Gesundheitswesen 2004; 66: 409–415

Hilbert A, Ried J. Obesity in print: an analysis of daily newspapers. Obes Facts 2009; 2(1): 46–51. doi: 10.1159/000195697. Epub 2009 Feb 9.

Hu FB. Obesity Epidemiology. Oxford University Press, New York; 2008.

Kahn SE, Hull RL, Utzschneider KM. Mechanisms linking obesity to insulin resistance and type 2 diabetes. Nature 2006; 444: 840–846

Klop B, Elte JWF, Cabezas MC. Dyslipidemia in obesity: Mechanisms and potential targets. Nutrients 2013; 5: 1218–1240

Knoll KP, Hauner H: Kosten der Adipositas in der Bundesrepublik Deutschland – Eine aktuelle Krankheitskostenstudie. Adipositas 2008; 4(2): 204–210

Knoll KP, Kosten der Adipositas in der Bundesrepublik Deutschland, Dissertation, München 2010

Knowler WC, Fowler SE, Hamman RF, Christophi CA, Hoffman HJ, Brenneman AT, Brown-Friday JO, Goldberg R, Venditti E, Nathan DM. 10-year follow-up of diabetes incidence and weight loss in the Diabetes Prevention Program Outcomes Study. Lancet 2009; 374: 1677–1686

Konnopka A, Bödemann M, König HH: Health burden and costs of obesity and overweight in Germany. Eur J Health Econ (2011); 12: 345–352

Kuk, J. L., Ardern, C. I., Church, T. S. et al. (2011). Edmonton Obesity Staging System: association with weight history and mortality risk. Appl Physiol Nutr Metab, 36: 570-576

Kulick D, Hark L, Deen D. The bariatric surgery patient: a growing role for registered dietitians. J Am Diet Assoc 2010; 110, 593–599

Kuntz B, Lampert T. Sozioökonomische Faktoren und Verbreitung von Adipositas. Dtsch Arztebl Int 2010; 107(30): 517–522

Kyle UG, Bosaeus I, De Lorenzo AD, Deurenberg P, Elia M, Gomez JM, Heitmann BL, Kent-Smith L, Melchior JC, Pirlich M, Scharfetter H, Schols AM, Pichard C. Bioelectrical impedance analysis--part I: review of principles and methods. Clin Nutr 2004a; 23 (5): 1226–43

Kyle UG, Bosaeus I, De Lorenzo AD, Deurenberg P, Elia M, Manuel Gomez J, Lilienthal Heitmann B, Kent-Smith L, Melchior JC, Pirlich M, Scharfetter H, Schols AM, Pichard C. Bioelectrical impedance analysis-part II: utilization in clinical practice. Clin Nutr 2004b; 23 (6): 1430–53

Lang F, Lang P, Hrsg. Basiswissen Physiologie. Heidelberg: Springer Medizin Verlag, 2007

Latner JD, Ebneter DS, O'Brien KS. Residual obesity stigma: an experimental investigation of bias against obese and lean targets differing in weight-loss history. Obesity (Silver Spring) 2012; 20(10): 2035–8. doi: 10.1038/oby.2012.55. Epub 2012 Mar 7.

Lean MEJ, Han TS, Morrison CE. Waist circumference as a measure for indicating need for weight management. BMJ 1995; 311: 158–161

Lehnert T, Sonntag D, Konnopka A, Riedel-Heller S, König HH. Economic costs of overweight and obesity. Best Pract Res Clin Endocrinol Metab 2013; 27(2): 105–15

Lenz M, Richter T, Mühlhauser I. Morbidität und Mortalität bei Übergewicht und Adipositas im Erwachsenenalter. Dtsch Arztebl 2009; 106: 641–648

Li R, Zhang P, Barker LE, Chowdhury FM, Zhang X. Cost-effectiveness of interventions to prevent and control diabetes mellitus: a systematic review. Diabetes Care 2010; 33: 1872–1894

Lichtenstein AH. Diet, heart disease, and the role of the registered dietitian. J Am Diet Assoc 2007; 107: 205–208

Lim SS, Norman RJ, Davies MJ, Moran LJ. The effect of obesity on polycystic ovary syndrome: a systematic review and meta-analysis. Obes Rev 2013; 14: 95–109

Link BG, Phelan JC. Conceptualizing Stigma. Annu Rev Sociol 2001; 27: 363

Littleton SW. Impact of obesity on respiratory function. Respirology 2012; 17: 43–49

Low S, Chin MC, Ma S, Heng D, Deurenberg-Yap M. Rationale for redefining obesity in Asians. Ann Acad Med Singapore 2009; 38: 66–69

Lytsy P, Ingelsson E, Lind L, Ärnlöv J, Sundström J. Interplay of overweight and insulin resistance on hypertension development. J Hypertens 2014; 32: 834–839

Martins C, Strømmen M, Stavne OA, Nossum R, Mårvik R, Kulseng B. Bariatric Surgery versus Lifestyle Interventions for Morbid Obesity-Changes in Body Weight, Risk Factors and Comorbidities at 1 Year. Obes Surg 2010; 21(7): 841–849

Mauro M, Taylor V, Wharton S, Sharma, AM. Barrieres to obesity treatment. Eur J Intern Med 2008; 19: 173–180

Mensink GBM, Schienkiewitz A et al. Übergewicht und Adipositas in Deutschland. Ergebnisse der Studie zur Gesundheit Erwachsener in Deutschland (DEGS1). Bundesgesundheitsblatt Gesundheitsforschung Gesundheitsschutz 2013; 56(5-6): 786–794

Mensink GBM, Schienkiewitz A, Haftenberger M, Lampert T, Ziese T, Scheidt-Nave C. Übergewicht und Adipositas in Deutschland. Bundesgesundheitsbl 2013; 56: 786–794

Molenaar EA, van Ameijden EJC, Vergouwe Y, Grobbee DE, Numans ME. Effect of nutritional counselling and nutritional plus exercise counselling in overweight adults: a randomized trial in multidisciplinary primary care practice. Fam Pract 2010; 27: 143–150

Muller MJ, Bosy-Westphal A, Klaus S, Kreymann G, Luhrmann PM, Neuhauser-Berthold M, Noack R, Pirke KM, Platte P, Selberg O, Steiniger J. World Health Organization equations have shortcomings for predicting resting energy expenditure in persons from a modern, affluent population: generation of a new reference standard from a retrospective analysis of a German database of resting energy expenditure. The Am J Clin Nutr 2004; 80 (5): 1379–90

Müller-Riemenschneider F, Reinhold T, Berghöfer A, Willich SN. Health-economic burden of obesity in Europe. Eur J Epidemiol 2008; 23(8): 499–509

Neuhauser H, Thamm M, Ellert U. Blutdruck in Deutschland 2008-2011. Ergebnisse der Studie zur Gesundhei Erwachsener in Deutschland (DEGS1). Bundesgesundheitsbl 2013; 56: 795–801

Nguyen NT, Magno CP, Lane KT, Hinojosa MW, Lane JS. Association of hypertension, diabetes, dyslipidemia, and metabolic syndrome with obesity: Findings from the National Health and Nutrition Examination Survey, 1999 to 2004. J Am Coll Surg 2008; 207: 928–934

Nicoletti CF, Camelo JS, Dos Santo E, Marchini JS, Salgado W, Nonino CB. Bioelectrical impedance vector analysis in obese women before and after bariatric surgery: Changes in body composition. Nutrition 2014; 30 (5): 569–74

O'Donnell DE, Ciavaglia CE, Neder JA. When obesity and chronisch obstructive pulmonary disease collide: Physiological and clinical consequences. Ann Am Thorac Soc 2014 (Epub ahead of print)

Padwal RS, Pajewski NM, Allison DB et al. Using the Edmonton obesity staging system to predict mortality in a population-representative cohort of people with overweight and obesity. CMAJ 2011; 183(14): E1059–E1066

Pott G. Hrsg. Metabolisches Syndrom. Stuttgart: Schattauer; 2000

Prentice AM., Jebb SA. Beyond body mass index. Obesity reviews : an official journal of the International Association for the Study of Obesity 2001; 2 (3): 141–7

Puhl RM, Heuer CA. Obesity stigma: important considerations for public health. Am J Public Health 2010; 100(6): 1019–1028. doi: 10.2105/AJPH.2009.159491

Puhl RM, Heuer CA. The stigma of obesity: a review and update. Obesity (Silver Spring) 2009; 17(5): 941–64. doi: 10.1038/oby.2008.636

Robert Koch-Institut und die Gesellschaft der epidemiologischen Krebsregister in Deutschland e.V. Krebs in Deutschland 2009/2010. Berlin: RKI; 2013

Robert Koch-Institut. Daten und Fakten: Ergebnisse der Studie Gesundheit in Deutschland aktuell 2010. Beiträge zur Gesundheitsberichterstattung des Bundes. Berlin: RKI; 2012

Sabharwal S, Root MZ. Impact of obesity on orthopaedics. J Bone Joint Surg Am 2012; 94:1045–1052

Santonicola A, Angrisani L, Ciacci C, Iovino P. Prevalence of functional gastrointestinal disorders according to Rome III Criteria in Italian morbidly obese patients. ScientificWorldJournal 2013; doi: 10.1155/2013/532503

Scheidt-Nuave C, Du Y, Knopf H, Schienkiewitz A, Ziese T, Nowossadeck E, Gößwald A, Busch MA. Verbreitung von Fettstoffwechselstörungen bei Erwachsenen in Deutschland. Ergebnisse der Studie zur Gesundheit Erwachsener (DEGS1). Bundesgesundheitsbl 2013; 56: 661–667

Schek A, Hrsg. Ernährungslehre kompakt. Sulzbach im Taunus: Umschau Zeitschrifenverlag GmbH, 2009

Schöfl C, Schill T, Geisthövel F, Brabant G. Polyzystisches Ovarialsyndrom und Insulinresistenz. Dtsch Arztebl 2004; 101: A346–A351

Shah B, Sucher K, Hollenbeck CB. Comparison of ideal body weight equations and published height-weight tables with body mass index tables for healthy adults in the United States. Nutrition in clinical practice:

official publication of the American Society for Parenteral and Enteral Nutrition 2006; 21 (3): 312–9

Sharma AM, Karmali S, Birch DW. Reporting weight loss: is simple better? Obesity (Silver Spring) 2010; 18 (2): 219

Sharma AM, Kushner RF. A proposed clinical staging system for obesity. Int J Obes 2009; 33(3): 289–295

Sharma AM, Kushner RF. A proposed clinical staging system for obesity. Int J Obes 2009; 33(3): 289–295

Sharma AM, Padwal R. Obesity is a sign - over-eating is a symptom: an aetiological framework for the assessment and management of obesity. Obes Rev 2010; 11: 362–370

Sharma AM. M, M, M & M: a mnemonic for assessing obesity. Obes Rev 2010; (11)11: 808–809

Sikorski C, Luppa M, Dame K, Brähler E, Schütz T, Shang E, König HH, Riedel-Heller SG. Attitudes towards Bariatric Surgery in the General Public. Obes Surg 2013, 23(3): 338–345

Sikorski C, Luppa M, Kaiser M, Glaesmer H, Schomerus G, König HH, Riedel-Heller SG. The stigma of obesity in the general public and its implications for public health - a systematic review. BMC Public Health 2011; 11: 661

Sise A, Friedenberg FK. A comprehensive review of gastroesophageal reflux disease and obesity. Obes Rev 2008; 9: 194–203

Sittig DT, Friedel H, Wasern J. Prevalence and treatment costs of type 2 diabetes in Germany and the effects of social and demographical differences. Eur J Health Econ 2014; Epub ahead of print

Snyder-Marlow G, Taylor D, Lenhard MJ. Nutrition care for patients undergoing laparoscopic sleeve gastrectomy for weight loss. J Am Diet Assoc 2010; 110: 600–607

Solati M, Ghanbarian A, Rahmani M, Sarbazi N, Allahverdian S, Azizi F. Cardiovascular risk factors in males with hypertriglycemic waist (Tehran Lipid and Glucose Study). Int J Obes Relat Metab Disord 2004; 28 (5): 706–9

Sorkin JD., Muller DC, Andres R. Longitudinal change in height of men and women: implications for interpretation of the body mass index: the Baltimore Longitudinal Study of Aging. Am J Epidemiol 1999; 150 (9): 969–77

Stelfox HT, Ahmed SB, Ribeiro RA, Gettings EM, Pomerantsev E, Schmidt U. Hemodynamic monitoring in obese patients: The impact of body ass index on cardiac output and stroke volume. Crit Care Med 2006; 34: 1243–1246

Stroh C, Birk D, Flade-Kuthe R, Frenken M, Herbig B, Hohne S et al. A nationwide survey on bariatric surgery in Germany--results 2005-2007. Obes Surg 2009;19: 105–112

Toivanen A T, Heliövaara M, Impivaara O, Aroskoski JPA, Knekt P, Lauren H, Kröger H. Obesity, physically demanding work and traumativ knee injury are major risk factors for knee osteoarthritis – a population-based study with a follow-up of 22 years. Rheumatology 2010; 49: 308–314

van de Laar A, de Caluwe L, Dillemans B. Relative outcome measures for bariatric surgery. Evidence against excess weight loss and excess body mass index loss from a series of laparoscopic Roux-en-Y gastric bypass patients. Obes Surg 2011; 21(6): 763–7

Vartanian LR, Fardouly J. The stigma of obesity surgery: negative evaluations based on weight loss history. Obes Surg 2013; 23(10): 1545–1550. doi: 10.1007/s11695-013-0918-y

Vaupel P. Funktionen des Magen-Darm-Traktes. In Schmidt RF, Lang F, Heckmann M, Hrsg. Physiologie des Menschen. Heidelberg: Springer Medizin Verlag, 2010: 792–833

von Lengerke T, John J, Mielck A, KORA Study Group. Excess direct medical costs of severe obesity by socioeconomic status in German adults. Psychosoc Med 2010; Apr 20; 7:Doc01

von Lengerke T, Reitmeir P, John J: Direct medical costs of (severe) obesity: a bottom-up assessment of over- vs. normalweight adults in the KORA-study region (Augsburg, Germany). Gesundheitswesen 2006; 68, 110–115

Wang YC. Health and economic burden of the projected obesity trends in the USA and the UK. Lancet 2011; 378: 815–825

Wechsler JG. Adipositas, Ursachen und Therapie. Blackwell Verlag GmbH, Berlin; 2003

Weiner B, Perry RP, Magnusson J. An attributional analysis of reactions to stigmas. J Pers Soc Psychol 1988; 55: 738–748

Weltgesundheitsorganisation. Expert consultation. Appropriate body-mass index for Asian populations and its implications for policy and intervention strategies. Lancet 2004; 363: 157–163

Weltgesundheitsorganisation. Obesity: Preventing and managing the global epidemic. Genf: WHO Technical Report Series 894; 2000

Welty FK, Nasca MM, Lew NS, Gregoire S, Ruan Y. Effect of onsite dietitian counseling on weight loss and lipid levels in an outpatient physician office. Am J Cardiol 2007; 100: 73–75

Wenzel H. Definition, Klassifikation und Messung der Adipositas. In: Wechsler JG, Hrsg. Adipositas. Berlin, Wien: Blackwell; 2003: 47–63

WHO (World Health Organization). Energy and protein requirements. Report of a joint FAO/WHO/UNU Expert Consultation. World Health Organization technical report series 1985; 724 1–206

WHO (World Health Organization). Obesity: preventing and managing the global epidemic. Report of a WHO consultation. World Health Organization technical report series 2000; 894 i-xii, 1–253

Wirth A. (2003). Ätiologie der Adipositas: Weshalb werden Menschen dick? In: Wirth A, Hrsg. Adipositas-Fibel. Berlin, Heidelberg, New York: Springer; 2003: 29–34

World Cancer Research Fund / American Institute for Cancer Research (2010) Continuous Update Project Report. Food, Nutrition, Physical Activity, and the Prevention of Breast Cancer. Verfügbar unter: http://www.dietandcancerreport.org

World Cancer Research Fund / American Institute for Cancer Research. Continuous Update Project Report. Food, Nutrition, Physical Activity, and the Prevention of Colorectal Cancer; 2012. Verfügbar unter: http://www.dietandcancerreport.org

World Cancer Research Fund / American Institute for Cancer Research. Continuous Update Project Report. Food, Nutrition, Physical Activity, and the Prevention of Pancreatic Cancer; 2014. Verfügbar unter: http://www.dietandcancerreport.org

World Cancer Research Fund / American Institute for Cancer Research. Continuous Update Project Report. Food, Nutrition, Physical Activity, and the Prevention of Endometrial Cancer; 2013. Verfügbar unter: http://www.dietandcancerreport.org

World Cancer Research Fund / American Institute for Cancer Research. Continuous Update Project Report. Food, Nutrition, Physical Activity, and the Prevention of Ovarian Cancer; 2014. Verfügbar unter: http://www.dietandcancerreport.org/cup/cup_resources.php

World Cancer Research Fund/American Institute for Cancer Research. Food, Nutrition, Physical Activity, and the Prevention of Cancer: a Global Perspective. Washington DC: AICR; 2007a: 275–276

World Cancer Research Fund/American Institute for Cancer Research. Food, Nutrition, Physical Activity, and the Prevention of Cancer: a Global Perspective. Washington DC: AICR; 2007b: 310–312

II CHIRURGISCHE THERAPIE DER ADIPOSITAS

Entwicklung der bariatrischen Chirurgie – ein historischer Abriss
Mario Hellbardt

Stand der bariatrischen/metabolischen Chirurgie in Deutschland
Oliver Martini

Gesundheitsökonomische Aspekte der bariatrischen Chirurgie
Oliver Martini

Langzeitergebnisse von adipositaschirurgischen Eingriffen
Klaus Winckler

Patientensicht im Hinblick auf bariatrische Eingriffe
Mario Hellbardt

Indikationen, Kontraindikationen und Wahl des Verfahrens
Mario Hellbardt

Bariatrische Chirurgie als Bestandteil des Leistungskatalogs der Gesetzlichen Krankenkasse – Antragsverfahren und Prüfalgorithmus des MDS
Mario Hellbardt, Oliver Martini

Veränderungen am Gastrointestinaltrakt
Marleen Meeteling-Eeken, Sarah Victoria Schwalm, Mario Hellbardt

Operationsmethoden im Überblick
Arne Dietrich, Mario Hellbardt

Exkurs nicht-operative Verfahren – Endoskopische Adipositastherapie
Albrecht Hoffmeister

Bariatrische Chirurgie im Kindes- und Jugendalter
Wieland Kiess, Elena Sergeyev, Madlen Neef, Melanie Adler, Mandy Geserick, Thomas Kapellen, Antje Körner

Entwicklung der bariatrischen Chirurgie – ein historischer Abriss

Die Entwicklung der chirurgischen Therapie der Adipositas ging von den Beobachtungen der Effekte eines starken Gewichtsverlustes bei Patienten nach Dünndarmresektion aus. Erstmals wurde von Hendriksson 1952 ein jejuno-ilealer Dünndarmbypass in der Adipositastherapie eingesetzt, der bei Umgehung des größten Teils des Dünndarms bei unverändertem Magen eine Malabsorption erzeugte. Neben dem Erfolg dieser Methode traten auch eine Reihe von schweren Komplikationen, wie das schlecht steuerbare Malabsorptionssyndrom mit Folgen für den Elektrolyt-, Eisen- und Vitaminstoffwechsel und das Blind-loop-Syndrom durch bakterielle Besiedlung der ausgeschalteten Dünndarmschlinge, bei den operierten Patienten auf (Kriwanek et al., 2004).

Auf der Basis dieses Verfahrens entwickelten Mason und Ito Anfang der 60er Jahre den Magenbypass. Der Magen wird hierbei im Fundusbereich durchtrennt und direkt mit dem zuvor durchtrennten proximalen Jejunum verbunden, wobei der Gewichtsverlust durch Restriktion und Malabsorption verursacht wird (Kramer, Küper & Königsrainer, 2010). Dadurch konnte die Komplikationsrate in Bezug auf Mortalität und Mangelerscheinungen reduziert werden.

Mit der Einführung der minimal-invasiven Chirurgie gewann der Magenbypass in der durch Wittgrove in den neunziger Jahren entwickelten Form mit einem kleineren Pouch an Bedeutung. Im Vergleich zu den USA setzte sich in Europa zunächst die Anlage des steuerbaren Magenbandes durch. Mittlerweile ist der Magenbypass weltweit als Standardverfahren akzeptiert (CAADIP, 2010). Eine überwiegende Malabsorption, trotz Resektion des distalen Magens, brachte die durch Scopinaro Ende der siebziger Jahre entwickelte biliopankreatische Umleitung bzw. Diversion (BPD). Die Fortentwicklung dieser Methode durch Hess Ende der achtziger Jahre ist die biliopankreatische Diversion mit Duodenalswitch (BPD-DS), bei der die Restriktion eine größere Rolle bekam (ebd.).

Um die Dauer der laparoskopischen BPD-DS bei Hoch-Risikopatienten zu verkürzen, stellten Gagner und Rogula einen Zwei-Schritte-Ansatz vor, worin erst eine Schlauchmagenoperation ausgeführt wurde, der dann später eine Duodeno-Ileostomie und Ileo-Ileostomie folgen (CAADIP, 2010; Rubino et al., 2010). Unerwartet erreichten viele Patienten nach der Schlauchmagenoperation bemerkenswerte Gewichtsreduktionen, sodass diese Operation heutzutage als eigenständiger und von der ASMBS genehmigter Eingriff eine rasante Verbreitung erfährt (ASMBS, 2010; CAADIP, 2010).

Aus diesem kurzen geschichtlichen Abriss lässt sich erkennen, dass sich die Adipositaschirurgie im stetigen Wandel und einer fortlaufenden Weiterentwicklung befindet, auch in Richtung „Metabolische Chirurgie" zur Behandlung des Diabetes mellitus Typ 2 (Laferrère et al., 2010; Rubino et al., 2010).

Stand der bariatrischen/metabolischen Chirurgie in Deutschland

In Deutschland wurden im Jahr 2012 gem. OPS Statistik des Statistischen Bundesamtes insgesamt 7.036 bariatrische Operationen durchgeführt (DeStatis, 2013). Gegenüber dem Vorjahr entspricht dieses einem Wachstum von 14,2 % und gegenüber dem Jahr 2006 einer Verdreifachung der Operationen. Damit ist die bariatrische Chirurgie die am stärksten wachsende Teildisziplin der Allgemein- und Viszeralchirurgie, wenn nicht überhaupt aller chirurgischen Disziplinen. Diese Entwicklung wird von einigen Krankenkassen mit Sorge betrachtet und sie sehen, wie z.B. Pressemeldungen der DAK-Gesundheit, Deutsche Angestellten-Krankenkasse, zeigen, hierin eine Fehlversorgung und Fehlentwicklung, für die sie eine mangelnde Zusammenarbeit nichtchirurgischer Berufsgruppen verantwortlich machen (DAK, 2013).

Näher betrachtet entspricht die im Jahr 2012 durchgeführte Anzahl an Operationen 10,5 Prozeduren pro 100.000 Einwohner ≥ 18 Jahren. Setzt man diese Operationsquote in den internationalen Vergleich, so zeigt sich, dass anscheinend nicht eine Überversorgung, sondern Unterversorgung in Deutschland vorliegt. So wurden beispielsweise im Jahr 2012 in Österreich 37,9, in der Schweiz 51,9, in Frankreich 86,0 und in Schweden 114,8 bariatrische Operationen pro 100.000 Einwohner ≥18 Jahren durchgeführt (eigene Berechnung auf Grundlage nationaler Statistiken).

Die regionale Verteilung (Abb. 7 und 8) ist jedoch sehr unterschiedlich und variiert von 2,2 Eingriffen im Saarland und 30,2 Eingriffen pro 100.000 Erwachsene in Hamburg (eigene Berechnung auf Grundlage DeStatis 2013). Diese Varianz lässt sich weder mit einer unterschiedlichen Prävalenz noch mit einem Unter- bzw. Überangebot an Leistungsanbietern erklären. Ursächlich ist wahrscheinlich vielmehr eine unterschiedliche Begutachtungspraxis seitens der MDKs bzw. Genehmigungspraxis der Krankenkassen vor Ort. In Hamburg und Berlin (26,7 OPs/100.000 Erwachsene) spielt die Metropolfunktion für das Umland sicherlich eine zusätzliche Rolle. Hessen kann durch das Adipositaszentrum Frankfurt-Sachsenhausen auf eine langjährige Erfahrung verweisen, woraus evtl. eine höhere Akzeptanz seitens Zuweiser, Krankenkassen und MDK zu schließen ist.

| Abb. 7 Bariatrische Eingriffe 2012 pro 100.000 Einwohner ≥ 18 Jahren (eigene Berechnungen und Darstellung auf Basis DeStatis 2013)

| Abb. 8 Bariatrische Eingriffe 2012 pro Bundesland (DeStatis 2013, eigene Darstellung)

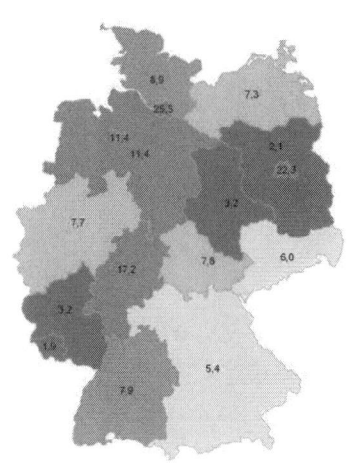

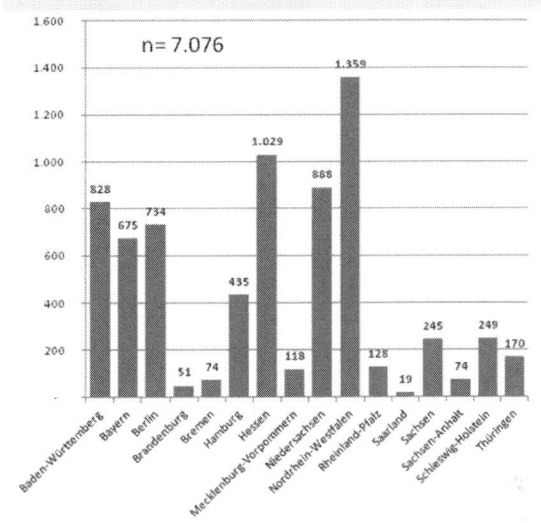

Verteilung nach Verfahren

In den letzten Jahren hat sich eine deutliche Veränderung in der Verfahrenswahl vollzogen (Abb. 10). War im Jahr 2006 die Implantation eines Magenbandes mit 60,4 % das häufigste bariatrische OP-Verfahren, ist dieses vom Magenbypass und der Herstellung eines Schlauchmagens deutlich verdrängt worden. Im Jahr 2012 entfielen 47,6 % auf die Herstellung eines Schlauchmagens und 44,9 % auf den Magenbypass (Abb. 9). Mit einem Anteil von 5,3 % spielt die Implantation eines Magenbandes nur noch eine untergeordnete Rolle. Diese Veränderung kann einerseits auf die klinischen Erfahrungen der Anwender, anderseits auf die verbesserte Evidenzlage zurückgeführt werden, die eine deutlich höhere Effektivität der invasiveren Verfahren insbesondere hinsichtlich der nachhaltigen Verbesserung metabolischer Komorbiditäten belegen.

| Abb. 9 Bariatrische Eingriffe 2012 nach OP-Verfahren (DeStatis 2013, eigene Darstellung)

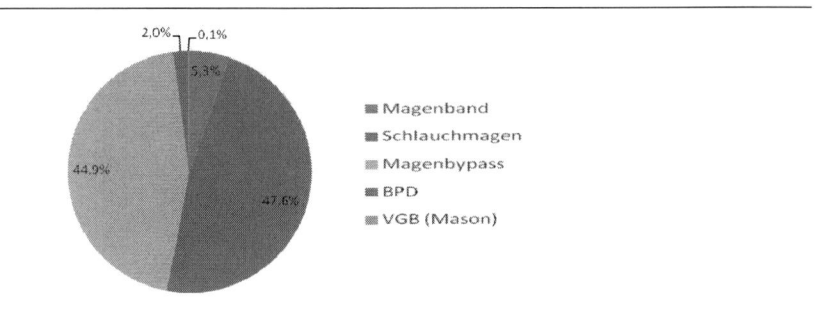

Abb. 10 Entwicklung bariatrischer Eingriffe nach OP-Verfahren 2006-2007
(DeStatis 2013, eigene Darstellung)

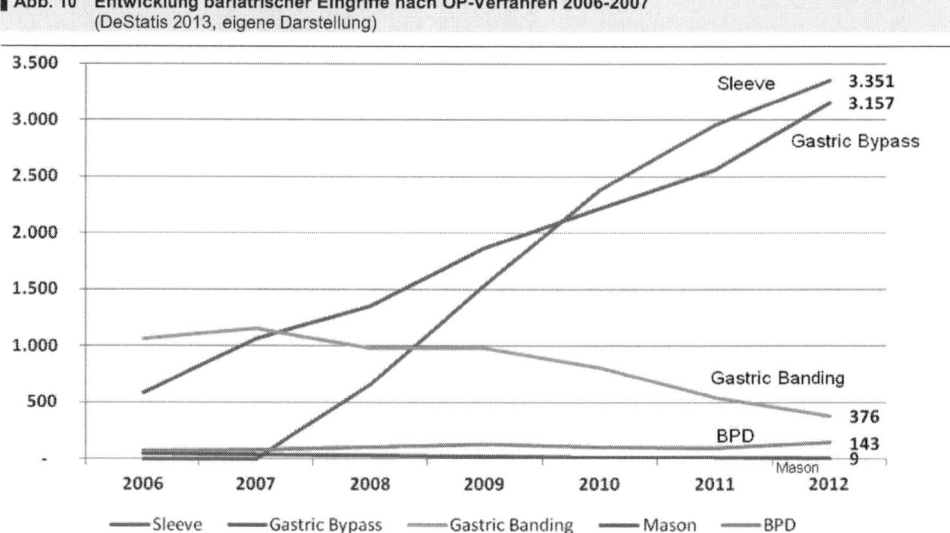

Dieser Aspekt scheint aber nicht für die Entscheidung zwischen Magenbypass und der Herstellung eines Schlauchmagens zu gelten. In der Betrachtung der Prozedurenverteilung auf nationaler Ebene liegen beide Verfahren fast gleich auf. In der regionalen Betrachtung zeigt sich jedoch eine große Varianz, die sich eher mit der Präferenz der Operateure als mit einer unterschiedlichen Patientenstruktur erklären lässt (Abb. 11).

Abb. 11 Bariatrische OP-Verfahren je Bundesländer 2012
(DeStatis 2013, eigene Darstellung)

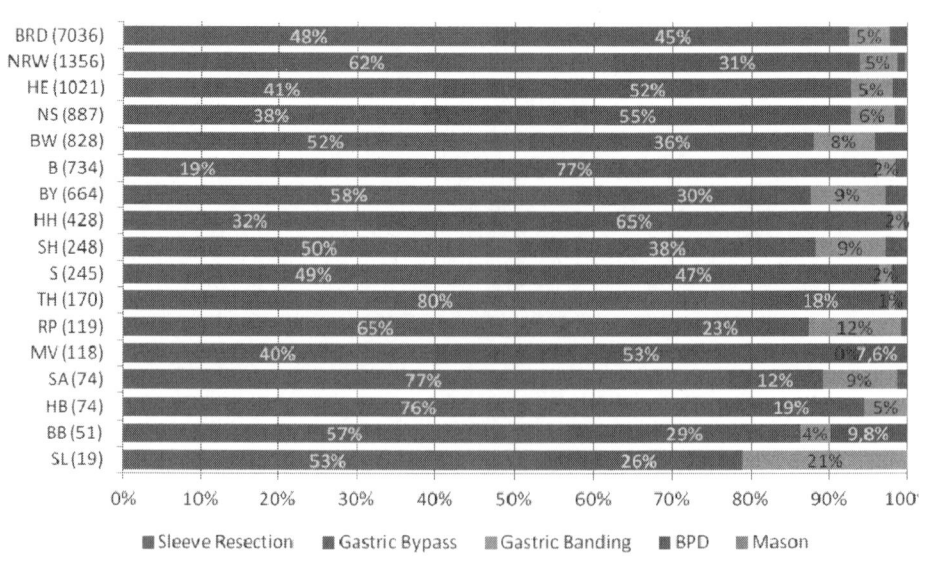

Verteilung nach Alter, Geschlecht, Gewicht und BMI

Gemäß den InEK Daten gem. §21 KHEntgG[7] für das Jahr 2012 waren 72,5 % der Normallieger der für die bariatrischen Chirurgie relevanten DRG K04 weiblich (Institut für das Entgeltsystem im Krankenhaus [InEK], 2014).

78,3 % der bariatrischen Patienten entfielen gemäß der OPS-Statistik des Statistischen Bundesamtes auf die Altersklasse 30 bis 59 Jahre. Der Anteil an Kindern- und Jugendlichen unter 20 Jahren betrug mit 53 Fällen 0,8 %.

Abb. 12 Altersstruktur bariatrischer Patienten 2012
(DeStatis 2013, eigene Darstellung)

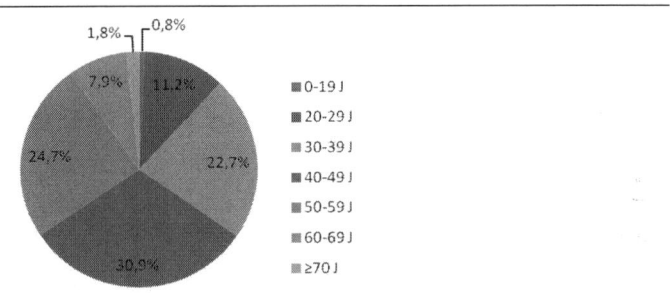

Angaben zum Gewicht finden sich in der Qualitätssicherungsstudie der Deutschen Gesellschaft für Chirurgie der Adipositas e.V. (Stroh, 2013). Nach dem Musterbericht für das Jahr 2012 betrug der durschnittliche BMI zum Operationszeitpunkt 49,7 kg/m² (Frauen 48,2 kg/m², Männer 50,7 kg/m²) bei einem durchschnittlichen Körpergewicht von 142,4 kg (Frauen 133,8 kg, Männer 164,4 kg). Der schwerste operierte Patient wog 335,5 kg bei einem BMI von 99,5 kg/m².

Zusammenfassend lässt sich auf Grundlage der Leistungsdaten für das Jahr 2012 schlussfolgern, dass die bariatrische Chirurgie ein sich dynamisch entwickelnder Bereich der Allgemein- und Viszeralchirurgie ist. Es liegen aber innerhalb Deutschlands regionale Unterschiede hinsichtlich Fallzahlen, Versorgungsgrad und Operationsverfahren vor. Zudem lässt sich der relativ geringe Anteil an männlichen Patienten, die sich einem bariatrischen Eingriff unterziehen, nicht mit Unterschieden in der Prävalenz der morbiden Adipositas erklären.

Die im internationalen Vergleich niedrige Operationsquote pro 100.000 Erwachsene lässt sich bei gegebener Evidenzlage nicht auf im internationalen Vergleich eine deutlich geringere Prävalenzraten zurückführen, sondern ist eher Ausdruck für eine Fehlversorgung morbid adipöser Menschen in Deutschland.

---

[7] Gesetz über die Entgelte für voll- und teilstationäre Krankenhausleistungen – Krankenhausentgeldgesetz

Gesundheitsökonomische Aspekte der bariatrischen Chirurgie

Entscheidungen über die Ressourcenallokation im Gesundheitswesen werden nicht nur anhand klinischer Daten getroffen, sondern beziehen zunehmend auch gesundheitsökonomische Betrachtungen ein. Das Wirtschaftlichkeitsgebot von Gesundheitsleistungen ist ein Grundprinzip der Gesetzlichen Krankenversicherung. Gemäß § 12 Abs. 1 SGB V müssen die Leistungen „ausreichend, zweckmäßig und wirtschaftlich sein; sie dürfen das Maß des Notwendigen nicht überschreiten. Leistungen, die nicht notwendig oder unwirtschaftlich sind, können Versicherte nicht beanspruchen, dürfen die Leistungserbringer nicht bewirken und die Krankenkassen nicht bewilligen." Grundlage des Leistungsanspruchs ist daher nicht nur die medizinische Indikation, sondern auch das Wirtschaftlichkeitsgebot und damit die Frage, ob bariatrische Operationen dieses erfüllen, d.h. eine ökonomische Effektivität bariatrischer Verfahren im Vergleich zu konservativen Maßnahmen vorliegt.

Es besteht eine wachsende Evidenz, dass die bariatrische Chirurgie eine kosteneffektive und in einigen Fällen kostensenkende Therapie für morbid adipöse Patienten ist (vgl. Übersicht in Tab. 8). Verschiedene gesundheitsökonomische Studien konnten zeigen, dass die bariatrische Chirurgie eine kosteneffektive Intervention mit einem inkrementellen Kosteneffizienzverhältnis weit unterhalb der Kosteneffektivitätsgrenze ist (Salem et al., 2008; Chang et al., 2011; Faria et al. 2013). Das deutsche Health-Technology-Assessment (HTA) des DIMDI (Bockelbrink et al., 2008) zur Adipositaschirurgie bewertete alle bariatrischen Operationsverfahren als kosteneffektiv gegenüber konservativen Methoden oder keiner Behandlung.

Besonderer Fokus wird zunehmend auf den ökonomischen Impact der Verbesserung metabolischer Komorbiditäten gelegt und Einsparpotentiale durch die Reduktion von Medikamentenverbräuche nachgewiesen (Makary et al., 2010; Monk et al., 2004; Myers et al., 2012; Nguyen et al.; 2006). Besondere Aufmerksamkeit erlangte 2013 eine Studie von Weiner JP et al., die anhand von knapp 30.000 bariatrischen Patienten der BlueCross BlueShield Krankenversicherung einen Kostenvergleich mit einer nicht-chirurgischen Kohorte (matched-pair) über einen Zeitraum von bis zu 6 Jahren darstellte. Erwartungsgemäß reduzierten sich in der bariatrischen Gruppe die Medikamentenverschreibungen und die ambulanten Arztkontakte über den gesamten Beobachtungszeitraum. Die Kosten für vollstationäre Krankenhausaufenthalte waren jedoch im 2. und 3. postoperativen Jahr erhöht, wodurch die gewonnenen Kosteneinsparungen im ambulanten Bereich mehr als aufgezehrt wurden (Weiner et al., 2013). Limitationen dieser Studie sind neben Problemen im matched-pair Design, dass nur 7 % ein tatsächliches

Follow-up von 6 Jahren aufweisen und 71,3 % offen und nicht laparoskopisch operiert wurden. Mittlerweile stellt jedoch der laparoskopische Zugang aufgrund der kurz- und langfristigen Morbidität und Mortalität das Standardverfahren auch in den USA dar. Die Studie macht aber deutlich, dass man die langfristigen Kostenunterschiede im stationären Bereich genauer untersuchen muss. Einerseits können hier langfristige Komplikationen eine Rolle spielen, aber auch Folgekosten für weitere bariatrische Operationen bei sog. „Therapieversagern" sowie plastische Korrekturen der Fettschürzen nach Gewichtsreduktion. Diese Folgekosten als auch Kosten der ernährungsmedizinschen und psychologischen Nachsorge sind bei der gesundheitsökonomischen Bewertung der bariatrischen Chirurgie zu berücksichtigen.

Die Verbesserung der physischen und mentalen Gesundheit führt zu einer Reduktion von ambulanten Kontakten mit Haus- und Fachärzten, Medikationen und Krankenhausaufenthalten sowie einem geringeren krankheitsbezogenen Produktivitätsverlust. Obwohl eine bariatrische Operation im Verhältnis zu einem konservativen Gruppenprogramm mit ca. 7.800 € (2014) zunächst eine hohe Investition darstellt, können sich die Kosten in Folgeperioden durch den geringeren Verbrauch an Gesundheitsleistungen amortisieren. Die Erreichung eines Return of Investment bzw. dessen Zeitpunktes ist abhängig vom methodischen Ansatz (Kostenmodellierung auf Grundlage klinischer Daten, longitudinaler Kostenvergleich und/oder Verwendung von Krankenversicherungsdaten) und dem jeweiligen Gesundheitssystem und dessen Kostenstruktur. Kritisch zu hinterfragen sind jedoch Kostenzurechnungen von post-bariatrischen Eingriffen, die erst aufgrund des verbesserten Gesundheitszustandes ermöglicht werden. Dieses betrifft orthopädische bzw. endoprothetische Operationen, Entbindungen oder Organtransplantationen. Daher ist es wichtig, dass die Interpretation der Kostenverläufe bariatrischer Patienten unter Beteiligung von Experten aus den jeweiligen Therapiebereichen erfolgen sollte, um Fehlinterpretationen zu vermeiden.

Aus dem Wirtschaftlichkeitsgebot des SGB V resultiert jedoch nicht die Anforderung, dass die bariatrische Chirurgie zu Kosteneinsparungen führt. Wirtschaftlich i.S. des § 12 SGB V können Leistungen sein, wenn die Voraussetzungen Indikation, Effektivität und Qualität erfüllt sind und gegenüber alternativen Behandlungsmöglichkeiten hinsichtlich ihrer Kosteneffektivität bzw. nach ihrem Kosten-Nutzen-Verhältnis beurteilt und ausgewählt werden (Schwartz, 2007).

Tab. 8 Übersicht gesundheitsökonomischer Studien zur bariatrischen Chirurgie (Auswahl)

Studie	Land	Prozedur	Art der Analyse	Ergebnis
Chang 2011	USA	Verschiedene bariatrische Prozeduren	Kosteneffektivität	Bariatrische Chirurgie ist für alle Patienten mit BMI ≥ 35 kg/m² bei einer inkrementellen Kosteneffektivität unter US$ 4.000 pro gewonnenen QALY. Es ist für morbid adipöse Pateinten mit einem BMI >50 kg/m² und mindestens einer Komorbidität kostensparend.
Crémieux 2008	USA	Verschiedene bariatrische Prozeduren	ROI (Versicherungsdaten)	Return of Investment nach 2 Jahren bei laparoskopischen und 4 Jahre nach offenen bariatrischen Operationen
Faria 2013	Portugal	Magenbypass	Kosteneffektivität (Markov Model)	Magenbypass bewirkt 1.9 zusätzliche QALYs und spart €13,244 pro Patient. Jüngere Patienten, Patienten mit BMI 40-50 kg/m² und Patienten mit Diabetes weisen die höchste Kosteneffektivität auf
Karim 2012	UK	Magenband Magenbypass Schlauchmagen	Pre-/post Ressourcenverbrauchsbrauchsvergleich	Postoperativ reduzierte sich die Anzahl ambulanter Kontakte um 13,8 % pro Jahr ($p = 0.04$). Vollstationäre Aufnahmen reduzierten sich um 40.2 % ($p = 0.01$), bei einer Reduktion der Verweildauer um 52.28 % pro Jahr ($p = 0.04$). Der Verbrauch von Medikamenten sank um 26 % ($p = 0.003$). Es wurde keine Veränderung der Kontakte in der Notaufnahme festgestellt.
Klein 2011	USA & Canada	Verschiedene bariatrische Prozeduren	ROI (Versicherungsdaten)	Die Ergebnisse der Studie zeigen, dass die klinischen Vorteile der bariatrischen Chirurgie bei Patienten mit BMI ≥35 kg/m² und Diabetes mellitus Typ 2 in einem erheblichen ökonomischen Vorteil münden. Der Return on Invest (ROI) ist bei laparoskopischen Eingriffen nach 26 Monaten erreicht.
Mäklin 2011	Finnland	Magenband Magenbypass Schlauchmagen	Kosten-Nutzen-Analyse (Versicherungsdaten)	Kosten Bariatrische Chirurgie € 33 870 (QALYs 7,63) vs. Konservative Therapie € 50 495 (QUALYs 7·05). Kosteneinsparung nach 5 Jahren
Mullen & Marr 2010	USA	Magenbypass	ROI (Versicherungsdaten)	Longitudinaler Kostenvergleich, indem die Kosten einer präoperativen Periode als Vergleichskosten fortgeschrieben wurden. ROI nach 3,5 Jahren. Leichter Kostenanstieg ab 5. Follow-up Jahr aufgrund von Entbindungen und orthopädischen Eingriffen.
Sampalis 2004	Canada	Magenbypass VGB	ROI (Versicherungsdaten)	Matched-pair-Vergleich einer chirurgischen und einer nicht-chirurgischen Kohorte der Quebec provincial health insurance database (RAMQ). Kosten für den bariatrischen Eingriff amortisieren nach 3,5 Jahren.

Langzeitergebnisse von adipositaschirurgischen Eingriffen

Das primäre Ziel der chirurgischen Therapie war zunächst die Reduktion des stark erhöhten Körpergewichtes, erst in den letzten 10 Jahren wurden die metabolischen Effekte, insbesondere auf den Glukosestoffwechsel, in stärkerem Maß als Behandlungsziel erkannt, hieraus resultierte die Umbenennung von Adipositaschirurgie in metabolische Chirurgie. Im Folgenden wird ein kurzer Überblick über langfristige Effekte der bariatrischen Chirurgie gegeben.

Gewichtsveränderung

Hinsichtlich des primären Behandlungszieles Gewichtsreduktion muss zum besseren Verständnis der Studienergebnisse auf die unterschiedliche Darstellung der relativen Gewichtsabnahme hingewiesen werden: der Excess Weight Loss (EWL) benennt den relativen Verlust an vorhandenem Übergewicht und liegt dementsprechend immer deutlich über dem relativen Verlust am Gesamtkörpergewicht (weight loss).

Die längsten Beobachtungszeiten zum Gewichtsverlauf finden sich in der schwedischen SOS-Studie mit inzwischen zahlreichen Veröffentlichungen. Hier zeigt sich nach 10-jährigem Verlauf eine Gewichtsreduktion nach Bypass mit 25%, nach LAGB 14%. (Sjöström, 2013).

Zahlreiche Studien vergleichen die Gewichtsabnahme nach verschiedenen Operationsverfahren. Exemplarisch sei hier die Studie von Romy et al. (2012) angeführt, im Vergleich des Roux-Y-Magenbypass (RYGB) mit dem steuerbaren Magenband (LAGB) werden EWL-Raten von 78,5 % gegenüber 64,8 % erreicht (6-Jahresdaten).

In einem Review von Franco et al. (2011) wird die Überlegenheit des Magenbypass und des Schlauchmagens gegenüber dem LAGB gezeigt, mit > 60 % EWL nach RYGB und Schlauchmagen gegenüber 40 bis 45 % nach LAGB.

Langfristige Auswirkungen und Erfolge des LAGB werden kontrovers diskutiert. Es scheint so, dass eine fehlende Schulung und Nachbetreuung der Patienten, wie es in Deutschland bisher fast die Regel ist, zu eher schlechten Ergebnissen führt. Studien aus anderen Ländern belegen, dass es auch anders geht. O'Brien et al. (2013) vergleicht die Ergebnisse eigener, sehr großer Kollektive mit Magenband (3227 Patienten) mit durchschnittlichem EWL von 47 %, der auch über einen langen Zeitraum (10 Jahre) gehalten wird, mit denen nach Bypass und findet nur geringe Unterschiede.

Die erhebliche Verbesserung der Lebensqualität steht im engen Zusammenhang mit der hochgradigen Gewichtsabnahme. In der SOS-Studie (Karlsson et al., 2007) wurden sowohl die gesundheitsbezogene Lebensqualität als auch psychische Kriterien (Depressivität, Angststörungen u.a.) untersucht. Hierbei zeigte sich eine positive Korrelation mit der Gewichtsabnahme, mit Gewichtswiederzunahme verschlechterten sich die Parameter wiederum.

Zunehmend wird die Frage der Gewichtswiederzunahme nach bariatrischer Chirurgie untersucht. Bisher gibt es jedoch nur grobe Schätzungen, wie viel Gewichtswiederzunahme nach Erreichen des niedrigsten Gewichtes dem ‚normalen' Verlauf entspricht (Johnson Stoklossa & Atawal, 2013).

In den Empfehlungen zur Nachsorge von Heber et al. (2010) (US-amerikanische endokrinologische Gesellschaft) wird diese Problematik und die Behandlung des ‚weight regain' ausführlich diskutiert. Die Häufigkeit und das Ausmaß des ‚weight regain' ist nach LAGB deutlich höher als nach RYGB. Die Adhärenz zur Nachsorgebehandlung scheint bei dieser Problematik eine wesentliche Rolle zu spielen, die erfolgreiche Behandlung erfolgt multidisziplinär mit dem Schwerpunkt in der Ernährungstherapie (Johnson Stoklossa & Atwal, 2013).

Diabetes mellitus Typ 2

Die Beeinflussung des Diabetes mellitus Typ 2 durch bariatrische Operationen erhält in den letzten Jahren die größte Aufmerksamkeit. Die Stampede-Trial aus Cleveland (Schauer et al., 2014) untersucht diese Frage in einem randomisierten Studiendesign. Jeweils 50 Patienten wurden entweder bestmöglich konservativ behandelt oder erhielten zusätzlich eine Schlauchmagen-Operation oder einen RYGB. Das primäre Studienziel lag im Erreichen eines HbA_{1c} von 6 % oder weniger. Bei Studienbeginn betrug dieser Wert durchschnittlich 9,3 %, der BMI lag zu Studienbeginn bei 36 kg/m². Im Jahr 2014 wurden die 3-Jahrsdaten publiziert. Bei einer hohen Follow-up-Rate von 93 % zeigten sich folgende Ergebnisse: Der primäre Endpunkt wurde von nur 5 % der konservativ therapierten Teilnehmer erreicht, jedoch bei 24 % nach Schlauchmagen und 38 % nach Magenbypass. Daneben konnte beim Erreichen sekundärer Endpunkte (Gewichtsabnahme, Diabetesmedikation, Lebensqualität) eine deutliche Überlegenheit der chirurgischen Gruppen gezeigt werden.

Eine randomisierte Vergleichsstudie aus Italien (Mingrone et al., 2012) beurteilte das Erreichen einer Remission des Diabetes (Nüchternglukose < 100 mg/dl, HbA_{1c} < 6 %) für mindestens ein Jahr bei intensiver medikamentöser Therapie, RYGB und biliopankreatischer Diversion (BPD). In der konservativ behandelten Gruppe wurde nach 2 Jahren in keinem Fall das Ziel erreicht, nach Magenbypass bei 75 %, nach BPD bei 95 %. Zu vergleichbaren Ergebnissen kommt die Studie von Ikramuddin et al. (2013). Auch in der Vermeidung eines Diabetes mellitus Typ 2 bei bestehender Adipositas zeigt sich in der SOS-Studie ein deutlicher präventiver Effekt (HR 0,17) (Carlsson et al., 2012).

Im deutschen Register der Adipositaschirurgie sind von 2005 bis 2011 insgesamt 17.760 Patienten erfasst, 5.506 davon (31 %) waren am Typ-2-Diabetes erkrankt. Im chirurgischen Follow-up bis 6 Jahre postoperativ (Follow-up-Rate ca. 70 %) konnte bei 83,2 % nach RYGB gegenüber 59,5 % bei Schlauchmagen und 58,9 % mit LAGB eine Diabetesremission festgestellt werden (Weiner et al., 2014).

Zum Wiederauftreten des Diabetes Jahre nach der Operation gibt es bisher kaum Untersuchungen, die schwedische nicht-randomisierte SOS-Studie enthält hierzu Angaben (Sjöström et al., 2004): Bei 72 % der operierten Teilnehmer mit Diabetes wurde innerhalb von 2 Jahren eine Vollremission erreicht, nach 10 Jahren wurde ein Diabetes-Rezidiv bei ca. 50 % dieser Patienten beobachtet.

In einer deutschen Übersichtsarbeit (Benedix et al., 2014) wird der direkt postoperativ einsetzende und langfristig anhaltende Effekt im Bezug auf eine Verbesserung des Glukosestoffwechsels bis hin zur vollständigen Remission durch bariatrische Operationsverfahren dargestellt. Hierbei wird deutlich, dass der genaue Wirkmechanismus noch immer Gegenstand der Forschung ist und in vielen Studien, bedingt durch die meist kurze Nachbeobachtung, dieser positive Effekt überschätzt wird.

Koronare Herzerkrankung und makrovaskuläre Erkrankungen

Die Beeinflussung der koronaren Herzerkrankung als makrovaskuläre Folgeerkrankung der Adipositas und insbesondere des Diabetes wurde bisher seltener untersucht. In der bereits zitierten, längsten Beobachtungsstudie (SOS-Studie) zeigt sich nach 10 Jahren eine leichte Absenkung koronarvaskulärer Ereignisse (Herzinfarkt), unter Berücksichtigung des Nüchtern-Insulinwertes (= erhöhtes Diabetesrisiko) ergibt sich eine höhere Signifikanz (Sjöström et al., 2004, 2012). Die Folgen der makrovaskulären Erkrankungen (Myokardinfarkt, Apoplex) treten oftmals erst viele Jahre später auf. Zur Beurteilung eines Behandlungseffektes sind dementsprechend große Studienkollektive mit Beobachtungszeiten von 10 Jahren und mehr erforderlich.

Arterielle Hypertonie, obstruktive Schlafapnoe und Hyperlipidämie

In verschiedenen Studien konnten schon früh positive Effekte hinsichtlich der genannten Erkrankungen nachgewiesen werden, hohe Remissionsraten der obstruktiven Schlafapnoe und der Hypertonie mit > 80 % der Betroffenen sind kurzfristig zu beobachten (Buchwald et al., 2004), Langzeitdaten liegen hierfür nur begrenzt vor.

Andere Erkrankungen

Einige Krebserkrankungen sind bei hochgradiger Adipositas häufiger anzutreffen. Der Effekt einer bariatrischen Operation auf das Krebs-Risiko ist in der SOS-Studie mit einer signifikanten Risikoreduktion nach 10 Jahren (nur für Frauen) nachweisbar gewesen (Sjöström et al., 2013).

Sterberisiko

Auch bezüglich des ‚härtesten' Endpunktes Tod bzw. Mortalität kann bisher lediglich die SOS-Studie Daten liefern, die allerdings nach 13 Jahren eine signifikante Senkung der Mortalität aufzeigt (Sjöström et al., 2012).

Insgesamt betrachtet, überwiegen die langfristigen positiven Auswirkungen der bariatrischen bzw. metabolischen Chirurgie die möglichen Risiken und langfristigen Nebenwirkungen. Letztere werden in einem anderen Kapitel erörtert. Der genannte Vorteil besteht jedoch vor allem bei einer bedarfsgerechten Vorbereitung und kontinuierlichen Nachsorge der Patienten auch außerhalb von Studienkollektiven.

Patientensicht im Hinblick auf bariatrische Eingriffe

Neben den positiven Veränderungen im Stoffwechsel durch eine bariatrische Maßnahme ist durch den Eingriff auch eine Verbesserung von Lebensqualität, Selbstwert- und Körpergefühl sowie der körperlichen Aktivität zu beobachten. Untersuchungen zur postoperativen Lebensqualität belegen, dass die Mehrzahl der Adipösen eine physische und individuelle Verbesserung aufweist. Dabei korrelierte ein höherer postoperativer Gewichtsverlust signifikant mit einem positiven Selbstwertgefühl, der Selbstachtung, der körperlichen Aktivität, der Sexualität und dem Essverhalten (Kinzl et al., 2007). Eine signifikante Verbesserung der gesundheitlichen und gewichtsbezogenen Lebensqualität sowie des Körpergefühls in Abhängigkeit zum Gewichtsverlust zeigte sich auch bei einer Untersuchung von 200 Männern und Frauen im Hinblick auf die Veränderung von Lebensqualität und Körpergefühl 20, 40 und 90 Wochen postoperativ im Vergleich vor dem Eingriff (Sarwer et al., 2010).

Da die Bedingungen, die zu einer Adipositas geführt haben, durch den bariatrischen Eingriff per se nicht verändert werden, bleibt daher die Frage offen, welche Beweggründe Patienten dazu veranlassen, sich einer bariatrischen Therapie zu unterziehen. In der Literatur liegen dazu verschiedene Befunde vor. So fanden Jakobsen et al. (2010) in ihrer Arbeit, bei der den Teilnehmern (n=505) die Wahl zwischen konservativer und chirurgischer Therapie überlassen wurde, heraus, dass ein höherer BMI die

Wahl für eine chirurgische Therapie prädizierte. Sekundärerkrankungen hatten hier keinen Einfluss auf die Therapiewahl.

Jedoch konnte eine andere Untersuchung zeigen, dass Patienten, die ihre Komorbiditäten als unbefriedigend erachteten, motivierter waren, sich einer bariatrischen Operation zu unterziehen. Neben der Verbesserung des Gesundheitszustandes als Hauptgrund für den Eingriff sahen 26 % der Patienten (n=445) in dem Eingriff die Lösung für den bestehenden Diabetes mellitus, 36 % die Lösung für die Hypertonie und 40 % der Patienten eine Lösung für das obstruktive Schlafapnoesyndrom (Karmali et al., 2011).

Gleichzeitig scheint es so, dass die meisten Patienten, die einen adipositaschirurgischen Eingriff als Therapieoption wählen, hohe Erwartungen an den Gewichtsverlust und somit auch an die Verbesserung ihres Gesundheitszustandes aufweisen (Wee et al., 2013).

Die retrospektive Untersuchung von Libeton et al. (2004), bei der den Teilnehmern (n=208; 177 Frauen, 31 Männer) ein Jahr nach der Implantation eines Magenbandes vorformulierte Aussagen zu den Gründen für die Wahl der Operation (Erscheinungsbild und Schamgefühl, medizinische Bedingungen und gesundheitliche Gründe, physische Fitness und Einschränkungen) vorgelegt wurden, fand heraus, dass bei 52 % der Teilnehmer, vorwiegend bei den Männern, medizinische Gründe und gesundheitliche Probleme im Vordergrund standen. Im Gegensatz dazu führten psychische Beeinträchtigungen (Depressionen, geringeres Wohlbefinden, herabgesetztes Körpergefühl) bei den Frauen zur Wahl eines bariatrischen Eingriffs (Libeton et al., 2004). Ähnliche Ergebnisse zeigt die Studie von Kinzl et al. (2001), in der 82 Frauen präoperativ und ein Jahr postoperativ mittels eines halbstrukturierten Interviews im Hinblick auf soziodemografische Parameter, Sexualität und Partnerschaft befragt wurden. Es zeigte sich, dass sich die Einschränkungen durch das Übergewicht durch den chirurgischen Eingriff positiv veränderten.

Neben den erwünschten postoperativen medizinischen und psychosozialen Effekten sind die verfahrensabhängigen, operationsbedingten Komplikationen bei der Entscheidungsfindung und Risikobewertung für die Wahl einer chirurgischen Maßnahme zur Gewichtsreduktion mit in Betracht zu ziehen und nicht zu vernachlässigen. Um dieser Fragestellung nachzugehen, wurden Patienten (n=8; präoperativ: n=2; postoperativ: n=6) vor und nach einem adipositaschirurgischen Eingriff mit Magenbypass und Schlauchmagen mithilfe leitfadengestützter Interviews im Hinblick auf ihren Weg der Entscheidungsfindung befragt (persönliche Bedeutung der Entscheidung für einen bariatrischen Eingriff, Diäthistorie und Gründe für den Misserfolg einer Gewichtsreduktion,

Beginn, Ursachen und Verlauf der Gewichtszunahme, Zugang zu einer bariatrischen Maßnahme, Risikobewertung im Kontext der bariatrischen Therapie, Sichtweise und Wissen zum Eingriff am Gastrointestinaltrakt). Die Interviews zeigten, dass bei allen befragten Patienten der Stichprobe ein langer Weg der Selbstbehandlung zur Gewichtsreduktion als eigenverantwortlich wahrgenommenes Problem vorausgeht, bis der Zugang zu einer bariatrischen Maßnahme erfolgt. Das Scheitern der Gewichtsreduktionsversuche scheint daran gekoppelt, dass die Ursache der Adipositas im Verlauf der Biografie der Patienten nicht identifiziert und behandelt wurde. Es geht hervor, dass unterschiedliche Lebensumstände, familiäre und berufliche Situationen die befragten Patienten in alte Gewohnheiten haben zurückfallen lassen und durch Lebensumstände ein Gewichtsverlust negativ beeinflusst wurde (Hellbardt, 2013). Ähnliche Ergebnisse zeigen die Resultate aus der Untersuchung von Throsby (2007), bei der Patienten nach einer bariatrischen Maßnahme im Hinblick auf die Ursachen des Übergewichts interviewt wurden. Risiken des operativen Eingriffs selbst, aber auch derer, die sich durch Veränderungen postoperativ einstellen, waren den Patienten in dieser Untersuchung bekannt und wurden als unumgänglich akzeptiert. Der Wunsch nach einem Leben ohne Adipositas war deutlich stärker ausgeprägt (Hellbardt, 2013).

Indikationen, Kontraindikationen und Wahl des Verfahrens

Entsprechend der Interdisziplinären Leitlinie der Qualität S3 zur „Prävention und Therapie der Adipositas" der DAG (2014) kann ein adipositaschirurgischer Eingriff mit dem Ziel der Verbesserung von Komorbiditäten und Erhöhung der Lebensqualität erwogen werden, wenn mit konservativen Maßnahmen nicht das Therapieziel erreicht werden konnte.

Indikationen

Der S3-Leitlinie „Chirurgie der Adipositas" der Chirurgischen Arbeitsgemeinschaft Adipositastherapie und metabolische Chirurgie (CAADIP) folgend, ist ein bariatrischer Eingriff bei Vorliegen folgende Kriterien indiziert (CAADIP, 2010; DAG, 2014; Fried et al., 2014):

- bei Patienten mit einem BMI 40 kg/m^2 ohne Kontraindikationen bei erschöpfter konservativer Behandlung,
- bei Patienten mit einem BMI von 35 bis 40 kg/m^2 und einer oder mehreren adipositasassoziierten Komorbiditäten (Diabetes mellitus Typ 2, Koronare Herzkrankheit etc.) bei ebenfalls erschöpfter konservativer Therapie sowie

- bei Patienten mit Diabetes mellitus Typ 2 bei einem BMI von 30 bis 35 kg/m² im Rahmen einer wissenschaftlichen Studie bzw. als Sonderfälle.

Eine primäre Indikation liegt vor, wenn eine chirurgische Therapie zur Verbesserung des Gesundheitszustandes des Patienten nicht aufgeschoben werden kann oder die konservative Therapie keine Aussicht auf Erfolg aufweist (CAADIP, 2010; DAG, 2014). Der bariatrische Eingriff kann somit bei Vorliegen der Kriterien wie besondere Schwere von adipositasassoziierten Komorbiditäten, einem BMI > 50 kg/m² sowie durch persönliche psychosoziale Umstände, bei der eine Lebensstiländerung ohne Aussicht auf Erfolg ist, ohne eine zuvor durchgeführte konservative Therapie erfolgen (DAG, 2014).

Hinsichtlich des Alters der Patienten sollte die Auswahl vorwiegend im Alter von 18 bis 60 Jahren erfolgen, wobei ein höheres Lebensalter allein per se keine Kontraindikation darstellt. Ein operativer Eingriff ist bei Patienten über dem 65. Lebensjahr bei gutem Allgemeinzustand, wenn besonders begründet, möglich (CAADIP, 2010). Ziel des Eingriffs bei dieser Patientengruppe ist die Vermeidung von Immobilität und Pflegebedürftigkeit. Bei Indikationsstellung bedarf es daher einer umfassenden Begründung.

Bei Kindern und Jugendlichen wäre nach Rücksprache mit dem behandelnden Kinder- und Jugendarzt ein Eingriff im Einzelfall in Betracht zu ziehen (CAADIP, 2010; Wirth, 2008. Ein adipositaschirurgischer Eingriff kann als ultima ration nach mehrfach erfolglos absolvierten konservativen Maßnahmen bei Jugendlichen mit Adipositas und manifesten Komorbiditäten indiziert sein (CAADIP, 2010). Eine umfassende Indikationsstellung durch einen Pädiater, einen Facharzt für Kinder- und Jugendpsychiatrie, und den bariatrisch tätigen Chirurgen ist hierbei erforderlich. Nach Fried et al. (2014) sollte ein bariatrischer Eingriff bei (Kindern)/Jugendlichen erfolgen, wenn:

- ein BMI > 40 kg/m² (bzw. 99,5 der alters- und geschlechtsabhängigen BMI-Perzentile) und eine Komorbidität vorliegt,
- ein mind. 6 Monate langes strukturiertes Programm zur Gewichtsreduktion in einem spezialisierten Zentrum absolviert wurde,
- eine entsprechende Skelett- und Entwicklungsreife vorliegt,
- die Fähigkeit und Verpflichtung für eine umfassende prä- und postoperative medizinische und psychologische Evaluation gegeben ist und
- die Bereitschaft der postoperativen Teilnahme an einem multidisziplinären Behandlungsprogramm vorliegt.

Darüber hinaus muss bei den Patienten eine ausreichend hohe Motivation vorliegen, damit regelmäßige Nachsorgeuntersuchungen, die Langzeitbetreuung sowie die Veränderung des Lebensstils (Bewegung und Ernährung) ermöglicht und umgesetzt werden. Psychische Erkrankungen wie Depressionen, Psychosen, Suchterkrankungen oder Essstörungen erfordern die Konsultation eines Psychiaters oder Psychotherapeuten. Behandelte Essstörungen stellen grundsätzlich keine Kontraindikation für einen adipositaschirurgischen Eingriff dar (CAADIP, 2010; DAG, 2014; de Zwaan, Wolf & Herpertz, 2007; de Zwaan & Mühlhans, 2009).

Kontraindikationen

Kontraindikationen für einen adipositaschirurgischen Eingriff bilden (CAADIP, 2010; DAG, 2014; Fried et al., 2014; Mechanick et al., 2008, 2013):

- die fehlende Compliance und Krankheitseinsicht des Patienten,
- eine aktive Drogen- und/oder Alkoholabhängigkeit (Substanzabhängigkeit),
- eine unbehandelte Bulimia nervosa,
- konsumierende Grunderkrankungen und Neoplasien,
- chronische Erkrankungen wie Leberzirrhose,
- die fehlende langfristige medizinische Betreuung sowie
- instabile psychische Erkrankungen und psychopathologische Zustände.

Jedoch stellen psychopathologische Zustände, Binge Eating-Disorder (BED) oder kindliche Missbrauchserfahrungen keine absoluten Kontraindikationen für den adipositaschirurgischen Eingriff dar. Hier empfiehlt die S3-Leitlinie der CAADIP (2010) eine Behandlung und Re-Evaluation zur Indikationsstellung nach erfolgreicher Therapie bzw. der Erlangung eines stabilen psychischen Zustands.

Der Kinderwunsch bei Frauen stellt keine Kontraindikation für den adipositaschirurgischen Eingriff dar (CAADIP, 2010).

Wahl des Verfahrens

Die Wahl des für den Patienten geeigneten Verfahrens (restriktiv, malabsorptiv oder kombiniert) sollte zum einen im interdisziplinären Team getroffen werden und zum anderen unter Berücksichtigung von BMI, Alter, Geschlecht, vorliegender Komorbiditäten, der beruflichen Tätigkeit sowie der Compliance erfolgen. Ein allgemein für die Patienten zu empfehlendes Verfahren existiert nicht. Sofern keine Kontraindikationen vorliegen, kann die Präferenz der Patienten für ein bariatrisches Verfahren Berücksichtigung finden. Dazu muss vorausgesetzt werden, dass der Patient über alle aktuell zur Verfügung stehenden operativen Möglichkeiten informiert und aufgeklärt wird (CAADIP, 2010).

Hasenberg & Shang (2011) haben hierzu verschiedene Kriterien für die Auswahl eines Verfahrens zusammengestellt (Tab. XX). Letztlich bleibt die Wahl des Verfahrens immer eine individuelle Entscheidung für jeden Patienten.

Tab. 9 Kriterien zur Wahl des geeigneten Operationsverfahrens
(modifiziert nach Hasenberg & Shang, 2011)

Magenband	Magenbypass	Schlauchmagen
- BMI 35-45/50 kg/m² - Junge, motivierte Frauen - Erfolgreiche Diäten in der Vergangenheit	- BMI 45/50–60 kg/m² - Hiathushernie/Reflux - Diabetes mellitus Typ 2 - Männer	- BMI > 60 kg/m² - Hohes kardiovaskuläres und pulmonales Risiko - Nicht-alkoholische Steatohepatis (NASH) - Medikamente, Nichtsteroidale Antirheumatika - Blutgerinnung - Duodenale Resorption - Morbus Crohn, Colitis - Komorbiditäten

Besonders bei Patienten mit einem BMI > 50 kg/m² und/oder erheblichen Komorbiditäten sollten Stufenkonzepte zur Anwendung kommen, da das Operationsrisiko gering gehalten werden kann (CAADIP, 2010).

Bariatrische Chirurgie als Bestandteil des Leistungskatalogs der Gesetzlichen Krankenkasse – Antragsverfahren und Prüfalgorithmus des MDS

Bariatrische Operationen sind vollstationäre Regelleistungen der Gesetzlichen Krankenversicherungen und im Fallpauschalenkatalog über die DRG K04 „Große Eingriffe bei Adipositas" abgebildet. Sie unterliegen, wie alle anderen Krankenhausleistungen dem Erlaubnisprinzip mit Verbotsvorbehalt. Eine vollstationäre Krankenhausleistung kann zu Lasten der Gesetzlichen Krankenversicherung erbracht werden, sofern der Gemeinsame Bundesausschuss diese nicht gem. § 137c SGB V aus dem GKV-Leistungskatalog ausgeschlossen hat.

Ein Anspruch auf Krankenhausbehandlung gem. § 27 Abs. 1 Satz 1 Nr. 1 SGB V unterliegt jedoch den Einschränkungen, dass die Behandlung zweckmäßig und wirtschaftlich ist und deren Qualität und Wirksamkeit dem allgemein anerkannten Stand der medizinischen Erkenntnisse entspricht (§ 2 Abs. 1 i.V.m., § 12 Abs. 1 SGB V).

Das Bundessozialgericht (BSG) hat 2003 in mehreren gleichlautenden Urteilen (BSG, 2003) festgestellt, dass die behandlungsbedürftige Adipositas eine Krankheit im Sinne des § 27 SGB V ist, für die ein Leistungsanspruch der Versicherten besteht. Dabei sei ohne Belang, ob die Adipositas selbst ein Risikofaktor für das Auftreten schwerwiegender Erkrankungen ist oder „lediglich" das Auftreten weiterer Risikofaktoren für schwerwiegende Erkrankungen begünstigt. Ursachen der Adipositas seien für die Leistungspflicht der GKV unerheblich (u.a. familiäre Disposition, Umwelt/Lebensstil, gestörtes Essverhalten).

Das BSG hat im Fall der Adipositaschirurgie besondere Voraussetzungen an die Leistungspflicht der GKV geknüpft. Die chirurgische Therapie der extremen Adipositas bedarf als mittelbare Behandlung unter Veränderung eines intakten Organs und dessen regelwidrige Veränderung einer besonderen Rechtfertigung. Hierbei sei abzuwägen die Schwere der Erkrankung, die Dringlichkeit der Intervention, die Risiken des Eingriffes, der zu erwartende Nutzen und etwaige Folgekosten für die Krankenversicherung. Daher ist im Einzelfall zu prüfen, ob bei dem jeweiligen Patienten die Indikation für eine solche Therapie im Sinne einer „ultima ratio" gegeben ist, d.h. somit nicht von vornherein als Kassenleistung ausgeschlossen wird (Hüttl, 2011; Hüttl & Hüttl, 2010; Medizinischer Dienst der Spitzenverbände der Krankenkassen e.V. [MDS], 2007). Ausgehend von den Ausführungen des BSG ist demnach im Einzelfall zu prüfen, ob für den antragstellenden Patienten die Indikation der bariatrischen Therapie gegeben ist (ebd.).

Mit diesen Sozialgerichtsurteilen hat das BSG besondere Anforderungen an die Indikationsstellung geknüpft und die Krankenkassen verpflichtet, diese zu überprüfen. Damit setzt sich das Krankenhaus als Leistungserbringer bei bariatrischen Operationen einer konsekutiven, anlassbezogenen Einzelfallprüfung von Krankenhausrechnungen nach § 275 SGB V und damit einem erhöhten Forderungsausfallrisiko aus.

Resultierend aus der „ultima ratio" Anforderung des BSG-Urteils ist der Eindruck entstanden, dass bariatrische Operationen keine Regelleistung der Gesetzlichen Krankenversicherung darstellen und nur nach Genehmigung eines Einzelfallantrages finanziert werden. Daher hat sich in der Praxis eingebürgert, dass der Patient vor Durchführung eines bariatrischen Eingriffs einen entsprechenden Kostenübernahmeantrag vor der Operation bei seiner Krankenkasse stellt.

Die Begutachtung des Antrages wird nicht von der Krankenkasse selbst, sondern durch den von ihr beauftragten Medizinischen Dienst (MDK) durchgeführt. Seit 2009 erfolgt die sozialmedizinische Begutachtung auf Grundlage eines Begutachtungsleitfadens (MDK/MDS, 2009).

Unter der Prämisse, dass „das Behandlungsziel einer Gewichtsreduktion auf verschiedenen Wegen erreicht werden kann, ist zunächst zu prüfen, ob eine vollstationäre chirurgische Behandlung unter Berücksichtigung der Behandlungsalternativen (diätetische

Therapie, Bewegungstherapie, medikamentöse Therapie, Psychotherapie) notwendig und wirtschaftlich ist [...]. Sodann muss untersucht werden, ob nach dem aktuellen Stand der wissenschaftlichen Diskussion aus medizinischer Sicht die Voraussetzungen für eine chirurgische Intervention gegeben sind" (zitiert aus MDK/MDS 2009; S.14f). Maßgeblich hierfür sind die aktuellen nationalen und internationalen Leitlinien, die 2003 auch das BSG herangezogen hat.

Mit der Antragstellung auf Kostenübernahme durch den Patienten oder ggf. durch den antragstellenden Arzt müssen, neben der Vollständigkeit der einzureichenden obligaten Befunde und Stellungnahmen/Befundberichte, die nachfolgenden Grundvoraussetzungen (vgl. 2a-2b des Prüfalgorithmus des MDK) für eine weitere Prüfung durch den MDK erfüllt sein (Hüttl, 2011; MDS, 2009):

- (2a) Es liegt ein BMI ≥ 35 kg/m^2 mit schwerwiegenden Begleiterkrankungen (z.B. Diabetes mellitus Typ 2, arterielle Hypertonie, Schlafapnoesyndrom, Dyslipidämie sowie fortgeschrittene Veränderungen am Bewegungsapparat) oder ein BMI ≥ 40 kg/m^2 vor.
- (2b) Eine sekundäre Adipositas (z.B. Morbus Cushing, Hypothyreose) wurde ausgeschlossen. Ist die Adipositas durch die Einnahme von Medikamenten bedingt, muss nach einer Umstellung der medikamentösen Therapie geprüft werden, ob eine positive Beeinflussung im Sinne keiner Gewichszunahme möglich ist.
- (2c) Kontraindikation wie Tumorerkrankungen, Schwangerschaft, Alkoholabusus, Drogenabhängigkeit oder schwere psychische Störungen zur Durchführung eines bariatrischen Eingriffs wurden ausgeschlossen.
- (2d) Eine konservative Behandlung wurde erfolglos ausgeschöpft.

Sind die Kriterien 2a bis 2c des Prüfalgorithmus objektivierbar und vor dem Hintergrund nationaler und internationaler Leitlinien unstrittig, besteht bei Kriterium 2d „Ausschöpfung einer konservativen Therapie" ein nicht unerheblicher Interpretationsspielraum. Nach dem Begutachtungsleitfaden des MDK gilt die konservative Therapie als ausgeschöpft, wenn durch ein mindestens 6-monatiges multimodales Behandlungskonzept zur Lebensstil- /Verhaltensmodifikation aus Ernährungstherapie, Bewegungstherapie und ggf. Verhaltenstherapie nach der Psychotherapierichtlinie eine Gewichtsreduktion von weniger als 10 kg erzielt wird.

Die sozialmedizinische Empfehlung zur Durchführung des Eingriffs wird weiterhin unter Berücksichtigung der zu beantwortenden Fragen, ob der geplante Eingriff dem aktuellen wissenschaftlichen Stand entspricht, das Zentrum entsprechend geeignet ist sowie eine lebenslange Nachsorge sichergestellt wird, ausgesprochen (MDS, 2009). In Abb. 13 sind das Antragsverfahren sowie der Prüfalgorithmus des MDK dargestellt.

Abb. 13 Antragstellung, Verfahrensablauf und Prüfalgorithmus des MDK
(eigene Darstellung nach Hüttl, 2011; MDS, 2009)

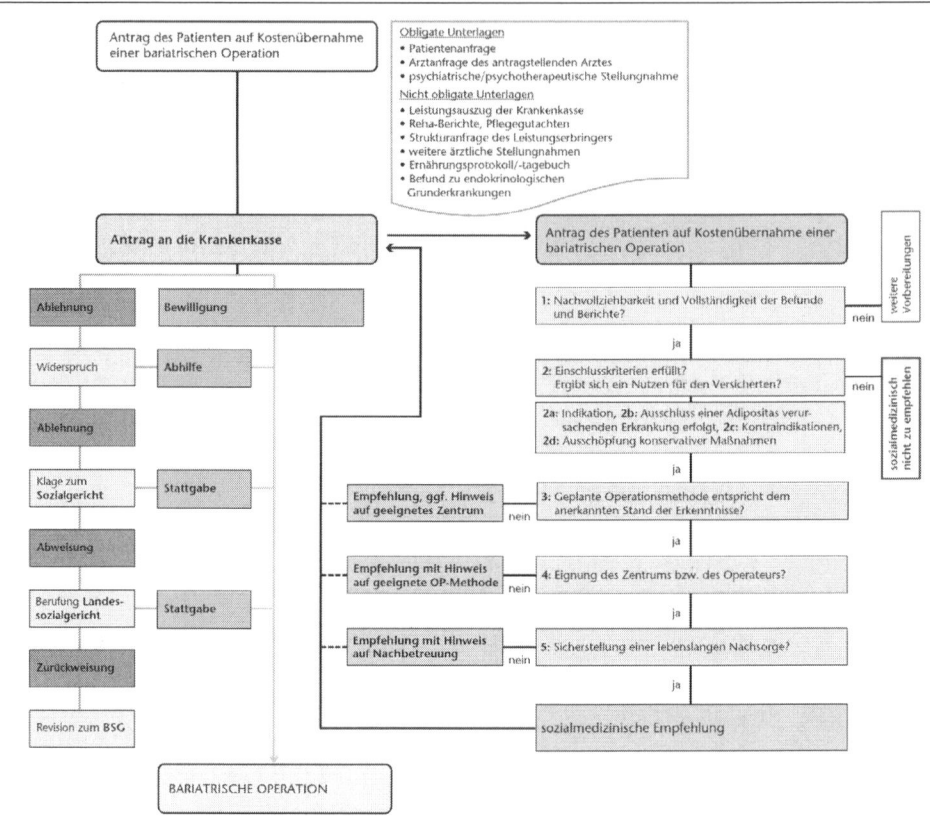

Nach einer entsprechenden Prüfung der Unterlagen durch den MDK ergeht an die Krankenkasse eine Empfehlung aus der sozialmedizinischen Begutachtung. Nunmehr entscheidet die Krankenkasse über die Bewilligung der Kostenübernahme. Im Falle der Bewilligung einer Kostenübernahme kann der geplante adipositaschirurgische Eingriff durchgeführt werden. Sofern der Antrag durch die Krankenkasse abgelehnt wird, muss binnen einer Frist von vier Wochen nach Zustellung des Bescheides Widerspruch bei der Krankenkasse eingelegt werden. Eine Begründung des Widerspruchs kann anschließend gesondert an die Krankenkasse gehen. Im Verlauf wird der Vorgang ein erneutes Mal dem MDK zur Prüfung vorgelegt. Dem Widerspruch wird abgeholfen, wenn sich ein neuer Sachstand für die geplante Operation ergibt oder die Antragsentscheidung nicht zutreffend war. Nach der Prüfung ergeht anschließend ein Widerspruchsbescheid, der den Eingriff ablehnt oder den Antrag genehmigt, d.h. dem Widerspruch abhilft (Hüttl, 2011).

In dem Falle, dass wiederum keine Bewilligung ausgesprochen wird, muss binnen einer Frist von vier Wochen gegen den Bescheid eine Klage beim zuständigen Sozialgericht eingereicht werden (ebd.). Der weitere Ablauf dazu ist in der Abb. 13 dargestellt.

Veränderungen am Gastrointestinaltrakt

Im Gastrointestinaltrakt übernimmt der Magen, nach mechanischer Zerkleinerung der Nahrung im Mund, eine Vielzahl von Aufgaben bei der Verdauung des Chymus. Dazu gehören das Speichern der aufgenommenen Nahrung, die dosierte Abgabe des Chymus an das Duodenum, das Einleiten der Eiweißverdauung durch das Sezernieren von proteolytischen Enzymen und Salzsäure, die Abgabe des Intrinsic Factors als Voraussetzung für Resorption von Vitamin B_{12}, die Temperaturanpassung sowie die Regelung von Hunger und Sättigung (Kasper & Scheppach, 2004).

Die Sekretion und Motilität des Magens unterliegen verschiedenen hormonellen und nervalen Regulationsmechanismen. Darüber hinaus werden durch unterschiedliche gastrointestinale Signale die komplexen Vorgänge von Appetit, Hunger und Sättigung gesteuert (Ashrafian & le Roux, 2009; Beglinger, 2002).

Durch die operativen Eingriffe werden gastrointestinale Funktionen teils bewusst außer Kraft gesetzt, was zu gewünschten Folgen wie geänderte Hormonspiegel sowie Nebenwirkungen führt (Ashrafian & le Roux, 2009; Beckman, Beckman & Earthman 2010; Fobi, 2004). Tabelle 10 gibt einen Überblick zu den Veränderungen nach operativen Eingriffen zur Gewichtsreduktion. Des Weiteren sind diese Effekte auch auf die Beeinflussung der Sekretion gastrointestinaler Hormone zurückführbar (Tab. 11) (Harvey et al., 2010).

Die folgenden Hormone sind u.a. für die Aufrechterhaltung gastrointestinaler Vorgänge bzw. für die Regulation des Hunger- und Sättigungsgefühls von Bedeutung:

Ghrelin
Ghrelin ist ein aus 28 Aminosäuren bestehendes Peptidhormon. Es wird vor allem von Zellen des Magenepithels, aber auch in geringerem Umfang von der Hypophypse sezerniert (Ashrafian & le Roux, 2009). Ghrelin ist ein appetitstimulierendes Hormon. Gerät der menschliche Organismus in einen Hungerzustand, wird die Produktion erhöht. Dies führt zu einer erhöhten gastrointestinalen Motilität sowie zu einer Verringe-

rung der Insulinsekretion. Dieser Wirkmechanismus wird auch bei einem Gewichtsverlust in Gang gesetzt. Umgekehrt wird die Sekretion nach Nahrungsaufnahme vermindert. (Beckman, Beckman & Earthman, 2010).

Glukagon-like peptide-1 (GLP-1)

GLP-1 ist ein Peptid, das hauptsächlich durch die L-Zellen des distalen Magens synthetisiert und als Antwort auf die Nahrungsaufnahme freigesetzt wird. Die wichtigste physiologische Wirkung von GLP-1 ist die Stimulation der glukoseabhängigen Insulinsekretion. Zusätzlich hat GLP-1 esslust- und gewichtsregulierende Eigenschaften, das heißt, es vermindert die Magensäureproduktion, stimuliert Sättigung und reduziert Hunger (Karra, Yousseif & Batterham, 2010). Hierbei spielen zwei Mechanismen eine Rolle: Einerseits reguliert die Aktivierung der GLP-1-Rezeptoren im Hypothalamus die Energieaufnahme, andererseits können GLP-1-Rezeptoren in den Tonsillen Unwohlsein verursachen, was möglicherweise eine Rolle spielt bei einer konditionierten Abneigung gegenüber bestimmten Lebensmitteln (Ashrafian & le Roux, 2009).

Peptid YY (PYY)

PYY ist ein Peptidhormon bestehend aus 36 Aminosäuren, das durch die L-Zellen des distalen Gastrointestinaltraktes synthetisiert und als Antwort auf die Nahrungsaufnahme freigesetzt wird. PYY besteht in zwei Formen: PYY_{1-36} und PYY_{3-36}. PYY zügelt den Appetit und hat regulierende Eigenschaften bezüglich des Körpergewichtes und der Glukosehomöostase (Karra, Yousseif & Batterham, 2010).

Leptin

Leptin ist ein Proteohormon, welches hauptsächlich von Adipozyten sezerniert wird. Es wirkt auf den Hypothalamus und beeinflusst dadurch die Nahrungsaufnahme. Leptin bewirkt eine reduzierte Energiezufuhr bzw. Appetithemmung bei gleichzeitigem Anstieg des Energieumsatzes. Die Plasmakonzentration ist proportional zum Fettgewebe. Untersuchungen ergaben, dass ein hoher Leptinspiegel jedoch keinen Schutz vor Adipositas darstellt. Dementsprechend wird vermutet, dass nicht ein Mangel für eine über das Normalmaß hinausgehende Bildung von Körperfett im menschlichen Organismus verantwortlich ist, sondern eine Leptinresistenz (Beckman, Beckman & Earthman, 2010, Blüher, 2014).

Adiponektin

Das aus 244 Aminosäuren bestehende Peptidhormon gehört, genau wie Leptin, zur Gruppe der Adipokine. Adiponektin erhöht die Insulinsensitivität und ist somit für die Aufrechterhaltung der Glukosehomöostase von großer Bedeutung. Des Weiteren hat es eine anti-inflammatorische sowie anti-apoptotische Wirkung und führt zu einer Erhöhung des Energieumsatzes. Adipöse haben i. d. R. erniedrigte Adiponektinspiegel (Blüher, 2014).

Tab. 10   Veränderungen nach bariatrischen Eingriffen
(nach Aills et al., 2008; Ashrafian & le Roux, 2009; Beckman, Beckman & Earthman et al., 2010; CAADIP, 2010; Davies, Baxter & Baxter et al., 2007; Husemann, 2003; Karamanakos et al., 2008; Karra, Yousseif & Batterham, 2010; Rubino et al., 2010; Scopinaro et al., 1998; Snyder-Marlow, Taylor & Lenhard, 2010; Stroh et al., 2009; Weiner, 2010)

Methode	Speicherfunktion des Magens	Veränderungen im Gastrointestinaltrakt
Magenband (Gastric banding)	stark eingeschränkt Volumen des Vormagens ca. 20-30 ml	bedingt, da Restmagen für Sättigungsgefühl nicht zur Verfügung steht In einer Studie von Burton et al. (2011) gab die Mehrheit der 323 Patienten an, nur vor Mahlzeiten mäßigen Hunger zu haben, am meisten beim Abendessen und am wenigsten beim Frühstück.
Magenbypass	stark eingeschränkt Volumen der Magentasche ca. 20-30 ml[a]	durch Umleitung der Verdauungssäfte aus Pankreas und Galle wird Fett unverdaut ausgeschieden Ausschaltung des proximalen Jejunums, Duodenums von der Nahrungspassage führt zu Nährstoff- und Mikronährstoffmalabsorption Ausschaltung Großteils des Magens, dadurch stark reduzierte Produktion Intrinsic Factor und Magensäure
Schlauchmagen (Sleeve)	eingeschränkt Magenvolumen 60 bis 400 ml[b]	Fehlen des Magenfundus und somit reduzierte Produktion Intrinsic Faktor, reduzierte Proteinverdauung, reduzierte Produktion Magensäure, dadurch reduzierte Vitamin B_{12} Absorption im terminalen Ileum, reduzierte Umsetzung Fe^{3+} in Fe^{2+} im Gastrointestinaltrakt
Biliopankreatische Diversion (BPD)	eingeschränkt Magenvolumen von 200-500 ml[a,c]	Verkleinerung des Magens, dadurch stark reduzierte Produktion Intrinsic Factor und Magensäure reduzierte Vitamin B_{12} Absorption im terminalen Ileum Ausschaltung von Teilen des Dünndarms von der Nahrungspassage und Verdauungssekreten, dadurch Malabsorption von Eiweiß, Fett, Stärke und vieler Mikronährstoffe u.a. Vitamin A, D, E, K, Eisen, Kalzium und Zink).
BPD mit Duodenalswitch	eingeschränkt Magenvolumen von 100-120 ml[c] bzw. von 150-200 ml[a]	Fehlen des Magenfundus, dadurch reduzierte Produktion Intrinsic Factor und Magensäure reduzierte Vitamin B_{12} Absorption im terminalen Ileum Ausschaltung von Teilen des Dünndarms von der Nahrungspassage und Verdauungssekreten unter Erhaltung des Pylorus und mit einem größeren „Common Channel", dadurch Malabsorption Eiweiß, Fett und vieler Mikronährstoffe u.a. Vitamin A, D, E, K, Eisen, Kalzium und Zink).

[a] nach Rubino et al., 2010; [b] nach Stroh et al., 2009; [c] nach CAADIP, 2010

Das **Magenband** ist ein rein restriktives Operationsverfahren, welches durch die Bildung eines Magenpouches[8] zu einem verminderten Hungergefühl vor den Mahlzeiten führt sowie eine frühzeitig einsetzende postprandiale Sättigung auslöst (Neff, O'Shea & le Roux, 2013; Pedersen, 2013). Auf sättigungsregulierende Hormone hat dieses Operationsverfahren keinen direkten Einfluss. So zeigen beispielsweise die Sekretionsmengen von GLP-1 und PYY keine postoperativen Veränderungen auf (Harvey et al., 2010, Pedersen, 2013). Die Konzentration im nüchternen Zustand von Insulin und Leptin hingegen ist langfristig (Studien bis zwei Jahre postoperativ) im Plasma verringert, während Adiponektin vermehrt vorhanden ist (Studien bis 14 Monate postoperativ).

---

[8] Magenpouch: künstlich gebildeter Vormagen

Hierbei ist der auftretende Gewichtsverlust von großer Bedeutung (Hady et al., 2012, Harvey et al., 2010, Pedersen, 2013, Urbanavičius et al., 2013). Das heißt, auch bei Gewichtsreduzierung mit Ernährungs- und Lebensstiländerungen treten diese hormonalen Veränderungen auf (Pedersen, 2013).

Die Studienergebnisse zu Ghrelin sind uneinheitlich. Die meisten Studien zeigen einen Anstieg der Nüchternwerte von Tag 1 bis zwei Jahre postoperativ (Gelisgen et al., 2012, Pedersen, 2013). Die unterschiedlichen Ergebnisse werden u.a. durch verschiedene Messmethoden (z.B. Messung von nur der aktiven Isoform Acyl-Ghrelin oder auch von der inaktiven Isoform Des-Acyl-Ghrelin), Operationsmethoden, Zeitpunkte des Follow-up und Studiendesigns hervorgerufen (Gelisgen et al., 2012, Harvey et al., 2010). Gelisgen et al. zeigten als erste in einer Studie mithilfe der ELISA-Technik (Enzyme Linked Immunosorbent Assay – ein antikörperbasiertes Nachweisverfahren mit enzymatischer Farbreaktion) einen Anstieg in der Produktion des aktiven Acyl-Ghrelins im Magenfundus sechs Monate postoperativ, im Vergleich zur präoperativen Produktion (Gelisgen et al., 2012). In 2007 hatten Uzzan et al. mit Immunhistochemie bei 11 Patienten postoperativ im Magenfundus eine Verdichtung mit Ghrelin-produzierenden Zellen nachgewiesen, von 31 mm^2 (21-38) präoperativ bis 38 mm^2 (27-57) ein Jahr nach der Operation (P<0,01).

Durch die Entfernung eines Großteils des Magens werden beim **Schlauchmagen** auch hormonelle Veränderungen hervorgerufen. So wird beispielsweise hierbei ein Großteil der Ghrelin-produzierenden Zellen entfernt, wodurch es im Vergleich zu präoperativen Werten zu einer Senkung der Ghrelinkonzentration im Blut kommt, sowohl nüchtern als postprandial (Dimitriadis et al., 2013; Karamanakos et al., 2008; Peterli et al., 2012). Eine Studie zeigte, dass dieser Effekt auch noch fünf Jahre nach dem bariatrischen Eingriff bestehen kann (Bohdjalian et al., 2010). Nach der Nahrungsaufnahme kommt es postbariatrisch zu einem deutlichen Anstieg von PYY sowie GLP-1 gegenüber dem präoperativen Zustand. Die Messmomente diesbezüglicher Studien variierten von einer Woche bis 12 Monaten nach der Operation (Dimitriadis et al., 2013; Harvey et al., 2010; Nannipieri et al., 2013; Pedersen, 2013; Peterli et al., 2012; Yousseif et al. 2014). Ein Jahr postoperativ kann der GLP-1-Plasmaspiegel bei nüchternen Patienten mit Diabetes mellitus Typ 2 in Remission wieder den präoperativen Nüchternwert erreicht haben und postprandial eine abgeschwächte Kurve zeigen im Vergleich zu zwei Wochen nach Schlauchmagenoperation (Nannipieri et al., 2013). In einer Studie mit 15 bariatrisch operierten Patienten wurde außerdem der Leptinspiegel untersucht. Dieser war 6 und 12 Monate postbariatrisch nüchtern und postprandial signifikant erniedrigt (Dimitriadis et al., 2013).

Der **Roux-en-Y-Magenbypass** verursacht durch Ausschaltung eines Großteils des Magens, des Duodenums und proximalen Jejunums von der Nahrungspassage zahlreiche Veränderungen gastrointestinaler Hormone im Körper. Studien mit Blutabnahmemomenten in einer Zeitspanne von zwei Tagen bis 15-36 Monaten nach bariatrischer Chirurgie zeigten, dass es postprandial zu einer vermehrten Sekretion von GLP-1 und PYY kommt (Anderwald et al., 2012; Harvey et al., 2010; Kohli et al., 2013; Korner et al., 2007; Korner et al. 2009; Nannipieri et al., 2013; Pedersen, 2013; Peterli et al., 2012; Yousseif et al., 2014). Evans et al. (2012) untersuchten bei adipösen Patienten mit DM Typ 2, ob unter anderem die durch die Operation bedingte Kalorienrestriktion ursächlich für diese Effekte sein könnte. Dafür untersuchten sie neben 10 Probanden, welche einen Roux-en-Y Bypass erhielten, auch 10 Probanden, welche nicht bariatrisch operiert wurden, sondern lediglich eine vergleichbare streng kontrollierte Diät (Trinknahrung) mit entsprechend herabgesetzter Energiezufuhr (920 kcal/Tag) erhielten. Alle Probanden bekamen präoperativ bzw. vor der Diät und ca. 14 ± 3 Tage postoperativ bzw. nach 7 Tagen Diät zweimal eine Testmahlzeit nach 12 Stunden Fasten. Einmal eine gemischte Mahlzeit mit 262 kcal und einem Verhältnis der Makronährstoffe von 32 % Eiweiß, 47 % Kohlenhydraten und 21 % Fett und das andere Mal eine fettreiche Mahlzeit mit 262 kcal, 22 % Eiweiß, 33 % Kohlenhydraten und 45 % Fett. Nach jeder Mahlzeit wurde alle 30 Minuten innerhalb von 2 Stunden Blut abgenommen für Blutwertbestimmungen. Anhand der Ergebnisse schlussfolgerten Evans et al. (2012), dass die postprandiale Steigerung von GLP-1 und PYY nicht auf die Kalorienrestriktion oder Veränderungen in der täglichen Ernährung zurückführbar ist, sondern auf den Magenbypass. Dementsprechend wäre hier ein möglicher Erklärungsansatz für den starken Gewichtsverlust nach der Operation zu finden. Die Höhe des postoperativen, postprandialen PYY-Responses scheint 6 Wochen und ein Jahr nach Anlegen des Bypasses ein Indikator zu sein für den Gewichtsverlust bei 33 Monaten. Zudem scheint ein größerer Gewichtsverlust zu höheren PYY- und GLP-1-Responsen zu führen (Pedersen, 2013). Ein Jahr postoperativ kann der GLP-1-Plasmaspiegel bei nüchternen Patienten mit Diabetes mellitus Typ 2 in Remission erniedrigt sein und postprandial eine abgeschwächte Kurve zeigen im Vergleich zu zwei Wochen nach der Bypassoperation (Nannipieri et al., 2013). Die Studienlage bzgl. postoperativer Veränderungen der Ghrelin-Plasmaspiegel und GIP (Gastric Inhibitory Polypeptide) sind uneinheitlich. Die Mehrheit der Studien innerhalb zwei Wochen nach der Operation weist einen erniedrigten Nüchternwert des Ghrelins auf (Harvey et al., 2010). Nannipieri et al. konnten 15 Tage postoperativ keine Veränderung im Ghrelinspiegel feststellen, aber stellten 1 Jahr postoperativ eine signifikante Reduktion der Nüchternwerte fest ($P<0,05$) (Nannipieri et al., 2013). Längerfristige Studien zu Veränderungen in postprandialen Plasmaspiegeln mit Ghrelin-Bestimmungen zwischen einem Monat und zwei Jahren postoperativ konnten keine Veränderungen auf statistisch signifikantem Niveau nachweisen (Harvey et al., 2010; Korner et al., 2009; Pedersen, 2013). Vermutlich werden auch hier die unterschiedlichen Ergebnisse durch verschiedene Messmethoden, Operationsmethoden, Zeitpunkte des Follow-up und Studiendesigns hervorgerufen (Gelisgen et al., 2012; Harvey et al., 2010). Studien mit postoperativen Intervallen von zwei Wochen bis zwei Jahren zeigten, dass die nüchternen Plasma-Leptinspiegel postoperativ absinken (Harvey et al., 2010; Yousseif et al., 2014). Hingegen wiesen Studien mit postoperativen Intervallen von sechs Monaten bis 17,5 Monaten nach, dass die nüchternen Adiponektinspiegel ansteigen (Harvey et al., 2010; Holdstock et al., 2003).

Die **Biliopankreatische Diversion** ist bzgl. des Gewichtsverlustes die effektivste Operationsmethode. Hier steht die malabsorptive Komponente im Vordergrund. Postprandial kommt es infolge der Operation zu einer vermehrten Sekretion von GLP-1, belegt durch Studien bis zu einem Jahr postoperativ (Harvey et al., 2010; Karra, Yousseif & Batterham, 2010; Lugari et al., 2004; Tsoli et al., 2013). Die Veränderungen von PYY wurden bisher nur in wenigen Studien untersucht. Diese kommen jedoch zu dem Ergebnis, dass die Konzentration im postoperativen Zustand erhöht ist (Harvey et al., 2010; Hedberg et al., 2011; Pedersen, 2013). Hedberg et al. zeigten 2011 bei 10 Patienten 3,5 Jahre nach der BPD-Operation eine kontinuierliche Erhöhung mit deutlichem Anstieg postprandial. Zum Hormon Ghrelin liegen aktuell unterschiedliche Studienergebnisse vor, sodass über den postoperativen Verlauf keine eindeutige Aussage getroffen werden kann (Ashrafian & le Roux, 2009; Harvey et al., 2010; Karra, Yousseif & Batterham, 2010; Pedersen, 2013). Gleiches gilt für Adiponektin (Harvey et al., 2010, Pedersen, 2013). Die nüchterne Plasmakonzentration von Leptin sinkt hingegen bei postoperativen Intervallen von einer Woche bis 18 Monaten nachgewiesenermaßen ab (Harvey et al., 2010; Pedersen, 2013).

Tab. 11 Hormonelle Veränderungen nach bariatrischen Eingriffen
(eigene Darstellung)

Hormon	Operationsmethode und Einfluss	Quelle(n)
Ghrelin	**AGB:** Uneinheitliche Studienergebnisse: mehrere Nachweise eines Anstiegs des Nüchternwerts	*Gelisgen et al., 2012; Harvey et al., 2010; Pedersen, 2013*
	SG: Verminderte Sekretion/ Plasmaspiegel nüchtern erniedrigt	*Bohdjalian et al., 2010; Dimitriadis et al., 2013; Hady et al., 2012; Harvey et al., 2010; Karamanakos et al., 2008; Pedersen, 2013; Peterli et al., 2012; Yousseif et al., 2014*
	Plasmaspiegel postprandial erniedrigt	*Bohdjalian et al., 2010; Dimitriadis et al., 2013; Karamanakos et al., 2008; Peterli et al., 2012; Yousseif et al., 2014*
	RYGB: Uneinheitliche Studienergebnisse: viele weisen eine marginale Reduktion des Nüchternwerts auf	*Harvey et al., 2010; Pedersen, 2013; Peterli et al., 2012*
	BPD: Uneinheitliche Studienergebnisse	*Ashrafian & le Roux, 2009; Harvey et al., 2010; Karra, Yousseif & Batterham, 2010; Pedersen, 2013*

GLP-1	**AGB:** Keine nachgewiesenen Veränderungen	*Harvey et al., 2010; Pedersen, 2013*
	SG: Postprandialer Anstieg	*Dimitriadis et al., 2013, Harvey et al., 2010, Nannipieri et al., 2013, Pedersen, 2013, Peterli et al., 2012,Tsoli et al., 2013, Yousseif et al., 2014*
	RYGB: Postprandialer Anstieg	*Evans et al., 2012; Harvey et al., 2010; Korner et al., 2009; Nannipieri et al., 2013; Pedersen, 2013; Peterli et al., 2012; Youssseif et al., 2014*
	BPD: Nur wenige Studien verfügbar: Postprandialer Anstieg	*Harvey et al., 2010; Karra, Youssseif & Batterham, 2010; Lugari et al., 2004; Pedersen, 2013; Tsoli et al., 2013*
PYY	**AGB:** Keine nachgewiesenen Veränderungen	*Harvey et al., 2010; Pedersen, 2013*
	SG: Postprandialer Anstieg Plasmaspiegel nüchtern erniedrigt Anstieg des Nüchternwerts	*Dimitriadis et al., 2013; Karamanakos et al., 2008; Pedersen, 2013; Peterli et al., 2012; Tsoli et al., 2013* *Tsoli et al., 2013* *Karamanakos et al., 2008*
	RYGB: Postprandialer Anstieg Anstieg des Nüchternwerts	*Karamanakos et al., 2008; Korner et al., 2009; Pedersen, 2013; Peterli et al., 2012; Youssseif et al., 2014; Nannipieri et al., 2013,* *Karamanakos et al., 2008*
	BPD: Nur wenige Studien verfügbar: Anstieg in Postprandialer- und Nüchternsekretion	*Hedberg et al., 2011, Pedersen, 2013, Tsoli et al., 2013*
Leptin	**AGB:** Plasmaspiegel nüchtern erniedrigt	*Harvey et al., 2010; Pedersen, 2013; Urbanavičius et al., 2013,*
	SG: Plasmaspiegel nüchtern erniedrigt Plasmaspiegel postprandial erniedrigt	*Dimitriadis et al., 2013; Pedersen, 2013* *Dimitriadis et al., 2013*
	RYGB: Plasmaspiegel nüchtern erniedrigt	*Harvey et al., 2010; Holdstock et al., 2003; Pedersen, 2013; Youssseif et al., 2014*
	BPD: Plasmaspiegel nüchtern erniedrigt	*Harvey et al., 2010; Pedersen, 2013*
Adiponektin	**AGB:** Plasmaspiegel nüchtern erhöht	*Harvey et al., 2012; Pedersen, 2013; Urbanavičius et al., 2013*
	SG: Plasmaspiegel nüchtern erhöht	*Pedersen, 2013*
	RYGB: Plasmaspiegel nüchtern erhöht	*Harvey et al., 2010; Holdstock et al., 2003; Pedersen, 2013*
	BPD: Uneinheitliche Studienergebnisse: mehrheitlich keine Veränderung	*Harvey et al., 2010; Pedersen, 2013*

AGB-Magenband; Sg-Schlauchmagen, RYGB-Roux-en-y Bypass, BPD-Biliopankreatische Diversion

Der Schlauchmagen, der Roux-en-Y-Magenbypass und die Biliopankreatische Diversion werden wegen ihrer metabolischen Effekte als „metabolische Operationen" bezeichnet (Mechanick et al., 2013).

Operationsmethoden im Überblick

Die verschiedenen Operationsverfahren (Abb. 14), die im Rahmen der chirurgischen Therapie der Adipositas angewendet werden, können in restriktive und malabsorptive Verfahren sowie deren Kombinationen unterschieden werden.

Restriktive Verfahren dienen der Einschränkung der Gesamtnahrungszufuhr. Das Prinzip basiert auf einer Verkleinerung des Magenreservoirs und führt somit zur Einschränkung der Zufuhr fester Nahrungsmengen. Energiereiche flüssige und breiige Speisen können jedoch ungehindert aufgenommen werden.

Der pathophysiologische Mechanismus bei malabsorptiven Verfahren beruht auf einer unzureichenden Verdauung des Nahrungsbreis mit der dadurch reduzierten Aufnahme von Nährstoffen.

Eine bedeutende Rolle bei allen Verfahren spielen die hormonellen Regulationsmechanismen. So kommt es bei der Sleeve-Gastrektomie durch Resektion des Magenfundus zu einer Reduktion des sogenannten Hungerhormons Ghrelin. Bei Bypassverfahren kommt es unter anderem zu einer verstärkten Ausschüttung des Sättigungshormons PYY, wenn unverdaute Nahrung in den ditalen Dünndarm kommt. Durch eine schnellere Passage des Chymus durch den Verdauungstrakt und/oder durch das verringerte Magenvolumen ändern sich zahlreiche weitere Hormonspiegel im Blut mit entsprechenden Auswirkungen auf die Energiebilanz und den Appetit, wobei letztlich noch nicht alle Mechanismen geklärt sind (Ashrafian & le Roux, 2009; Beckman, Beckman & Earthman et al., 2010; Karra, Yousseif & Batterham, 2010; Snyder-Marlow, Taylor & Lenhard, 2010).

Abb. 14 Einteilung der adipositaschirurgischen Verfahren
(eigene Darstellung nach Buchwald, 2005; Weiner, 2006, 2010; Fried et al., 2008)

Restriktion	Kombination (Restriktion und Malabsorption)	Malabsorption
Magenband	Biliopankreatische Diversion mit Duodenalswitch	Biliopankreatische Diversion
Schlauchmagen	Roux-Y-Magen-Bypass	Distaler Magen-Bypass
Vertikale Gastroplastik	Mini-Bypass	Intestinaler Bypass
Magenstraße		

Die Entscheidung, welches/welche operative(n) Verfahren bei den Patienten zum Einsatz kommen, hängt im Wesentlichen vom BMI, dem individuellen Risiko, den Komorbiditäten, den Ursachen der Adipositas sowie dem Patientenwunsch ab (CAADIP, 2010; DAG, 2007).

Magenband (Adjustable Gastric Band)
Über einen kleinen Magenpouch[9] erfolgt die Entleerung des Nahrungsbreis über ein enges Stoma in den Restmagen. Das Reservoir von ca. 20 bis 30 ml Fassungsvermögen wird unterhalb der Speiseröhre durch Einschnüren mit Hilfe eines verstellbaren Silikonbandes hergestellt und vom Restmagen abgetrennt (Abb. 15). Über einen Port kann durch Füllung und Entleerung des Bandes der Durchmesser des Stomas gesteuert werden (Husemann, 2003; Weiner, 2006, 2010).

---

[9] Pouch: künstlich gebildeter Vormagen

Abb. 15   Schematische Darstellung des Magenbandes

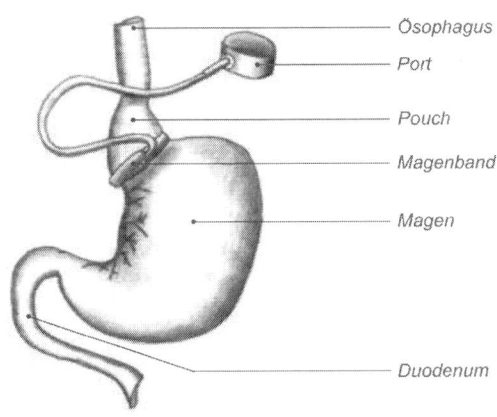

Durch die Anlage eines Magenbandes kann eine effektive Gewichtsreduktion erzielt werden. Zwei Studien von O'Brien et al. zeigten, dass die durchschnittlichen Gewichtsverluste bei Patienten mit Adipositas Grad I bei respektive ca. 50 und 87 Prozent des Übergewichtes nach zwei Jahren lagen, wobei in der Beobachtungsgruppe mit durchschnittlich 50 % Verlust des Übergewichtes sich dies in einer vierjährigen Follow-up-Phase stabilisierte (O'Brien & Dixon, 2003; O'Brien et al., 2006). Burton et al. (2011) konnten eine ähnliche Stabilisation der Gewichtsreduktion in ihrer Studie bei Patienten mit einem präoperativen BMI von durchschnittlich 43,8 ± 7,8 kg/m² (Adipositas Grad 2 und 3) bestätigen, obwohl zwischen 4 und 5 Jahre postoperativ der Excess Weight Loss[10] (EWL) auf 45 % zurückging. Auch Buchwald et al. (2009) fanden in ihrer Metaanalyse einen durchschnittlichen Gewichtsverlust von 46,2 % des Übergewichtes bei 66 Studiengruppen (8.599 Patienten) mit einem präoperativen BMI von durchschnittlich 44,97 kg/m². Dieser Gewichtsverlust konnte von den Patienten ≥ 2 Jahre beibehalten werden. In der gemeinsamen Leitlinie der AACE/TOS/ASMBS werden für das Magenbandverfahren folgende Gewichtsreduktionsraten angegeben: im Follow-up 1-2 Jahre 50-70 % EWL und im Follow-up 3-6 Jahre 25-65 % EWL (Mechanick et al., 2008).

---

[10] EWL: Percentage of Excess Weight Loss (Prozentualer Gewichtsverlust des Übergewichtes = Gewichtsverlust ÷ Übergewicht × 100), Excess body weight (Übergewicht = Aktuelles Gewicht − Ideales Gewicht), Weight loss (Gewichtsverlust = Gewicht vor der Gewichtsabnahme − Follow-up Gewicht) (Karmali, Birch & Sharma, 2009). Problematisch bei diesen Berechnungen ist, wie das „ideale Gewicht" definiert wird. Als Gewicht entsprechend eines BMI von 25 kg/m² oder nach Tabellen von Versicherungen bezüglich idealer Gewichte zu bestimmten Körpergrößen. Zudem besteht keine Evidenz aus prospektiven Interventionsstudien für die Idee, dass das „ideale Gewicht" für eine post-adipöse Person gleich ist wie das „ideale Gewicht" für eine Person, die nie adipös war bzw. sein wird. Würde es nicht besser sein sich auf das „beste", für den Patient sicher zu erreichende Gewicht, statt auf das „ideale" Gewicht zu konzentrieren? So empfehlen Karmali, Birrch & Sharma (2009) für alle Studien zur Adipositasinterventionen, die Gewichtsverlustergebnisse in % vom Ausgangsgewicht darzustellen.

Die Ergebnisse können durch Langzeitkomplikationen beeinflusst werden. Im Rahmen der Qualitätssicherungsstudie zur operativen Therapie der Adipositas in Deutschland stellten Stroh et al. (2005) Langzeitkomplikationen bei 22,5 % der Patienten mit Magenband fest. So kam eine Pouchdilatation[11] bei 10,7 % der Patienten in einem Zeitraum von 24 bis 84 Monaten postoperativ, eine Slippage[12] bei 2,9 % der Patienten in 3 bis 24 Monaten postoperativ, eine Bandmigration[13] bei 4,2 % der Patienten in 36 bis 86 Monaten postoperativ und eine Diskonnektion des Bandsystems[14] bei 4,7 % der Patienten vor. Es zeigte sich auch, dass die Zunahme der Inzidenz an Diskonnektionen des Bandsystems mit der Liegedauer des Bandes korrelierte (Stroh et al., 2005). Zudem sind Komplikationen wie Verletzungen von Milz oder Ösophagus und Wundinfektionen bekannt (Colquitt et al., 2009). In der Swedish Obese Subjects-Studie von Sjöström et al. (2007) wurde über einen Zeitraum von 10 Jahren bei 31 % der Patienten mit Magenband eine Reoperation oder Umwandlung, unabhängig von den Operationen für allgemein bedingte postoperative Komplikationen, durchgeführt. Andere bariatrische Verfahren zeigen jedoch auch eine Reihe von möglichen Komplikationen auf, die den Erfolg der Operation beeinflussen können (CAADIP, 2010; Colquitt et al., 2009). Zudem spielen die Operationstechniken, die Geschicklichkeit und die „Lernkurve" der Chirurgen eine Rolle (O´Brien & Dixon, 2003). Daher wird empfohlen, dass adipositas-chirurgische Eingriffe von Chirurgen mit Expertise und in Krankenhäusern mit institutioneller Erfahrung in der Adipostaschirurgie durchgeführt werden (CAADIP, 2010).

Burton et al. (2011) untersuchten neben der Langzeitgewichtsreduktion bei 323 Patienten die Sättigung und meist schwerwiegende Symptome oder größere Probleme, womit sich Patienten nach einer Magenbandimplantation konfrontiert sahen. Die Mehrheit der Patienten gab an, nur vor Mahlzeiten mäßigen Hunger zu verspüren – am meisten zum Abendessen und am geringsten zum Frühstück. Als schwierigstes Problem wurde die Unfähigkeit gesehen, bestimmte Nahrungsmittel zu konsumieren. Die Gewichtsab-

---

[11] Pouchdilatation: Vergrößerung des Pouches durch ein zu eng gestelltes Magenband und/oder einer zu großen Nahrungsaufnahme mit den Mahlzeiten durch den Patienten (häufiges Erbrechen). Die Gewichtsreduktion kann stagnieren, es kann zu Sodbrennen kommen und zu einer Ösophagitis, die häufig als Reflux gedeutet wird. Die morgendliche Nahrungsmittelintoleranz kann Frühsymptom der Pouchdilatation sein (Stroh et al., 2005)

[12] Die Slippage ist eine typisch frühere Komplikation des Magenbandes, bei der distale (getrennte) Magenanteile durch das Band gleiten (Husemann, 2003). Durch eine exakte Fixierung des Magenbandes lässt sich die Slippagerate erheblich reduzieren (Stroh et al., 2005).

[13] Unter Bandmigration wird das meist „stumme" Durchwandern des Bandes durch die Magenwand in den Magen verstanden, wobei peritonitische Symptome nicht auftreten (Stroh et al., 2005).

[14] Diskonnektion des Bandsystems beschreibt das Lösen des Verbindungsschlauches vom Portsystem. Ursachen sind meist Materialermüdung und das spitzwinklige Abknicken des Verbindungsschlauches vom Port, was jedoch bei neu entwickelten Portsystemen nicht mehr möglich ist (Stroh et al., 2005)

nahme korrelierte mit der Gesamtzufriedenheit, ungeachtet negativer Symptome wie Dysphagie[15] und Regurgitation[16].

Aufgrunhd der vergleichsweise schlechten Ergebnisse, der schwierigen Patientenselektion und der hohen Rate an Revisionsoperationen geht die Zahl der Magenbandimplantationen zurück, neuere Zentren bieten es zum Teil gar nicht an.

Magenbypass-Verfahren

Magenbypass-Operationen basieren auf dem Prinzip, dass eine proximale Durchtrennung des Magens erfolgt mit Bildung eines kleinen Magenpouches, der die Nahrungsaufnahe begrenzt und somit eine effektive Restriktion bewirkt. Die Rekonstruktion zur Passagewiederherstellung erfolgt dann durch eine Anastomose zwischen Magenpouch und Dünndarm in verschiedenen Techniken. Durch eine Variation der Schlingenlängen kann eine mehr oder weniger stark ausgeprägte Malabsorption zusätzlich zu der Restriktion erzielt werden.

Den weltweiten Goldstandard stellt der proximale Roux-en-Y-Magenbypass dar, ein überwiegend restriktiver Eingriff. Auf diesen Eingriff soll in der Folge eingegangen werden, ebenso auf den Mini-Bypass, einen zunehmend angebotenen Eingriff.

Andere Bypässe, wie mittlerer oder distaler Bypass, stellen keine Routineeingriffe dar und werden hier nicht im Detail besprochen.

Proximaler Roux-en-Y-Magenbypass (RYGB)

Bei dieser Operation handelt es sich um den weltweit am meisten durchgeführten bariatrischen Eingriff. Der Mechanismus des RYGB beruht auf einer effektiven Restriktion durch einen kleinen Magenpouch, kombiniert mit einer eher geringen Malabsorption. Zur Kreation des Magenpouches wird der Magen im Magenfundus unmittelbar nach dem Übergang der Speiseröhre mit einer Klammernahttechnik durchtrennt und so ein kleines Reservoir (Restriktion) von ≤ 30 ml gebildet wird (CAADIP, 2010; Rubino et al., 2010). Die Passage des Chymus wird über eine ausgeschaltete Dünndarmschlinge gewährleistet, sodass Duodenum und das proximale Jejunum von der Nahrungspassage ausgeschlossen werden. Durch die verlängerten Schlingen bis zur Anastomose (Y-Rekonstruktion, siehe Abb. 16) wird eine gewisse Malabsorption hervorgerufen, die je nach Länge variiert (Kramer et al. 2010; Rubino et al, 2010). Beim Standard-RYGB werden die Schlingenlängen wie folgt gewählt: alimentäre Schlinge ca. 150 cm, biliopankreatische Schlinge ca. 50 cm.

---

[15] Dysphagie: Störung des normalen Schluck- und Schlingvorgangs, Schluckstörung
[16] Regurgitation: Zurückdringen von festen oder flüssigen Nahrungsteilen aus dem Magen in die Speiseröhre und in die Mundhöhle unmittelbar nach der Nahrungsaufnahme

Abb. 16 Schematische Darstellung des proximalen Magenbypass

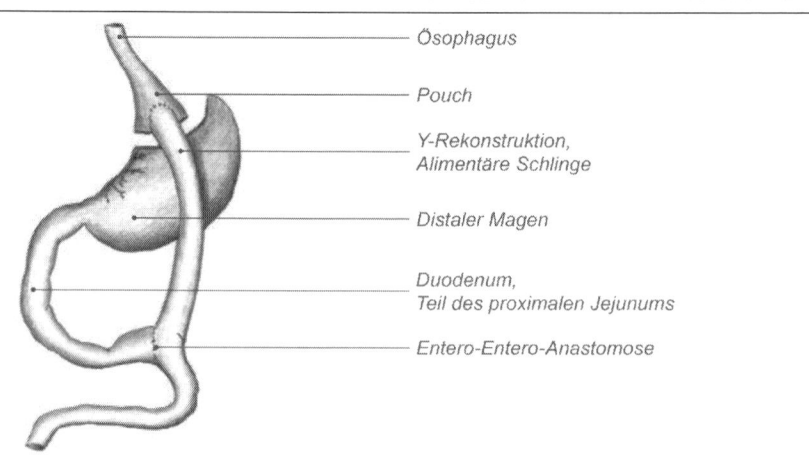

Bei der Anlage eines RYGB kann ein durchschnittlicher Gewichtsverlust von ca. 60-70 % des Übergewichtes erzielt werden (Buchwald et al., 2004, 2009; CAADIP, 2010). So ist bei einem Follow-up von 1 bis 2 Jahren 53 - 74 % EWL und beim Follow-up von 3-6 Jahre 55-74 % EWL beobachtet worden (Mechanick et al., 2008). Mit einer Verlängerung der Schlingen erhöht sich auch die Häufigkeit von malabsorptiven Symptomen. Diese Operationsmethode ist auch für Patienten mit einem BMI von ≥ 50 kg/m² geeignet (CAADIP, 2010; Horbach et al., 2008). In verschiedenen Studien wie Beckman, Beckman & Earthman (2010), Bock (2003), Carrasco et al. (2007), Rubino et al. (2010), Sjöström et al. (2007) und Sugerman et al. (1992) wurden die Wirksamkeit und Langzeiteffekte des Magenbypass beschrieben.

Bezüglich der Remission oder Besserung eines Typ 2 Diabetes, auch im Kontext metabolischer Chirurgie bei BMI < 35 kg/m², verspricht der Magenbypass sehr gute Ergebnisse mit einer hohen Rate an Komplettremissionen (Schauer et al., 2014).

Komplikationen, die kurz nach einer Magenbypass-Operation auftreten können, sind Leckagen der Klammernahtreihe, undichte Stellen in der Verbindung zwischen dem Magen und dem Dünndarm, Aastomosenstenosen, Blutungen und das sogenannte Dumping. Andere Komplikationen, die auch später auftreten können, sind Narbenhernien[17], innere Hernien, Darmobstruktion und Erbrechen, verursacht von einem durch Narbengewebe enger gewordenes Magen-Dünndarm-Stoma oder eine Pouchdilatation

---

[17] Narbenhernien: durch Überdehnung einer Narbe verursachte Hernie im Bereich der vorderen Bauchwand (Hernie: Eingeweidebruch mit sackartiger Ausstülpung des Bauchfells durch anatomisch präformierte Bauchwandlücken oder –schwachstellen und Hervortreten von Eingeweiden oder Organteilen aus der Bauchhöhle)

etc. (Colquitt et al., 2009). Die Rate an Reoperationen nach RYGB ist vergleichsweise gering.

Mini-Bypass (Omega-Loop Magenbypass)

Der Mini-Bypass stellt eine Modifikation in der Rekonstruktion im Vergleich zum oben beschriebenen Bypass dar.

Intraoperativ wird zunächst ebenso mit Durchtrennung des Magens ein kleiner Magenpouch gebildet, dieser aber etwas länger gewählt. In Abhängigkeit vom Ausgangs-BMI wird ca. 200 bis 300 cm nach dem Treitzschen Band die Verbindung des Pouches zum Jejunum (Gastroenterostomie) in Seit-zu-Seit Technik hergestellt. Durch den somit langen biliopankreatischen Schenkel kommt es zu einer stärkeren Rückresorption von Gallensäuren und zur Neutralisation von Verdauungsenzymen, die dann somit zur Verdauung bzw. Resorption nicht mehr zur Verfügung stehen, und auch haben die rückresorbierten Gallensäuren einen positiven metabolischen Effekt.

Abb. 17 Schematische Darstellung des Mini-Bypass

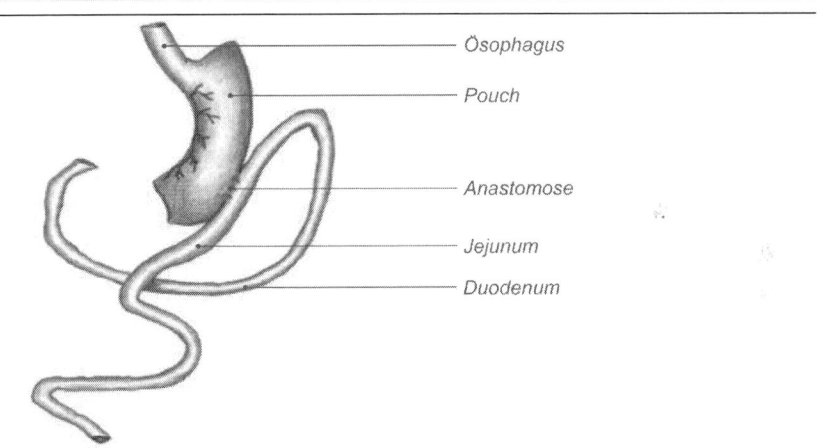

In ersten Studien ist der Mini-Bypass bezüglich der Ergebnisse marginal besser als der RYGB. Der Eingriff wird aber kontrovers diskutiert, da das Risiko eines Gallerefluxes besteht, der zu Ulzeration und auch zur Enstehung von Magentumoren führen kann. Zweifelsohne ist aber beim Mini-Bypass die Operationszeit kürzer und das Risiko geringer, da letztlich nur eine Anastomose nötig ist (Kular et al., 2014; Mahawar KK et al., 2013; Lee et al., 2012).

Schlauchmagen (Sleeve)

Die operative Bildung eines Schlauchmagens ist ein restriktives Verfahren, bei dem parallel zur kleinen Kurvatur des Magens, ausgehend vom Pylorus bis zum His-Winkel, bis zu 85 % des Magens inklusive des kompletten Magenfundus reseziert wird (Karamanakos et al., 2008; Wirth, 2008).

Abb. 18 Schematische Darstellung des Schlauchmagens (Sleeve)

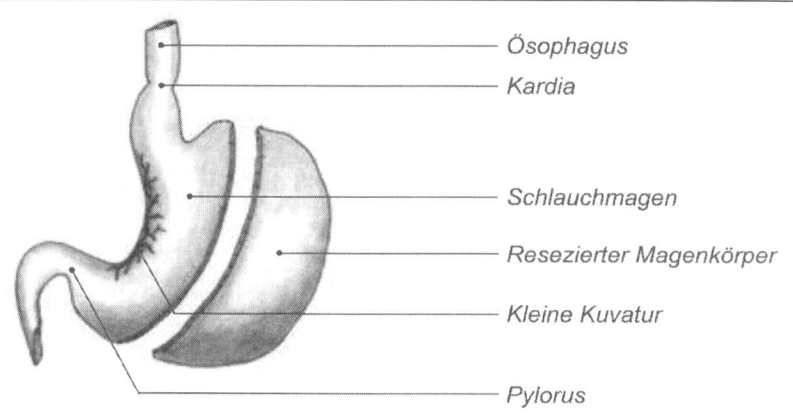

Die Wirkungsweise ist noch nicht abschließend geklärt. Ausgehend von der Restriktion der Nahrungszufuhr, spielen hormonelle Effekte sowie der Verlust des Hungergefühls eine entscheidende Rolle (Ashrafian & le Roux, 2009; Snyder-Marlow, Taylor & Lenhard, 2010; Weiner et al., 2008). Nach Weiner (2010) sind die hormonellen Effekte durch niedrigere Ghrelin-Spiegel[18] nicht dauerhaft, da sich der Körper wieder adaptiert. Bohdjalian et al. (2010) konnten diesen Befund in einer kleinen 5-jährigen Follow-up-Studie jedoch nicht bestätigen, da hier die Ghrelin-Spiegel niedrig blieben und die 26 Patienten (mit präoperativem BMI von im Mittel 48,2 kg/m^2) im Durchschnitt einen dauerhaften Gewichtsverlust von 55,0 ± 6,8 % des Übergewichtes zeigten. Nach Snyder-Marlow, Taylor & Lenhard (2010) können Patienten nach einer Schlauchmagenoperation eine durchschnittliche Gewichtsreduktion des Übergewichtes von 18-30 % nach einem Monat, von 37-41 % nach 3 Monaten, 54-61 % nach 6 Monaten und von 58-70 % nach einem Jahr erwarten.

In der Leitlinie der AACE/TOS/ASMBS werden folgende Gewichtsreduktionsraten angegeben: beim Follow-up von 1 bis 2 Jahren 33-58 % EWL und im Follow-up von 3 bis 6 Jahren 66 % EWL (Mechanick et al., 2008). Karamanakos et al. (2008) wiesen in

---

[18] Ghrelin: ein peripher aktives Peptidhormon, bestehend aus 28 Aminosäuren, das den Appetit stimuliert. Es wird hauptsächlich von den Epithelzellen des Magenfundus ausgeschieden, wobei nach Karamanakos et al. (2008) auch verstreute Zellen im ganzen Magendarmtrakt sowie nach Ashrafian & le Roux (2009) die Hypophyse Ghrelin produzieren. Zirkulierende Ghrelin-Spiegel sind invers korreliert mit dem Körpergewicht und steigen beim Gewichtsverlust. Zudem steigen die Spiegel beim Fasten und sinken schnell nach einer Mahlzeit. Die Effekte adipositaschirurgischer Eingriffe auf die Ghrelin-Spiegel sind nicht eindeutig und werden kontrovers diskutiert (Ashrafian & le Roux, 2009).

einer prospektiven Studie, in der 32 Patienten doppelblind randomisiert einer Magenbypass-Operation (MBO) oder einer Schlauchmagenoperation (SMO) zugeteilt wurden, nach, dass im Jahr nach der Operation die nüchternen Ghrelin-Spiegel in der SMO-Gruppe signifikant niedriger waren als präoperativ, sich aber in der MBO-Gruppe nicht signifikant geändert hatten. Die SMO-Gruppe (präoperative BMI im Mittel 45,1 kg/m^2) zeigte während des ganzen Jahres auch einen größeren Appetitverlust als die MBO-Gruppe (präoperative BMI im Mittel 46,6 kg/m^2). Der Gewichtsverlust lag nach 12 Monaten in der SMO-Gruppe bei 69,7 ± 14,6 % des Übergewichtes und in der MBO-Gruppe bei 60,5 ± 10,7 % des Übergewichtes. Das Volumen des Schlauchmagens betrug bei diesen Patienten 40 bis 60 ml. Die Operationen blieben in beiden Gruppen ohne intra- und postoperative Komplikationen (Karamanakos et al., 2008).

Als Komplikationen bei Schlauchmagenoperationen können Nachblutungen/Leckagen der Klammernahtreihe oder Magenischämie auftreten. In einer Studie von Himpens et al. (2006) kam dies jeweils vor bei 1 von 40 Patienten (2,5 %). In Deutschland wurden im Rahmen der Qualitätssicherungsstudie zur operativen Therapie der Adipositas in Deutschland von Stroh et al. (2009) im Zeitraum von 2006 bis 2007 bei 144 Patienten mit einem BMI von durchschnittlich 54,5 kg/m^2 folgende, mit dem Schlauchmagen zusammenhängende Komplikationen festgestellt: Blutungen bei 1,6 %, Leckagen der Klammernahtreihe bei 7,0 % und Stenosen bei 0,8 % der Patienten. Bei 4,6 % der Patienten war eine Reoperation notwendig. Die postoperative Mortalität lag bei 1,4 %. Allgemeine Komplikationen wie Fieber (länger als 2 Tage) sowie Herz-, Lungen- oder Nierenkomplikationen traten bei 14,1 % der Patienten auf (Stroh et al., 2009). Colquitt et al. (2009) stellten fest, dass eine relativ kurze Operationsdauer das Risiko für das Auftreten von Komplikationen reduziert. Auch werden die Operationsmethoden weiter entwickelt. Bohdjalian et al. (2010) umnähten/übernähten durchgehend die Klammernahtreihe, um Nachblutungen/Leckagen der Klammernaht vorzubeugen.

Das einfache Schlauchmagenverfahren wird zunehmend in der Adipositaschirurgie, nicht nur als „Zwischenoperation" bei Hoch-Risikopatienten, angewendet. Ein signifikanter Teil der Patienten nimmt dauerhaft Gewicht ab und braucht möglicherweise keine Konversion zu einer anderen Operationsart (ASMBS, 2010).

Biliopankreatische Diversion

Bei der biliopankreatischen Diversion (BPD) steht die malabsorptive Komponente im Vordergrund. Die Restriktion, hervorgerufen durch den horizontal abgetrennten distalen Magen mit einem Volumen von 200 bis 500 ml, ist gering ausgeprägt (Wirth, 2008). Der Restmagen wird mit dem distalen Dünndarm, der alimentären Schlinge von ca.

200 bis 250 cm, verbunden. Der ausgeschlossene Teil des Dünndarms (Duodenum, Jenunum und proximales Ileum), auch als biliopankreatische Schlinge bezeichnet, transportiert Gallen- und Pankreassekrete und wird 50 cm vor dem Übergang des Dünndarms zum Dickdarm mit der alimentären Schlinge verbunden (Abbildung 9). Somit stehen bei dieser Operation nur 50 cm des Dünndarms (Common Channel) für die Mischung von Nahrung und Verdauungssäften zur Verfügung (Rubino et al, 2010).

Abb. 19 Schematische Darstellung der Biliopankreatischen Diversion

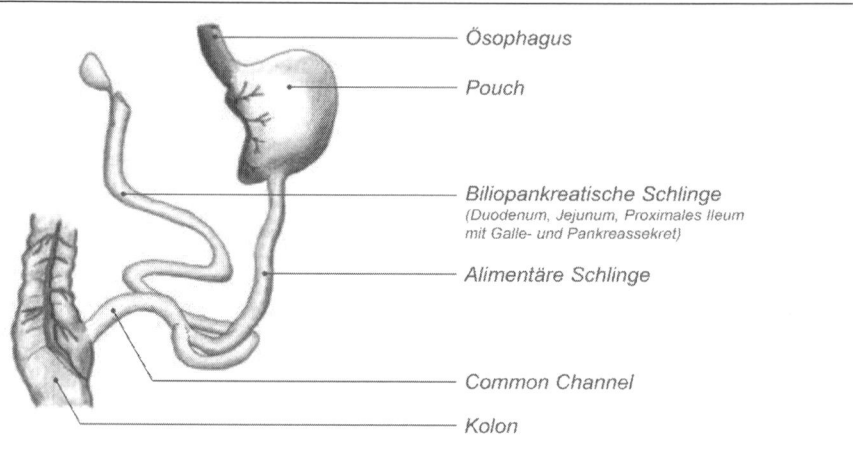

Scopinaro et al. (1998) berichteten bei einer Serie von 2.241 BPD-Patienten, welche in einem Zeitraum von 21 Jahren operiert worden waren, eine durchschnittliche permanente Gewichtsreduktion von 75 % des Übergewichtes. Die operative Mortalität lag bei den letzten 500 Patienten, operiert in der Zeit von Mai 1991 bis April 1997, bei 0,4 %, verursacht durch eine Lungenembolie bei 2 Patienten. Valera-Mora et al. (2005) berichteten ebenso über einen Gewichtsverlust von 75 % bei 107 Patienten innerhalb von zwei Jahren postoperativ. In den achtziger und neunziger Jahren gehörten zu den Komplikationen des BPD undichte Stellen bei den Anastomosen und Geschwüre der Anastomosen (3 bis 10 %), Narbenhernien (ca. 10 %), Darmobstruktion (1 %), Wundkomplikationen (ca. 1 %), Proteinmangel (3 bis 4 %), Hypoalbuminämie und Anämie (< 5 %), intraperitoneale Blutungen (ca. 0,4 %), Ödeme, Asthenie (Kraftlosigkeit) und Alopecia (Haarausfall). In Versuchen diese Komplikationen zu überwinden, sind viele Variationen dieser Operation entwickelt worden bzw. es wurde versucht „patientgerecht" zu operieren, das heißt, die Größe des Magenpouches und die Länge der alimentären Schlinge wurden den Patientenmerkmalen angepasst (Colquitt et al., 2009; Scopinaro et al., 1998).

Biliopankreatische Diversion mit Duodenalswitch

Diese Operation ist eine Weiterentwicklung der BPD. Die Besonderheit liegt in der Schlauchmagenbildung (Magenpouchvolumen 150-200 ml), in der Erhaltung des Magenpylorus und in einem doppelt so langen Common Channel. Das Duodenum wird ca. 2 cm unter dem Pylorus durchtrennt und durch eine Duodeno-Ileostomie (Duodenalswitch) mit der alimentären Schlinge verbunden. Die biliopankreatische Schlinge leitet die Verdauungssäfte durch eine Ileo-Ileostomie, ca. 100 cm vor dem Übergang des Dünndarms zum Dickdarm, in das Ileum (Rubino et al., 2010; Weiner, 2010).

Abb. 20 Schematische Darstellung der Biliopankreatischen Diversion mit Duodenalswitch

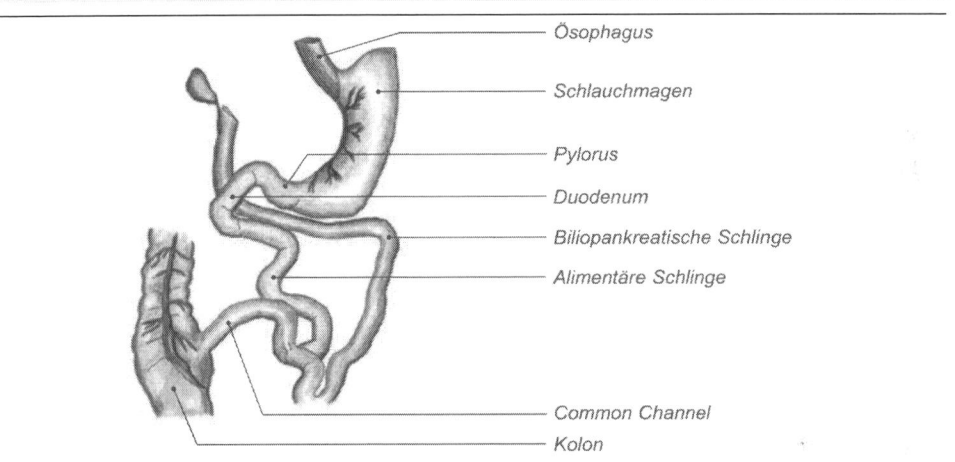

Anthone et al. führten zwischen 1992 und 2002 bei 701 Patienten BPD-DS Operationen durch. Der durchschnittliche Gewichtsverlust lag nach 6 Monaten bei 50 % des Übergewichts, nach einem Jahr bei 69 %, nach zwei Jahren bei 73 % und nach 5 oder mehr Jahren bei 66 %. Die perioperative (bis zu 30 Tagen postoperativ) Mortalität lag bei 1,4 % der Patienten. Eine signifikante perioperative Morbidität trat bei 2,9 % der Patienten wegen Leckagen an den Anastomosen, an der Klammernahtreihe oder am Duodenumstumpf, aufgrund von Blutungen, einer Dünndarmobstruktion, wegen Wunddehiszenz[19] und Rhabdomyolyse[20] auf. Eine Reoperation, um den Common Channel zu verlängern, war bei 40 Patienten (5,7 %) notwendig. Die Gründe dafür waren Mangelernährung (34 Patienten), persistierender Durchfall trotz Fettbeschränkung und Medikamenten (4 Patienten) sowie chronische, unklare Abdominalschmerzen (2 Patienten) (Anthone et al., 2003).

---

[19] Wunddehiszenz: Auseinanderweichen von Wundflächen
[20] Rhabdomyolyse: krankhafte Selbstauflösung der quer gestreiften Muskulatur

Buchwald et al. (2009) fanden in ihrer Metaanalyse für BPD/BPD-DS eine Gewichtsreduzierung im Mittel von 63,6 % des Übergewichtes (23 Studiengruppen, 3.127 Patienten). Dabei wurde der Gewichtsverlust von den Patienten über zwei Jahre und länger gehalten. In der Leitlinie der AACE/TOS/ASMBS werden folgende Gewichtsreduktionsraten gegeben: Follow-up 1-2 Jahre 65-83 % EWL, Follow-up 3-6 Jahre 62-81 % EWL, Follow-up 7-10 Jahre 60-80 % EWL (Mechanick et al., 2008). Wie in den Metaanalysen von Buchwald et al. (2004, 2009) zeigten Maggard et al. (2005) in einer Metaanalyse, dass der Gewichtsverlust beim BPD/BPD-DS-Verfahren größer ist als beim Magenbypass- und Magenbandverfahren. In Studien mit einem Follow-up von einem Jahr lag die durchschnittliche Gewichtsreduktion bei respektive 51,9 kg, 43,5 kg und 30,2 kg. In Studien mit einem Follow-up von ≥ 36 Monaten betrug der durchschnittliche Gewichtsverlust respektive 53,1 kg, 41,4 kg und 34,8 kg. O'Brien et al. (2006) kamen in ihrem systematischen Review zu einem ähnlichen Befund. Dabei ergaben 7 Studien zum BPD/BPD-DS, 18 zum Magenbypass und 18 Studien zum Magenband folgende Auswertung: Nach einem Jahr lag der durchschnittliche Gewichtsverlust des Übergewichtes bei BPD/BPD-DS bei 72 %, bei Magenbypass bei 67 % und 42 % nach Anlage eines Magenbands. Im Follow-up von drei Jahren lag der durchschnittliche Gewichtsverlust respektive bei 76 %, 62 % und 55 %.

Eine chirurgische Maßnahme zur Gewichtsreduktion ist ab einem BMI ≥ 40 kg/m² bzw. einem BMI ≥ 35 kg/m² mit zusätzlichen Komorbiditäten indiziert, sofern die konservative Behandlung bisher erfolglos blieb und hinreichend ausgeschöpft worden ist sowie, in Ausnahmefällen, keine Aussicht auf Erfolg verspricht.

Nach adipositaschirurgischen Verfahren wird eine Reduktion des BMI und Rückbildung oder Verbesserung der Komorbiditäten gesehen. Hierbei ist die Wahl des Operationsverfahrens entscheidend. Es lässt sich feststellen, dass eine größere Reduktion des BMI und häufiger eine Rückbildung/Verbesserung der Komorbiditäten bei kombinierten Verfahren im Vergleich zu den rein restriktiven Verfahren zu beobachten ist. Zum Sleeve, als eigenständiges Verfahren, liegen noch keine ausreichenden Langzeitergebnisse vor. Nach einer Magenbandoperation ist über mehrere Jahre ein stabiler Gewichtsverlust von ca. 50 % des Übergewichtes, auch für Patienten mit einer Adipositas Grad II/III, möglich. Langzeitkomplikationen, die eine Reoperation oder Umwandlung erfordern, waren über einen Zeitraum von mindestens 10 Jahren bei 31 % der Patienten notwendig. Operationstechniken, Geschicklichkeit und „Lernkurve" der Chirurgen spielen hierbei, wie bei allen adipositaschirurgischen Eingriffen, eine bedeutende Rolle. Als schwierigstes Problem beurteilen Patienten die Unfähigkeit, bestimmte Nahrungsmittel zu konsumieren.

Nach einer Magenbypass-Operation ist über mehrere Jahre ein stabiler Gewichtsverlust von ca. 60 % des Übergewichtes möglich, auch bei Patienten mit einem BMI ≥ 50 kg/m². Langzeitkomplikationen, die eine Reoperation oder Umwandlung erfordern, lagen in einem Zeitraum von 10 Jahren bei 17 % der Patienten.

Nach einer Schlauchmagen-Operation können Patienten eine durchschnittliche Gewichtsreduktion des Übergewichts von 18 bis 30 % nach einem Monat, von 37 bis 41 % nach 3 Monaten, von 54 bis 61 % nach 6 Monaten und von 58 % bis 70 % nach einem Jahr erwarten. Über mehrere Jahre ist ein stabiler Gewichtsverlust möglich. Bei der Anlage eines schmalen Magenschlauches (Magenvolumen 40 bis 60 ml) kann die Gewichtsreduzierung selbst größer sein als nach einer Magenbypass-Operation. Langzeitkomplikationen wurden in Deutschland im Zeitraum von 2006 bis 2007 bei 9,4 % der Patienten gesehen, bei 4,6 % der Patienten wurde eine Reoperation notwendig. International werden Schlauchmagenverfahren zunehmend als Einzeloperationen angewendet.

Nach einer BPD ist über viele Jahre ein stabiler Gewichtsverlust von ca. 75 % des Übergewichtes möglich. Im Bemühen, die Komplikationsraten zu verbessern, sind im Laufe der Jahre viele Variationen dieser Operation entwickelt worden.

Bei BPD/BPD-DS ist ein stabiler Gewichtsverlust von 60 bis 80 % des Übergewichtes über mehrere Jahre möglich. Im Vergleich der Verfahren BPD/BPD-DS, Magenbypass und Magenband erzielen BPD/BPD-DS die größten Gewichtsverluste, die geringsten traten nach Magenbandoperationen auf.

Komplikationen, die nach allen adipositaschirurgischen Operationen im Laufe der Jahre auftreten können, sind Magengeschwüre und Reflux-Ösophagitis (Colquitt et al., 2009). Diese Komplikationen werden durch die prophylaktische Gabe von Protonenpumpenhemmer reduziert bzw. vorgebeugt. Jedoch können diese Medikamente die Entstehung von Vitamin B_{12}-Defiziten begünstigen (Aills et al., 2008). Die Entstehung von Cholelithiasis während der Phase der starken Gewichtsreduktion kann signifikant durch Prophylaxe mit Ursodeoxycholsäure reduziert werden (CAADIP, 2010).

Exkurs nicht-operative Verfahren – Endoskopische Adipositastherapie

Die endoskopische Therapie der Adipositas ist ein Gebiet, welches in den letzten Jahren eine sehr dynamische Entwicklung erfährt. Während die endoskopische Implantation eines Magenballons ein seit mehreren Jahren etabliertes Verfahren ist, werden ständig neue endoskopische Verfahren entwickelt, welche zur Therapie der Adipositas eingesetzt werden können. Ein wichtiger Grund für das kontinuierliche Bestreben, neue endoskopische Therapieverfahren zu entwickeln, ist das deutlich erhöhte Operationsrisiko adipöser Patienten. Eine dieser Neuentwicklungen ist der EndoBarrier®. Im Folgenden sollen beide erwähnten endoskopischen Therapieverfahren näher vorgestellt werden: der Magenballon als etabliertes und der EndoBarrier® als neu entwickeltes endoskopisches Therapieprinzip.

Magenballon

Der Magenballon (Abb. 20) ist das endoskopische Verfahren zur Therapie der Adipositas, welches uns am längsten zur Verfügung steht. Er wurde bereits 1982 beschrieben (Nieben & Harboe, 1982). Der Magenballon ist ein restriktives Verfahren. Dies bedeutet, dass der gewünschte Effekt vorwiegend durch die Verringerung des Magenvolumens zustande kommt. Hierzu wird endoskopisch der noch nicht entfaltete Ballon im Magen platziert und dann zur gewünschten Größe entfaltet. Dafür wird er mit Luft oder

Flüssigkeit gefüllt. Der weit verbreitete und gut etablierte BioEnterics® Intragastric Balloon (BIB®, Inamed Health; Santa Barbara, CA, USA) wird mit 400 bis 700 ml sterilem Natriumchlorid (NaCl) gefüllt. Die Flüssigkeit ist mit einem Farbstoff versehen, damit ein Flüssigkeitsverlust durch Verfärben des Urins festgestellt werden kann. Im Falle eines Flüssigkeitesverlustes muss der Ballon vorzeitig entfernt werden, um eine Dislokation in den Dünndarm und einen möglichen Darmverschluss zu verhindern. Nach sechs Monaten wird der Magenballon endoskopisch wieder entfernt.

Tab. 12   Kontraindikationen Magenballon

- Voroperierter Magen
- Hernie > 5cm
- Gerinnungsstörung
- Potentiell blutungsgefährdete Läsion im oberen GI-Trakt
- Schwangerschaft, Stillperiode
- Schwere Lebererkrankung
- Drogen- und Alkoholmissbrauch

Mit dem Magenballon kann in zwei Drittel der Fälle ein Gewichtsverlust erreicht werden (Dumonceau, 2008; Genco et al., 2013; Pretolesi et al., 2001). Dabei ist die Abnahme des Übergewichtes geringer, je höher der Ausgangs-BMI ist (Dumonceau, 2008; Genco et al., 2006). Nach Entfernung des Magenballons tritt jedoch bei vielen Patienten wieder eine Zunahme des Gewichtes auf (Herve et al., 2005; Kotzampassi et al., 2012; Mathus-Vliegen, Tytgat, 2005).

Durch die Therapie mit einem Magenballon kann nicht nur ein Gewichtsverlust erreicht werden. Es ist auch eine deutliche Besserung adipositasassoziierter Begleiterkrankungen möglich (Genco et al., 2005). Dies betrifft insbesondere den Dia-betes mellitus Typ 2 und die arterielle Hypertonie (Chan et al., 2008; Crea et al., 2009; Mui et al., 2010; Ricci et al., 2008). Langzeituntersuchungen zur Entwicklung der Be-gleiterkrankungen nach Therapie mit einem Magenballon liegen nicht vor.

| Abb. 21 Magenballon

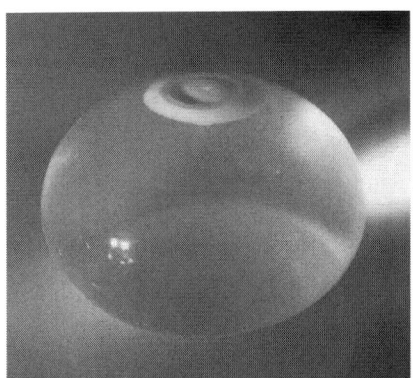

| Abb. 22 Lage des Ballons im Magen

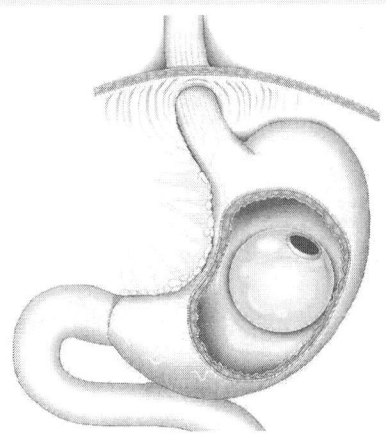

Häufig wird die Therapie mit einem Magenballon als erster Schritt in einem zweistufigen Therapiekonzept vor einer bariatrischen Operation eingesetzt. Durch den Magenballon soll dabei eine erste Gewichtsreduktion erreicht werden. Damit einher geht auch eine Verbesserung der Leberverfettung (Lee et al., 2012). Durch die präoperative Magenballontherapie ist eine relevante Verkürzung der Operationszeit für die folgende bariatrische Operation zu erreichen (Zerrweck et al., 2012).

EndoBarrier®

Der EndoBarrier® ist ein neues innovatives endoskopisches Verfahren. In Europa ist er aktuell zur Therapie des Diabetes mellitus Typ 2 bei adipösen Patienten zugelassen. Neben der Verbesserung des Diabetes mellitus ist aber mit dem Therapieverfahren vor allem auch eine Gewichtsreduktion zu erreichen.

Das Wirkungsprinzip des EndoBarrier® unterscheidet sich grundlegend vom Magenballon. Es orientiert sich an den prinzipiellen Wirkungsmechanismen bariatrischer Operationen wie dem Roux-Y-Magenbypass (Abb. 21). Der 60 cm lange Teflonschlauch wird endoskopisch im oberen Duodenum platziert und verankert. Das im Durchmesser beschränkte Aufnahmevermögen dieses Schlauches bedingt auch einen restriktiven Effekt. Kombiniert wird dieser aber zusätzlich mit zahlreichen Effekten durch die funktionelle Ausschaltung des oberen Dünndarms. Die Nahrungsbestandteile innerhalb des EndoBarrier® kommen in diesem Bereich nicht mit den Verdauungsenzymen des Pankreassekretes in Kontakt und die Resorptionsfläche des Darmes wird verkleinert. Zusätzliche metabolische Effekte werden vermutet. Der EndoBarrier® wird nach einem Jahr endoskopisch entfernt.

| Abb. 23 Entfalteter EndoBarrier® | Abb. 24 Endoskopisch angelegter Endo Barrier®

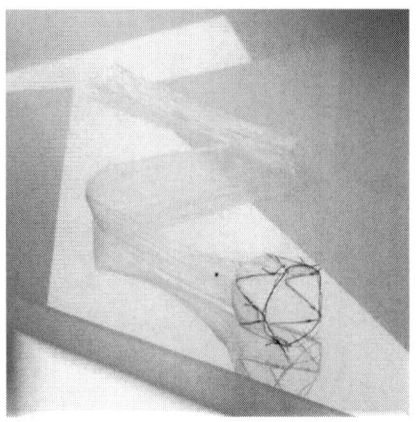 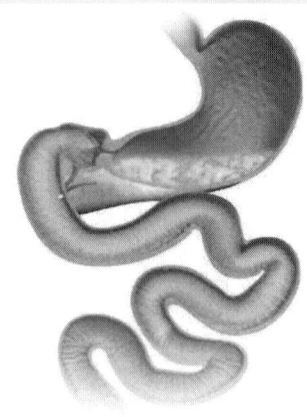

Mit dem Verankerungssystem des EndoBarrier® im oberen Duodenum ist ein Blutungsrisiko verbunden. Daher ist es wichtig, dass die Patienten mit einem EndoBarrier® regelmäßig Protonenpumpeninhibitoren einnehmen. Aus diesem Grund ist der Einsatz bei Patienten mit einem erhöhten Blutungsrisiko, auch durch die Einnahme gerinnungshemmender Medikamente, Thrombozytenaggregationshemmer und nicht steroidaler Antirheumatika kontraindiziert. Erste Ergebnisse mit diesem Verfahren im Einsatz am Menschen wurden 2009 veröffentlicht (Rodriguez et al., 2009). Seither konnte auch in anderen Studien nachgewiesen werden, dass mit diesem System in vielen Fällen eine Verbesserung des Diabetes mellitus Typ 2 erreicht werden kann (de Jonge et al., 2013). Zusätzlich wird mit dem EndoBarrier® in vielen Fällen ein nachhaltiger Gewichtsverlust erzielt (Escalona et al., 2012). Bei wie vielen der behandelten Patienten die Therapie versagt und bei welchem Prozentsatz sie erfolgreich ist, kann heute noch nicht sicher beurteilt werden. Hierzu sind weitere Untersuchungen notwendig.

Literatur

Aills L, Blankenship J, Buffington C, Furtade M, Parratott J. Allied Health Nutritional Guidelines for the Surgical Weight Loss Patient. American Society for Metabolic and Bariatric Surgery. Surg Obes Relat Dis 2008; 4: 73–108

Anderwald CH, Tura A, Promintzer-Schifferl M, Prager G, Stadler M, Ludvik B, Esterbauer H, Bischof MG, Luger A, Pacini G, Krebs M. Alterations in gastrointestinal endocrine, and metabolic processes after bariatric Roux-en-Y gastric bypass surgery. Diabetes Care 2012; 35: 2580–2587

Anthone GJ, Lord RV, DeMeester TR, Crookes PF. The duodenal switch operation for the treatment of morbid obesity. Ann Surg 2003; 238: 618–627

Ashrafian H, le Roux CW. Metabolic surgery and gut hormones - a review of bariatric entero-humoral modulation. Physiol Behav 2009; 97: 620–631

ASMBS: Updated position statement on sleeve gastrectomy as a bariatric procedure Surgery for Obesity and Related Diseases 2010, 6: 1–5

Beckman LM, Beckman TR, Earthman CP. Changes in gastrointestinal hormones and leptin after Roux-en-Y gastric bypass procedure: a review. J Am Diet Assoc 2010; 110: 571–584

Beglinger C. Die Rolle des Gastrointestinaltraktes in der Regulation der Nahrungsaufnahme beim Menschen. Aktuel Ernaehr Med 2002; 27: 389–394

Benedix F, Meyer F, Klose S, Stroh C, Lippert H. Is there a role for surgery in the treatment of type 2 diabetes? Dtsch Med Wochenschr 2014; 139(5): 207–12

Blüher M. Adipokines – removing road blocks to obesity and diabetes therapy. Mol Metab 2014; 21: 230–240

Bock A. Roux-en-Y Gastric Bypass: The Dietitian´s and Patient´s Perspectives. Nutr Clin Pract 2003; 18: 141–144

Bockelbrink A, Stöber Y, Roll S, Vauth C, Willich SN, von der Schulenburg JM. Medizinische und ökonomische Beurteilung der bariatrischen Chirurgie (Adipositaschirurgie) gegenüber konservativen Strategien bei erwachsenen Patienten mit morbider Adipositas. GMS Health Technol Assess 2008; 4: Doc06

Bohdjalian A, Langer FB, Shakeri-Leidenmuhler S et al. Sleeve Gastrectomy as Sole and Definitive Bariatric Procedure: 5-Year Results for Weight Loss and Ghrelin. Obes Surg 2010; 20(5): 535–540

Bohdjalian A, Langer FB, Shakeri-Leidenmühler S, Gfrerer L, Ludvik B, Zacherl J et al. Sleeve Gastrectomy as Sole and Definitive Bariatric Procedure: 5-Year Results for Weight Loss and Ghrelin. Obes Surg 2010; 20(5): 535–540

Buchwald H, Avidor Y, Braunwald E, Jensen MD, Pories W, Fahrbach K, Schoelles K. Bariatric surgery: a systematic review and meta-analysis. JAMA 2004; 292(14): 1724–37

Buchwald H, Estok R, Fahrbach K, Banel D, Jensen MD, Pories WJ et al. Weight and type 2 diabetes after bariatric surgery: systematic review and meta-analysis. Am J Med 2009; 122: 248–256

Buchwald H. Consensus Conference Statement: Bariatric surgery for morbid obesity: Health implications for patients, health professionals, and third-party payers. J Am Coll Surg 2005; 200: 593–604

Bundessozialgericht, Urteile vom 19.02.2003, Az.: B 1 KR 1/02 R, Az: B 1 KR 14/02 R, Az: B 1 KR 37/01 R, Az: B 1 KR 25/02 R, Az: B 1 KR 2/02 R

Burton PR, Brown W, Laurie C, Lee M, Korin A, Anderson M et al. Outcomes, Satiety, and Adverse Upper Gastrointestinal Symptoms Following Laparoscopic Adjustable Gastric Banding. Obes Surg 2011; 21(5): 574–581

CAADIP. Deutsche Gesellschaft für Allgemein- und Viszeralchirurgie – Chirurgische Arbeitsgemeinschaft für Adipositastherapie, Deutsche Adipositas-Gesellschaft, Deutsche Gesellschaft für Psychosomatische Medizin und Psychotherapie, Deutsche Gesellschaft für Ernährungsmedizin. S3-Leitlinie „Chirurgie der Adipositas"; 2010

Carlsson LM, Peltonen M, Ahlin S, Anveden Å, Bouchard C, Carlsson B, Jacobson P, Lönroth H, Maglio C, Näslund I, Pirazzi C, Romeo S, Sjöholm K, Sjöström E, Wedel H, Svensson PA, Sjöström L. Bariatric surgery and prevention of type 2 diabetes in Swedish obese subjects. N Engl J Med. 2012; 367(8): 695–704

Carrasco F, Papapietro K, Csendes A, Salazar G, Echenique C, Lisboa C et al. Changes in resting energy expenditure and body composition after weight loss following Roux-en-Y gastric bypass. Obes Surg, 2007; 17: 608–616

Chan AO, Chow WS, Lam KF, Hsu A, Hung I, Chan P, But D, Seto WK, Lam KS. The effect of intragastric balloon placement on weight loss and type 2 diabetes control. Aliment Pharmacol Ther 2008; 28: 162–164; author reply 164–165

Chang SH, Stoll CR, Colditz GA. Cost-effectiveness of bariatric surgery: should it be universally available? Maturitas 2011; 69(3): 230–238

Colquitt JL, Picot J, Loveman E, Clegg AJ. Surgery for obesity. Cochrane Database Syst Rev 2009; 2: CD 003641

Crea N, Pata G, Della Casa D, Minelli L, Maifredi G, Di Betta E, Mittempergher F. Improvement of metabolic syndrome following intragastric balloon: 1 year follow-up analysis. Obes Surg 2009; 19: 1084–1088

Crémieux PY, Buchwald H, Shikora SA, Ghosh A, Yang HE, Buessing M. A study on the economic impact of bariatric surgery. Am J Manag Care 2008; 14(9): 589–596

DAG. Deutsche Adipositas-Gesellschaft. Interdisziplinäre Leitlinie der Qualität S3 zur „Prävention und Therapie der Adipositas"; 2014

DAK 2013. „XXL-Patienten: Kostenexplosion bei Magen-Operationen, Statistik der DAK-Gesundheit – Ausgaben seit 2008 verdoppelt", Pressemitteilung der DAK Gesundheit vom 10.09.2013 (Verfügbar unter: http://www.dak.de/dak/download/Pressemitteilung_XXL-Patienten-1319654.pdf, Zugriff am: 26.05.2014)

Davies DJ, Baxter JM, Baxter JN. Nutritional Deficiencies After Bariatric Surgery. Obes Surg 2007; 17: 1150–1158

de Jonge C, Rensen SS, Verdam FJ, Vincent RP, Bloom SR, Buurman WA, le Roux CW, Schaper NC, Bouvy ND, Greve JW. Endoscopic duodenal-jejunal bypass liner rapidly improves type 2 diabetes. Obes Surg 2013; 23: 1354–1360

de Zwaan, M, Mühlhans, B. Eating Behavior Pre and Post Bariatric Surgery. Aktuel Ernaehr Med 2009; 34: 83–87

de Zwaan, M, Wolf AM, Herpertz S. Psychosomatische Aspekte der Adipositaschirurgie: Was ist empirisch gesichert? Dtsch Arztebl 2007; 104: A2577–A2583

DeStatis 2013: Fallpauschalenbezogene Krankenhausstatistik (DRG-Statistik), Operationen und Prozeduren der vollstationären Patientinnen und Patienten in Krankenhäusern 2012 bis zum kodierbaren Endpunkt, Statistisches Bundesamt, Wiesbaden 2013

Dimitriadis E, Daskalakis M, Kampa M, Peppe A, Papadakis JA, Melissas J. Alterations in gut hormones after laparoscopic sleeve gastrectomy. A prospective clinical and laboratory investigational study. Ann Surg 2013; 257: 647–654

Dumonceau JM. Evidence-based review of the Bioenterics intragastric balloon for weight loss. Obes Surg 2008; 18: 1611–1617

Escalona A, Pimentel F, Sharp A, Becerra P, Slako M, Turiel D, Munoz R, Bambs C, Guzman S, Ibanez L et al. Weight loss and metabolic improvement in morbidly obese subjects implanted for 1 year with an endoscopic duodenal-jejunal bypass liner. Ann Surg 2012; 255: 1080–1085

Evans S, Pamuklar Z, Rosko J, Mahaney P, Jiang N, Park C, Torquati A. Gastric bypass surgery restores meal stimulation of the anorexigenic gut hormones Glucagon-like peptide-1 and Peptide YY independently of caloric restriction. Surg Endosc 2012; 26: 1086–1094

Ewing BT, Thompson MA, Wachtel MS, Frezza EE. A cost-benefit analysis of bariatric surgery on the South Plains region of Texas. Obes Surg. 2011; 21(5): 644–9

Faria GR, Preto JR, Costa-Maia J. Gastric bypass is a cost-saving procedure: results from a comprehensive Markov model. Obes Surg 2013;23:460–466

Fobi MA. Surgical treatment of obesity: a review. J Natl Med Assoc 2004; 96: 61–75

Franco JV, Ruiz PA, Palermo M, Gagner M. A review of studies comparing three laparoscopic procedures in bariatric surgery: sleeve gastrectomy, Roux-en-Y gastric bypass and adjustable gastric banding. Obes Surg 2011; 21(9): 1458–68

Fried M, Hainer V, Basdevant A, Buchwald H, Deites M, Finer N et al. Interdisciplinary European guidelines on surgery of severe obesity. Obesity Facts 2008; 1: 52–59

Fried M, Yumuk V, Oppert JM, Scopinaro N, Torres A, Weiner R, Yashkov Y, Frühbeck G; International Federation for Surgery of Obesity and Metabolic Disorders-European Chapter (IFSO-EC); European Association for Study of Obesity (EASO). Interdisciplinary European guidelines on metabolic and bariatric surgery. Obes Surg 2014; 24(1): 42–55

Genco A, Bruni T, Doldi SB, Forestieri P, Marino M, Busetto L, Giardiello C, Angrisani L, Pecchioli L, Stornelli P et al. BioEnterics Intragastric Balloon: The Italian Experience with 2,515 Patients. Obes Surg 2005; 15: 1161–1164

Genco A, Cipriano M, Bacci V, Cuzzolaro M, Materia A, Raparelli L, Docimo C, Lorenzo M, Basso N. BioEnterics Intragastric Balloon (BIB): a short-term, double-blind, randomised, controlled, crossover study on weight reduction in morbidly obese patients. Int J Obes (Lond) 2006; 30: 129–133

Genco A, Lopez-Nava G, Wahlen C, Maselli R, Cipriano M, Sanchez MM, Jacobs C, Lorenzo M. Multi-Centre European Experience with Intragastric Balloon in Overweight Populations: 13 Years of Experience. Obes Surg 2013; 23(4): 515–521

Gesligen R, Zengin K, Kocael A, Baysal B, Kocael P, Erman H, Taskin M, Uzun H. Effecrs of laparoscopic gastric band applications on plasma and fundic acylated ghrelin levels in morbidly obese patients. Obes Surg 2012; 22: 299–305

Hady HR, Golaszweski P, Zbucki RL, Dadan J. The influence of laparoscopic adjustable gastric banding and laparoscopic sleeve gastrectomy on weight loss, plasma ghrelin, insulin, glucose and lipids. Folia Histochem Cytobiol 2012; 50: 292–303

Harvey EJ, Arroyo K, Korner J, Inabnet WB. Hormone changes affecting energy homeostasis after metabolic surgery. Mt Sinai J Med 2010; 77: 446–465

Hasenberg T, Shang E. Operative Verfahren zur Behandlung der morbiden Adipositas. Adipositas 2011; 5: 37–45

Heber D, Greenway FL, Kaplan LM, Livingston E, Salvador J, Still C; Endocrine Society. Endocrine and nutritional management of the post-bariatric surgery patient: an Endocrine Society Clinical Practice Guideline. J Clin Endocrinol Metab 2010; 95(11): 4823–43

Hedberg J, Hedenström H, Karlsson FA, Edén-Engström B, Sundbom M. Gastric emptying and postprandial PYY response after biliopancreatic diversion with duodenal switch. Obes Surg 2011; 21: 609–615

Hellbardt M. Entscheidungsfindung für einen bariatrischen Eingriff – Qualitative Befragung adipöser Patienten. Aktuel Ernahrungsmed 2013; 38: 188–194

Hellbardt M. Ernährung vor und nach bariatrischen Eingriffen. Ernaehrungs Umschau 2012; 59: 642–654

Herve J, Wahlen CH, Schaeken A, Dallemagne B, Dewandre JM, Markiewicz S, Monami B, Weerts J, Jehaes C. What becomes of patients one year after the intragastric balloon has been removed? Obes Surg 2005; 15: 864–870

Himpens J, Dapri G & Cadiere GB. A prospective randomized study between laparoscopic gastric banding and laparoscopic isolated sleeve gastrectomy: results after 1 and 3 years. Obes Surg 2006; 16: 1450–1456

Holdstock C, Engström BE, Öhrvall M, Lind L, Sundbom M, Karlsson FA. Ghrelin and adipose tissue regulatory peptides: Effect of gastric bypass surgery in obese humans. J Clin Endocrinol Metab 2003; 88: 3177–3183

Horbach T. Teske V, Bertz M, Krüger S. Restriktive Operationsverfahren der bariatrischen Chirurgie – welche Unterschiede gibt es? Adipositas 2008; 1: 7–10

Husemann B. Chirurgische Therapie der extremen Adipositas. In: Wechsler JG, Hrsg. Adipositas. Berlin, Wien: Blackwell; 2003: 297–326

Hüttl P. Adipositaschirurgie-Der Weg zur Kostenübernhame. München: Dr. Peter Hüttl; 2011

Hüttl PE, Hüttl TP. Rechtsfragen der Adipositas-Chirurgie. Der Chirurg 2010; BDC 9: 485–492

Ikramuddin S, Korner J, Lee WJ, Connett JE, Inabnet WB, Billington CJ, Thomas AJ, Leslie DB, Chong K, Jeffery RW, Ahmed L, Vella A, Chuang LM, Bessler M, Sarr MG, Swain JM, Laqua P, Jensen MD, Bantle JP. Roux-en-Y gastric bypass vs intensive medical management for the control of type 2 diabetes, hypertension, and hyperlipidemia: the Diabetes Surgery Study randomized clinical trial. JAMA 2013; 309(21): 2240–9

InEK 2014: Institut für das Entgeltsystem im Krankenhaus, Datenveröffentlichung gem. § 21 KHEntgG, G-DRG Browser für das Datenjahr 2012 (www.g-drg.de)

Jakobsen GS, Hofsø D, Røislien J et al. Morbidly Obese Patients – Who Undergoes Bariatric Surgery? Obes Surg 2010; 20: 1142–1148

Johnson Stoklossa C, Atwal S. Nutrition Care for Patients with Weight Regain after Bariatric Surgery. Gastroenterol Res Pract. 2013; 2013: 256145

Karamanakos SN, Vagenas K, Kalfarentzos F, Alexandrides TK. Weight loss, appetite suppression, and changes in fasting and postprandial ghrelin and peptide-YY levels after Roux-en-Y gastric bypass and sleeve gastrectomy: a prospective, double blind study. Ann Surg 2008; 247: 401–407

Karim MA, Ahmed J, Arneil C, Ali A. Utilization of hospital services by obese patients before and after bariatric surgery. Surg Today 2013; 43(10): 1129–33

Karlsson J, Taft C, Rydén A, Sjöström L, Sullivan M. Ten-year trends in health-related quality of life after surgical and conventional treatment for severe obesity: the SOS intervention study. Int J Obes (Lond) 2007; 31(8): 1248–61

Karmali S, Kadikoy H, Brandt ML et al. What Is My Goal? Expected Weight Loss and Comorbidity Outcomes Among Bariatric Surgery Patients. Obes Surg 2011; 21: 595–603

Karra E, Yousseif A, Batterham RL. Mechanisms facilitating weight loss and resolution of type 2 diabetes following bariatric surgery. Trends Endocrinol Metab 2010; 21(6): 337–344

Kasper H, Scheppach W. Erkrankungen des Gastrointestinaltraktes. In: Biesalski HK, Hrsg. Ernährungsmedizin. Stuttgart, New York: Georg Thieme; 2004

Kinzl JF, Schrattenecker M, Traweger C et al. Quality of Life in Morbidly Obese Patients after Surgical Weight Loss. Obes Surg 2007; 17: 229–235

Kinzl JF, Trefalt E, Fiala M et al. Partnership, Sexuality, and Sexual Disorders in Morbidly ObeseWomen: Consequences ofWeight Loss After Gastric Banding. Obes Surg 2001; 11: 455–458

Klein S, Ghosh A, Cremieux PY, et al. Economic impact of the clinical benefits of bariatric surgery in diabetes patients with BMI >/=35 kg/m(2). Obesity (Silver Spring) 2011; 19: 581-7

Kohli R, Bradley D, Setchell KD, Eagon JC, Abumrad N, Klein S. Weight loss induced by Roux-en-Y gastric bypass but not laparoscopic adjustable gastric banding increases circulating bile acids. J Clin Endocrinol Metab 2013; 98: E708–E712

Korner J, Bessler M, Inabnet W, Taveras C, Holst JJ. Exaggerated GLP-1 and blunted GIP secretion are associated with Roux-en-Y gastric bypass but not adjustable gastric banding. Surg Obes Relat Dis 2007; 3: 597–601

Korner J, Inabnet W, Febres G et al. Prospective study of gut hormone and metabolic changes after adjustable gastric banding and Roux-en-Y gastric bypass. Int J Obes 2009;33: 786–95

Kotzampassi K, Grosomanidis V, Papakostas P, Penna S, Eleftheriadis E. 500 intragastric balloons: what happens 5 years thereafter? Obes Surg 2012; 22: 896–903

Kramer KM, Küper MA & Königsrainer A. Bariatrische Chirurgie. In Biesalski HK, Bischoff SC, Pchstein C, Hrsg. Ernährungsmedizin. Stuttgart, New York: Georg Thieme; 2010

Kramer KM, Küper MA, Königsrainer A. Bariatrische Chirurgie. In: Biesalski HK, Bischoff SC, Puchstein C, Hrsg. Ernährungsmedizin. Stuttgart, New York: Georg Thieme; 2010

Kriwanek S, Abdullah SA, Beckerhinn P, Hoffer F, Schermann M. Malabsorptive Eingriffe bei morbider Adipositas. J Ernährungsmed 2004; 6(3): 10–13

Kular KS, Manchanda N, Rutledge R. A 6-Year Experience with 1,054 Mini-Gastric Bypasses-First Study from Indian Subcontinent. Obes Surg 2014; 24(4): 643–644.

Laferrère B, Teixeira J, McGinty J, Tran H, Egger JR, Colarusso A et al. Effect of weight loss by gastric bypass surgery versus hypocaloric diet on glucose and incretin levels in patients with type 2 diabetes. J Clin Endocrinol Metab 2008; 93: 2479–2485

Lee WJ, Ser KH, Lee YC, Tsou JJ, Chen SC, Chen JC. Laparoscopic Roux-en-Y vs. mini-gastric bypass for the treatment of morbid obesity: a 10-year experience. Obes Surg 2012; 22(12): 1827–1834

Lee YM, Low HC, Lim LG, Dan YY, Aung MO, Cheng CL, Wee A, Lim SG, Ho KY. Intragastric balloon significantly improves nonalcoholic fatty liver disease activity score in obese patients with nonalcoholic steatohepatitis: a pilot study. Gastrointest Endosc 2012; 76: 756–760

LibertonM, Dixon JB, Laurie C et al. Patient Motivation for Bariatric Surgery: Characteristics and Impact on Outcomes. Obes Surg 2004; 14: 392–398

Lugari R, Dei Cas A, Ugolotti D, Barilli AL, Camellini C, Ganzerla GC, Luciani A, Salerni B, Mittensperger F, Nodari S, Gnudi A, Zandomeneghi R. Glucagon-like peptide 1 (GLP-1) secretion and plasma dipeptidyl peptidase IV (DPP-IV) activity in morbidly obese patients undergoing biliopancreatic diversion. Horm Metab Res 2004; 36: 111–115

Maggard MA, Shugarman LR, Suttorp M, Maglione M, Sugerman HJ, Livingston EH et al. Meta-analysis: surgical treatment of obesity. Ann Intern Med 2005; 142: 547–559

Mahawar KK, Jennings N, Brown J, Gupta A, Balupuri S, Small PK. "Mini" gastric bypass: systematic review of a controversial procedure. Obes Surg 2013; 23(11): 1890–1898

Makary MA, Clark JM, Shore AD, et al. Medication utilization and annual health care costs in patients with type 2 diabetes mellitus before and after bariatric surgery. Arch Surg 2010; 145: 726–31

Mäklin S et al. Cost–utility of bariatric surgery for morbid obesity in Finland. Br J Surg 2011; 98: 1422–1429

Mathus-Vliegen EM, Tytgat GN. Intragastric balloon for treatment-resistant obesity: safety, tolerance, and efficacy of 1-year balloon treatment followed by a 1-year balloon-free follow-up. Gastrointest Endosc 2005; 61: 19–27

Mechanick JI, Kushner RF, Sugerman HJ, Gonzales-Campoy JM, Collazo-Clavell ML, Guven S et al. Medical Guidelines for Clinical Practice for the perioperative Nutritional, Metabolic, and Nonsurgical Support of the Bariatric Surgery Patient. American Association of Clinical Endocrinologists, The Obesity Society, American Society for Metabolic and Bariatric Surgery. Surg Obes Relat Dis 2008; 4: 109–184

Mechanick JI, Youdim A, Jones DB et al. Clinical Practice Guidelines for the Perioperative Nutritional, Metabolic, and Nonsurgical Support of the Bariatric Surgery Patient - 2013 Update: Cosponsored by American Association of Clinical Endocrinologists, The Obesity Society, and American Society for Metabolic & Bariatric Surgery. Endocr Pract 2013;e1-e36

Medizinischer Dienst der Spitzenverbände der Krankenkassen e.V. [MDS]. G-2 Gutachten Adipositas-Chirurgie (Bariatrische Chirurgie), Sozialmedizinische Expertengruppe Methoden- und Produktbewertung (SEG 7) der MDK-Gemeinschaft, 2007

Medizinischer Dienst des Spitzenverbandes Bund der Krankenkassen [MDS], Begutachtungsleitfaden Bariatrische Chirurgie (Adipositaschirurgie) bei Erwachsenen, 2009

Mingrone G, Panunzi S, De Gaetano A, Guidone C, Iaconelli A, Leccesi L, Nanni G, Pomp A, Castagneto M, Ghirlanda G, Rubino F. Bariatric surgery versus conventional medical therapy for type 2 diabetes. N Engl J Med 2012; 366: 1577–85

Monk JS, Jr., Dia Nagib N, Stehr W. Pharmaceutical savings after gastric bypass surgery. Obes Surg 2004; 14: 13–15

Mui WL, Ng EK, Tsung BY, Lam CH, Yung MY. Impact on obesity-related illnesses and quality of life following intragastric balloon. Obes Surg 2010; 20: 1128–1132

Mullen DM, Marr TJ. Longitudinal cost experience for gastric bypass patients. Surg Obes Relat Dis 2010; 6: 243–248

Myers VH, McVay MA, Adams CE et al. Actual medical and pharmacy costs for bariatric surgery: 6-year follow-up. South Med J 2012; 105: 530–7

Nannipieri M, Baldi S, Mari A, Colligiani D, Guarino D, Camastra S, Barsotti E, Berta R, Moriconi D, Bellini R, Anselmino M, Ferrannini E. Roux-en-Y gastric bypass and sleeve gastrectomy: Mechanisms of Diabetes remission and role of gut hormones. J Clin Endocrinol Metab 2013; 98: 4391–4399

Neff KJ, O'Shea D, le Roux CW. Glucagon like peptide-1 (GLP-1) dynamics following bariatric surgery: a Signpost to a new frontier. Curr Diabetes Rev 2013; 9:93-101 [Abstract]

Nguyen NT, Varela JE, Sabio A, Naim J, Stamos M, Wilson SE. Reduction in prescription medication costs after laparoscopic gastric bypass. Am Surg 2006; 72(10): 853–6

Nieben OG, Harboe H. Intragastric balloon as an artificial bezoar for treatment of obesity. Lancet 1982; 1: 198–199

O'Brien PE & Dixon JB (2003). Laparoscopic adjustable gastric banding in the treatment of morbid obesity. Arch Surg 2003; 138: 376–382

O'Brien PE, MacDonald L, Anderson M, Brennan L, Brown WA. Long-term outcomes after bariatric surgery: fifteen-year follow-up of adjustable gastric banding and a systematic review of the bariatric surgical literature. Ann Surg 2013; 257(1): 87–94

O'Brien PE, McPhail T, Chaston TB, Dixon JB. Systematic review of medium-term weight loss after bariatric operations. Obes Surg 2006; 16: 1032–1040

Pedersen SD. The role of hormonal factos in weight loss and recidivism after bariatric surgery. Gastroenterol Res Pract 2013 [Epub]

Peterli R, Steiner RE, Woelnerhanssen B, Peters T, Christoffel-Courtin C, Gass M, Kern B, von Fluee M, Beglinger C. Metabolic and hormonal changes after laparoscopic Roux-en-Y gastric bypass and sleeve gastrectomy: A randomized, prospective trial. Obes Surg 2012; 22: 740–748

Prasad C, Batsis JA, Lopez-Jimenez F, Clark MM, Somers VK, Sarr MG, Collazo-Clavell ML. Risk perception of obesity and bariatric surgery in patients seeking treatment for obesity. Eur J Prev Cardiol. 2012. [Epub ahead of print]

Pretolesi F, Redaelli G, Papagni L, Derchi LE. Intragastric balloon for morbid obesity causing chronic gastric dilatation. Eur Radiol 2001; 11: 588–589

Ricci, G., Bersani, G., Rossi, A., Pigo, F., De Fabritiis, G., and Alvisi, V. (2008). Bariatric therapy with intragastric balloon improves liver dysfunction and insulin resistance in obese patients. Obes Surg 18, 1438-1442.

Rodriguez, L., Reyes, E., Fagalde, P., Oltra, M.S., Saba, J., Aylwin, C.G., Prieto, C., Ramos, A., Galvao, M., Gersin, K.S., et al. (2009). Pilot clinical study of an endoscopic, removable duodenal-jejunal bypass liner for the treatment of type 2 diabetes. Diabetes Technol Ther 11, 725-732.

Romy S, Donadini A, Giusti V, Suter M. Roux-en-Y gastric bypass vs gastric banding for morbid obesity: a case-matched study of 442 patients. Arch Surg 2012; 147(5): 460–6. doi:10.1001 /archsurg.2011.1708

Rubino F, Schauer PR, Kaplan LM, Cummings DE. Metabolic surgery to treat type 2 diabetes: clinical outcomes and mechanisms of action. Annu Rev Med 2010; 61: 393–411

Salem L, Devlin A, Sullivan SD, et al. Cost-effectiveness analysis of laparoscopic gastric bypass, adjustable gastric banding, and nonoperative weight loss interventions. Surg Obes Relat Dis 2008; 4: 26–32

Sampalis JS, Liberman M, Auger S, Christou NV. The impact of weight reduction surgery on health-care costs in morbidly obese patients. Obes Surg 2004; 14(7): 939–47

Sarwer DB, Wadden TA, Moore RH et al. Changes in quality of life and body image after gastric bypass surgery. Surg Obes Relat Dis 2010; 6: 608–614

Schauer PR, Bhatt DL, Kirwan JP, Wolski K, Brethauer SA, Navaneethan SD, Aminian A, Pothier CE, Kim ES, Nissen SE, Kashyap SR; STAMPEDE Investigators. Bariatric surgery versus intensive medical therapy for diabetes--3-year outcomes. N Engl J Med 2014; 370(21): 2002–13

Schultes B, Thurnheer M. Bariatrische Chirurgie. Diabetologie 2012; 7: R17–R36

Schwartz FW. Strukturfragen des Wirtschaftlichkeitsgebotes nach dem SGB V. Folienvortrag auf der Veranstaltung: Die Rechtsverfassung der Bewertung von Leistungen durch den Gemeinsamen Bundesausschuss (G-BA) und das Institut für Qualität und Wirtschaftlichkeit im Gesundheitswesen (IQWiG), Berlin, 27. April 2007

Scopinaro N, Adami GF, Marinari GM, Gianetta E, Traverso E, Friedman D et al. Biliopancreatic diversion. World J Surg 1998; 22: 936–946

Sjöström L, Lindroos AK, Peltonen M, Torgerson J, Bouchard C, Carlsson B, Dahlgren S, Larsson B, Narbro K, Sjöström CD, Sullivan M, Wedel H; Swedish Obese Subjects Study Scientific Group. Lifestyle, diabetes, and cardiovascular risk factors 10 years after bariatric surgery. N Engl J Med 2004; 351(26): 2683–93

Sjöström L, Narbro K, Sjöström D, Karason K, Larsson B, Wedel H et al. Effects of bariatric surgery on mortality in Swedish obese subjects. N Engl J Med 2007; 357: 741–752

Sjöström L, Peltonen M, Jacobson P, Sjöström CD, Karason K, Wedel H, Ahlin S, Anveden Å, Bengtsson C, Bergmark G, Bouchard C, Carlsson B, Dahlgren S, Karlsson J, Lindroos AK, Lönroth H, Narbro K, Näslund I, Olbers T, Svensson PA, Carlsson LM. Bariatric surgery and long-term cardiovascular events. JAMA 2012; 307(1): 56–65

Sjöström L. Review of the key results from the Swedish Obese Subjects (SOS) trial – a prospective controlled intervention study of bariatric surgery. J Intern Med 2013; 273(3): 219–234

Snyder-Marlow G, Taylor D, Lenhard MJ. Nutrition care for patients undergoing laparoscopic sleeve gastrectomy for weight loss. J Am Diet Assoc 2010; 110: 600–607

Stroh C, Birk D, Flade-Kluthe R, Frenken M, Herbig B et al. Studie zur Qualitätskontrolle der operativen

Therapie der Adipositas – Ergebnisse der 2005 und 2006. Zentralbl Chir 2008; 133: 473–478

Stroh C, Birk D, Flade-Kuthe R, Frenken M, Herbig B, Höhne S et al. Results of Sleeve Gastrectomie – Data from a Nationwide Survey on Bariatric Surgery in Germany. Obes Surg 2009; 19: 632–640

Stroh C, Hohmann U, Schramm H, Manger T. Langzeitergebnisse nach Gastric Banding. Zentralbl Chir 2005; 130: 410–418

Stroh C, Weiner R, Horbach T et al. New Data on Quality Assurance in Bariatric Surgery in Germany. Zentralbl Chir 2013; 138(2): 180–188. DOI: 10.1055/s-0031-1283889

Sugerman HJ, Kellum JM, Engle KM, Wolfe L, Starkey JV, Birkenhauer R et al. Gastric bypass for treating severe obesity. Am J Clin Nutr 1992; 55: 560S–566S

Throsby K. "How could you let yourself get like that?" Stories of the origins of obesity in accounts of weight loss surgery. Social Science & Medicine 2007; 65: 1561–1571

Tsoli M, Chronaiou A, Kehagias I, Kalfsrentzos F, Alexandrides TK. Hormone changes and diabetes resolution after biliopancreatic diversion and laparoscopic sleeve gastrectomy: a comparative prospective study. Surg Obes Relat Dis 2013; 667–677

Urbanavičius V, Abalikšta T, Brimas G, Abraitienė A, Gogelienė L, Strupas K. Comparison of changes in blood glucose, insulin resistance indices, and adipokine Levels in diabetic and nondiabetic subjects with morbid obesity after laparoscopic adjustable gastric banding. Medicina 2013; 49: 9–14

Uzzan B, Catheline JM, Lagorce C et al. Expression of ghrelin in fundus is increased after gastric banding in morbidly obese patients. Obes Surg 2007; 17:1159-64

Valera-Mora ME, Simeoni B, Gagliardi L, Scarfone A, Nanni G, Castagneto M et al. Predictors of weight loss and reversal of comorbidities in malabsorptive bariatric surgery. Am J Clin Nutr 2005; 81: 1292–1297

Wee CC, Hamel MB, Apovian CM, Blackburn GL, Bolcic-Jankovic D, Colten ME, Hess DT, Huskey KW, Marcantonio ER, Schneider BE, Jones DB. Expectations for weight loss and willingness to accept risk among patients seeking weight loss surgery. JAMA Surg. 2013; 148(3): 264–271

Weiner JP, Goodwin SM, Chang HY, Bolen SD, Richards TM, Johns RA, Momin SR, Clark JM. Impact of bariatric surgery on health care costs of obese persons: a 6-year follow-up of surgical and comparison cohorts using health plan data. JAMA Surg 2013; 148(6): 555–62. doi: 10.1001/jamasurg.2013.1504

Weiner R, El-Sayes I, Manger T et al. Antidiabetic efficacy of obesity surgery in Germany: a quality assurance nationwide survey. Surg Obes Relat Dis 2014; 10(2): 322–7

Weiner RA, Hrsg. Adipositaschirurgie. München: Urban & Fischer; 2010

Weiner RA, Weigand D, Weiner S, Theodoridou S, Pomhoff I. Labroskopische Schlauchmagenbildung in der Behandlung der morbiden Adipositas. Adipositas 2008; 1: 11–18

Weiner RA. Historischer Rückblick auf die Entwicklung der Adipositaschirurgie. In Weiner RA, Hrsg. Adipositaschirurgie – Indikation und Therapieverfahren. Bremen: UNI-MED; 2006: 25–27

Youssseif A, Emmanuel J, Karra E, Millet Q, Elkalaawy M, Jenkinson AD, Hashemi M, Adamo M, Finer N, Fiennes AG, Withers DJ, Batterham RL. Differential effects of laparoscopic sleeve gastrectomy and laparoscopic gastric bypass on appetite, circulating Acylghrelin, Peptide YY3-36 and active GLP-1 levels in non-diabetic humans. Surg Obes 2014; 24: 241–252

Zerrweck, C., Maunoury, V., Caiazzo, R., Branche, J., Dezfoulian, G., Bulois, P., Verkindt, H., Pigeyre, M., Arnalsteen, L., and Pattou, F. (2012). Preoperative weight loss with intragastric balloon decreases the risk of significant adverse outcomes of laparoscopic gastric bypass in super-super obese patients. Obes Surg 22, 777-782

DIÄTTHERAPIE BEI ADIPOSITAS-CHIRURGISCHEN EINGRIFFEN

Mario Hellbardt, Lars Selig

Einführung

Ernährungsassessment/-diagnose: Anamnese und Befund

Betreuung vor Indikationsstellung zu einem bariatrischen Eingriff

Überblick zur Betreuung nach Indikationsstellung

Präoperative Versorgung

Postoperative Versorgung

Einführung

Die Ernährungstherapie und -beratung stellt im Rahmen einer interdisziplinären Betreuung der Patienten vor und nach einem chirurgischen Eingriff zur Gewichtsreduktion einen wesentlichen Bestandteil für den Erfolg der bariatrischen Maßnahme dar. Die ernährungstherapeutische Nachsorge beginnt bereits präoperativ mit der Ernährungsumstellung zur Vorbereitung auf das sich verändernde Essverhalten nach der Operation durch ein gezieltes Esstraining. Ein weiterer Bestandteil der Ernährungsberatung und -betreuung der Patienten vor dem Eingriff ist die Aufklärung über Veränderungen im Essverhalten, der Lebensmittelauswahl sowie mögliche Beschwerden und über die Bedeutung einer regelmäßigen Einnahme von Supplementen. In Abbildung 25 wird der zeitliche Verlauf des Gewichtsmanagements dargestellt.

Abb. 25 Verlauf des prä- und postoperativen Gewichtsmanagements
(eigene Darstellung)

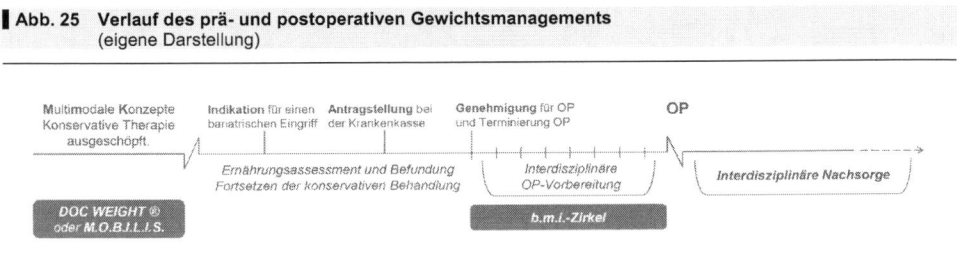

Der German Nutrition Care Process (G-NCP)

Im Rahmen der ernährungstherapeutischen Betreuung in der bariatrischen Chirurgie ist das prozessbegleitende Handeln von Bedeutung, da so ein zielorientiertes Vorgehen transparent und nachvollziehbar dargestellt sowie die Qualität der Intervention erfassbar und überprüfbar wird. Hierzu kann die deutsche Version des US-amerikanischen Nutrition Care Process (NCP), der G-NCP (Abb. 26), zur Anwendung kommen. Der G-NCP wurde, nach Konsens zur Implementierung des NCP in Deutschland, entwickelt (Buchholz et al., 2012; Ohlrich, 2014).

Per Definition handelt es sich beim NCP um eine systematische Methode zur Problemlösung, die in ihrer Anwendung zum kritischen Nachdenken und Treffen von Entscheidungen im therapeutischen Prozess zur Lösung ernährungsrelevanter Probleme dient (Buchholz et al., 2012).

Der G-NCP beginnt in seinem Prozess mit dem *Ernährungsassessment*, bei dem für die Therapie relevante Daten von den Patienten erfasst, bewertet und interpretiert werden. Im zweiten Schritt wird auf Grundlage der erhobenen Daten eine *Ernährungsdiagnose/Ernährungsbefund* gestellt, welche die Basis der Intervention darstellt. Diese

Diagnose beschreibt das Ernährungsproblem und ist deutlich von der medizinschen Diagnose abzugrenzen. Im dritten und vierten Schritt wird die Ernährungsintervention geplant und durchgeführt. Begleitet werden die Schritte 2 bis 4 von einem kontinuierlichen Monitoring sowie Re-Assessment, um die Intervention individuell anpassen zu können. In einem letzten Schritt wird der gesamte diättherapeutische Prozess evaluiert und reflektiert (Buchholz et al., 2012).

Abb. 26   Der G-NCP
(Quelle: VDD-Leitlinien für die Ernährungstherapie und das prozessgeleitete Handeln in der Diätetik)

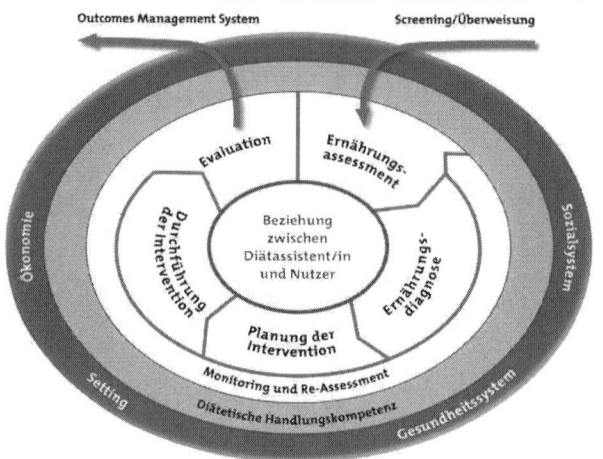

Ernährungsassessment/-diagnose: Anamnese und Befund

Diättherapeutische Anamnese

Die diättherapeutische Anamnese (Tab. 13) bildet die Voraussetzung für eine gezielte Beratung und Therapie des Patienten. Gleichzeitig bildet diese die Grundlage für einen diättherapeutischen Befund, welcher dem Antrag für einen adipositaschirurgischen Eingriff bei der Krankenkasse sowie zur Begutachtung durch den MDK beigelegt werden muss. Bei der Erstvorstellung der Patienten in der Ernährungstherapie sollte eine Bioelektrische Impedanz Analyse[21] (BIA) durchgeführt werden. Für diese Empfehlung besteht aber keine wissenschaftliche Evidenz für die Genauigkeit der Messergebnisse

---

[21] Biolektrische Impedanz Analyse (BIA): Die Validität der Daten einer BIA fällt bei adipösen Menschen geringer aus als bei normalgewichtigen Probanden. Da der Rumpf eines Menschen nur einen geringen Anteil an der Impedanz des gesamten Körpers ausmacht, kommt es bei einer starken Zunahme des Stammfettes zu einer Unterschätzung des Gesamtkörperfettes und einer Überschätzung der fettfreien Körpermasse. Untersuchungen haben gezeigt, dass je nach Fettverteilung es zu einer unterschiedlichen Unterschätzung der Fettmasse kommt. In den Leitlinien der European Society of Parenteral and Enteral Nutrition wird geschlussfolgert, dass die BIA ab einem BMI > 34 kg/m^2 die Körperzusammensetzung nicht valide widerspiegeln kann (Pirlich, Plauth & Lochs, 1999; Pirlich, Krüger & Lochs, 2000).

bei einem BMI > 34 kg/m². Jedoch können mit Hilfe der BIA der Verlauf einer Gewichtsreduktion sowie die Veränderung in der Körperzusammensetzung überwacht und dokumentiert werden.

Ergänzt wird die Anamnese durch eine ausführliche Befragung zum Lebensmittelverzehr, zu Nahrungsmittelallergien und Nahrungsmittelintoleranzen, zur Mahlzeiteneinnahme und zum Essverhalten mit Hilfe eines Ernährungsprotokolls. Die Auswertung der erfassten Daten dient zum einen der Zielvereinbarung mit dem Patienten und zum anderen liefert sie wichtige Hinweise für Rückschlüsse auf die Umsetzung der Empfehlungen nach dem chirurgischen Eingriff.

Tab. 13 Inhalte der diättherapeutischen Anamnese

- Ernährungs- und Sozialanamnese und (Übernahme der) medizinischen Anamnese: Komorbiditäten, Laborwerte, Medikation (inkl. freiverkäufliche Vitaminpräparate etc.)
- Erhebung anthropometrischer Daten (Gewicht, Größe, Taillenumfang, Gewichtsverlauf)
- Erfassung der Gewichtsreduktionsversuche und deren Erfolge
- Selbstauskunft des Patienten über die Entwicklung des Gewichts im Laufe des Lebens
- Ermittlung des Essverhaltens, evtl. früheren Essstörungen (psychiatrische Diagnose?)
- Körperliche Aktivität, körperliche Behinderungen bzw. Einschränkungen, die zu weniger Aktivität führen können
- Gründe/ Ziele des Patienten für eine Gewichtsreduktion durch die chirurgische Maßnahme
- Motivation und Compliance
- Soziale Unterstützung bei der Gewichtsreduktion sowie bei einem adipositaschirurgischen Eingriff

Bei der Auflistung der Versuche zur Gewichtsreduktion sind Belege für die Teilnahme an stationären und/oder ambulanten Programmen bzw. Maßnahmen beizulegen.

Für den Antrag auf Kostenübernahme für eine adipositaschirurgische Maßnahme bei der Krankenkasse wird in der Regel ein 14-tägiges Ernährungsprotokoll inkl. Auswertung hinsichtlich der Zufuhr an Energie und Makronährstoffen (Eiweiß, Fett und Kohlenhydrate) gefordert. Gleichzeitig ist die Einschätzung der Zufuhr an Mikronährstoffen wichtig, um Mangelzustände schon präoperativ erkennen und therapieren zu können (CAADIP, 2010). Viele Autoren fordern deshalb eine systematische Bestimmung/Screening bzw. eine Auswertung der Einnahme der Mikronährstoffe (Vitamine B_1, B_6, B_{12}, D, A, E, C und Folsäure sowie Magnesium, Selen, Eisen, Kalzium, Phosphat und Zink) sowie Bestimmungen von Albumin und dem Parathormon bei allen Patienten, die für einen adipositaschirurgischen Eingriff vorgesehen sind (Aills et al., 2008; Davies, Baxter & Baxter, 2007; Ernst et al., 2009; Jin et al., 2009; Kaidar-Person et al. 2008a, 2008b; Kaidar-Person & Rosenthal, 2008; Mahlay et al., 2009; Pereira et al., 2009; Shankar, Boylan & Sriram, 2010; Toh, Zarshenas & Jorgensen, 2009; Ziegler et al., 2009). In jedem Fall sollte speziell bei Hausärzten/ Allgemeinmedizinern ein größeres Bewusstsein für das mögliche Vorkommen von Vitamin- und Mineralstoffmangel bei adipösen Patienten trotz einer hohen Energieaufnahme geweckt werden.

Nicht unwichtig hierbei wären mögliche Interaktionen zwischen Medikamenten und dem Ernährungszustand bezüglich Mikronährstoffen (Aills et al., 2008), ebenso zwischen psychischen Problemen und dem Ernährungszustand. So wird ein Mangel an Vitamin D und Vitamin B_6 in Zusammenhang mit Depressionen bei Adipositas gebracht (Aasheim et al., 2008; Ernst et al., 2009). Zudem werden weitere kontrollierte Studien zur Bestimmung eines geeigneten Monitoring und zur Behandlung des Vitamin-/Mineralstoffmangels dieser Patienten gefordert (Aasheim et al., 2008; Compher, Badellino & Boullata, 2008; Schweiger et al., 2010; Stein et al., 2009).

Tab. 14 Inhalte des diättherapeutischen Befundes

- Name und Geburtsdatum des Patienten
- Beginn der diättherapeutischen Behandlung
- Befundbericht: Gewichtsverlauf, aktuelles Gewicht, BMI und Taillenumfang, Maßnahmen der Gewichtsreduktion, Sozialanamnestische und medizinische Daten bzw. Indikation(en)
- Auswertung des 14-tägigen Ernährungsprotokolls
- Zusammenfassung der Ergebnisse aus der Ernährungsanamnese: Energiezufuhr, Mahlzeitenfrequenz, Qualität der Lebensmittelauswahl, Mangel an Nährstoffen
- Darstellung des diättherapeutischen prä- und postoperativen Prozederes
- Einschätzung der Compliance im Hinblick auf die Umsetzung der Diättherapie sowie der Bereitschaft zur Langzeitbetreuung
- Anlagen: 14-tägiges Ernährungsprotokoll, Auflistung der Versuche zur Gewichtsreduktion inkl. Belege

Diättherapeutischer Befund

Ausgehend von den erfassten Daten der diättherapeutischen Anamnese des Patienten ist die Erstellung des diättherapeutischen Befundes zu empfehlen. Dieser wird dem Patienten übermittelt, der diesen dann, zusammen mit anderen Befunden (chirurgischer, internistischer und ggf. psychologischer Befund), dem Antrag zur Kostenübernahme bei adipositaschirurgischen Eingriffen beilegt. In Tabelle 14 sind die wichtigsten Inhalte des diättherapeutischen Befundes aufgelistet.

Betreuung vor Indikationsstellung zu einem bariatrischen Eingriff

Bevor eine Entscheidung für einen adipositaschirurgischen Eingriff getroffen wird, sollte jeder Patient eine langfristige konservative, multidisziplinäre Therapie erfahren haben. Die Indikation und Kontraindikationen sind vom Arzt (Chirurg/Internist) und dem Behandlungsteam (Ernährungsfachkraft[22], Psychologen, Bewegungstrainer) sorgfältig zu prüfen. Aus diesem Grund ist es notwendig, dass Ernährungsfachkräfte schon vor der Indikationsstellung in die Behandlung einbezogen werden. Dies kann beispielsweise durch eine Überweisung in die Schwerpunktpraxis Ernährungsmedizin geschehen (vgl. Abb. 39 „BDEM Behandlungspfad ADIPOSITAS"). Somit kann durch Auswertung und Beurteilung einer genauen Ernährungsanamnese und Analyse des Ernährungsverhaltens zur Therapieentscheidung beigetragen werden.

Befindet sich der Patient in regelmäßiger diättherapeutischer Betreuung oder kommt er direkt mit der Absicht in die Beratung, einen adipositaschirurgischen Eingriff durchführen zu lassen, so sollten Ernährungsfachkräfte in der Lage sein, die Konsequenzen der verschiedenen Operationsverfahren im Hinblick auf die Nährstoffdigestion und Mikronährstoffabsorption zu erklären. Auch sollte eingeschätzt werden, ob ein bariatrischer Eingriff infrage kommt, und der Patient an ein chirurgisches Zentrum zur interdisziplinären und ärztlichen Indikationsstellung weitergeleitet werden können (Hellbardt, 2012).

Darüber hinaus muss vor einem geplanten Eingriff geklärt sein, ob sich der Patient „voll bewusst" ist, was ihn und sein soziales Umfeld nach einer Operation erwarten wird (positiv, vorübergehend, lebenslang, negativ): Zum Beispiel eine Einschränkung der Nahrungsmittelauswahl und, dass er nur sehr langsam essen kann (Burton et al., 2011). Setzt sich der Patient realistische Ziele? Ist die Bezahlung der Kosten für lebenslang notwendige Vitamin- bzw. Mineralstoffsupplementierung und die regelhafte Bestimmung spezieller Laborparameter geklärt (Gasteyger et al., 2008; Pournaras & le Roux, 2009; Ziegler et al., 2009)? Dies ist insofern relevant, da dies in Deutschland eine Selbstzahlerleistung darstellt, solange keine Mangelzustände vorliegen (Bender & Allolio, 2010; Schilling-Maßmann, 2011). Dabei ist es wichtig, die Bedeutung der Eigenverantwortlichkeit für die persönliche Versorgung und Lebensstilwahl zu diskutieren. In welchem Maße ist die Bereitschaft zur Verhaltens-, Ernährungs-, Bewegungs-

---

[22] Unter Ernährungsfachkraft wird im vorliegenden Konzept die Diätassistentin/der Diätassistent, bei gleichwertiger Qualifikation für die Diättherapie auch die Oecotrophologin/ der Oecotrophologe oder die Ernährungswissenschaftlerin/der Ernährungswissenschaftler, unter Beachtung der formalen Bestimmungen zur Durchführung von delegierten ärztlichen Leistungen (BÄK und KBV, 2008. Persönliche Leistungserbringung - Möglichkeiten und Grenzen der Delegation ärztlicher Leistungen, Verfügbar unter: http://www.kbv.de/gesundheitspolitik/13196.html, Zugriff am: 10.04.2013) verstanden.

und Lebensstiländerung vorhanden? Wie groß sind die allgemeinen Ernährungskenntnisse? Ferner ist die Bereitwilligkeit, sich an Programmprotokolle zu halten, der Umgang mit Stress sowie die Identifizierung der persönlichen Barrieren für den postoperativen Erfolg entscheidend und vorab zu klären (Aills et al., 2008).

Abb. 27 Diättherapeutische Betreuung vor Indikationsstellung für einen bariatrischen Eingriff

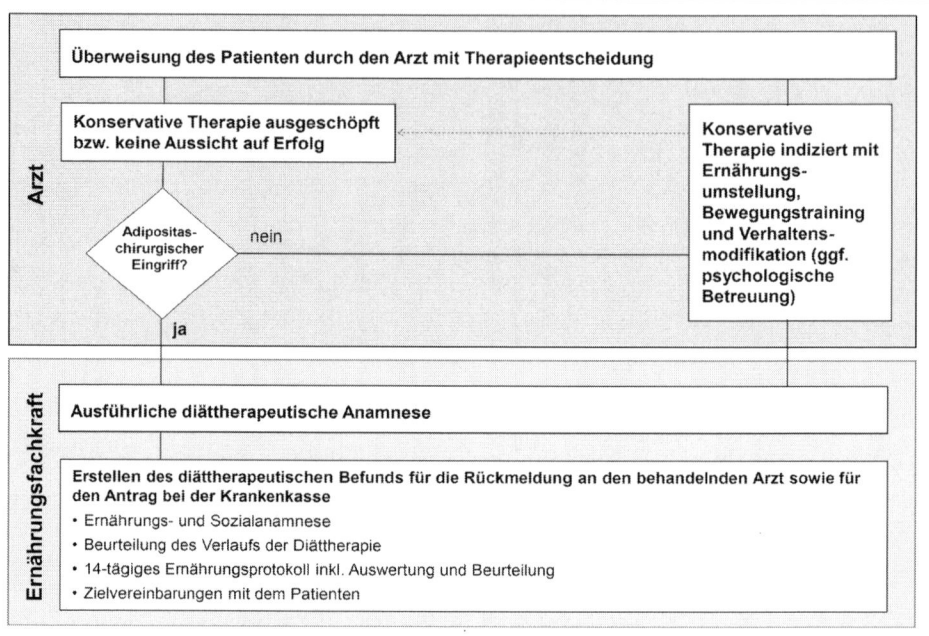

Störungen im Essverhalten und psychologische Probleme sind Faktoren, die bei vielen chirurgisch behandelten Adipositaspatienten nach der Operation letztendlich wieder zur Gewichtszunahme führen können. Wie Ziegler et al. (2009) beschreiben, ist inzwischen allgemein anerkannt, dass Schulungen den Patienten helfen, sich mehr Kenntnisse und Verständnis zum Zusammenhang zwischen Adipositas und Energiebilanz sowie Selbstmanagement und psychosozialen Kompetenzen anzueignen. Unter anderem stellten dies Corbalán et al. (2009) mit ihrer Studie zur Effektivität einer kognitiven Verhaltenstherapie, die auf einer mediterranen Diät basierte, bei der Behandlung von Adipositas unter Beweis. Eine Herangehensweise, die auch als „Therapeutische Patienten Edukation (TPE)" bezeichnet wird. Demnach ist die beste Herangehensweise für den Patienten vor der Operation eine ausführliche und gute Information sowie umfangreiche Unterstützung und Beratung, die auf die Bedürfnisse der Patienten ausgerichtet sind (Ziegler et al., 2009). Methoden zur Selbstkontrolle und Motivationsgespräche können hier als wichtige Elemente dienen (Aills et al., 2008; Purtscher, 2010).

Überblick zur Betreuung nach Indikationsstellung

Die diättherapeutische Betreuung stellt einen wichtigen Bestandteil innerhalb der interdisziplinären Versorgung vor und nach adipositaschirurgischen Eingriffen dar (CAADIP, 2010). Die Betreuung der Patienten sollte rechtzeitig vor der Antragstellung zur Kostenübernahme für den Eingriff bei der Krankenkasse erfolgen. Somit ist es möglich, dass vom Behandlungsteam eine Empfehlung für die Art des Eingriffs gegeben werden kann, die auf einer ausführlichen diätetischen Anamnese und Auswertung eines Ernährungsprotokolls basiert. Abbildung 28 zeigt die diättherapeutischen Schwerpunkte in der Vorbereitungsphase der präoperativen Konsultationen.

Abb. 28 Präoperative Konsultationen – Vorbereitungsphase

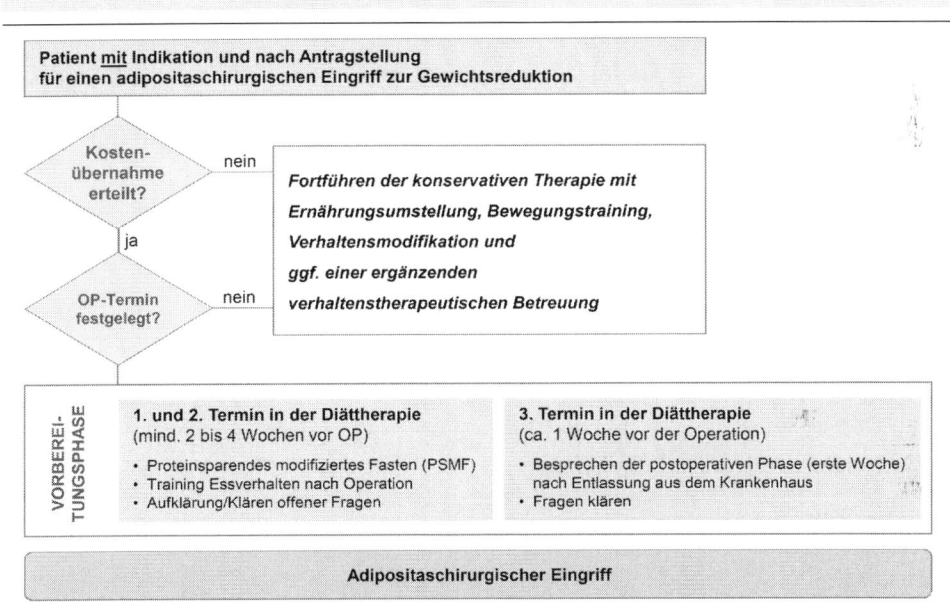

Nach erfolgtem adipositaschirurgischen Eingriff beginnt die ambulante interdisziplinäre Nachsorge der Patienten. Diese sollte idealerweise lebenslang andauern. Hier spielen die Anbindung der Patienten an eine Selbsthilfegruppe und zum Beispiel an einen Sportverein wesentliche Rollen in der Nachsorge. Im Folgenden wird die diättherapeutische postoperative Betreuung im Verlauf von zwei Jahren dargestellt.

In den ersten Wochen und Monaten nach dem Eingriff beginnt eine intensive Betreuung und Beratung der Patienten, welche zunehmend in eine Stabilisierungsphase im zweiten Jahr der Nachsorge mündet. Weitere Konsultationen in der Diättherapie in den folgenden Jahren sollten mindestens einmal jährlich stattfinden. Abbildung 29 stellt die Inhalte der Intensiv- und Stabilisierungsphase der diättherapeutischen Betreuung nach dem Eingriff dar[23]. Dabei sind die Anzahl der Beratungstermine bzw. -kontakte vermerkt. Kontakte können demnach je nach regionalen Bedingungen auch telefonisch oder per E-Mail erfolgen[24]. Jedoch sollten nicht ausschließlich die Kontakte per Telefon oder E-Mail in der Nachsorge stattfinden. In regelmäßigen Abständen, ggf. bei Terminen zur ärztlichen Nachsorge in einem Adipositaszentrum, ist ein persönlicher Beratungstermin mit dem Patienten zu vereinbaren.

Abb. 29 Postoperative Konsultationen – Intensiv- und Stabilisierungsphase

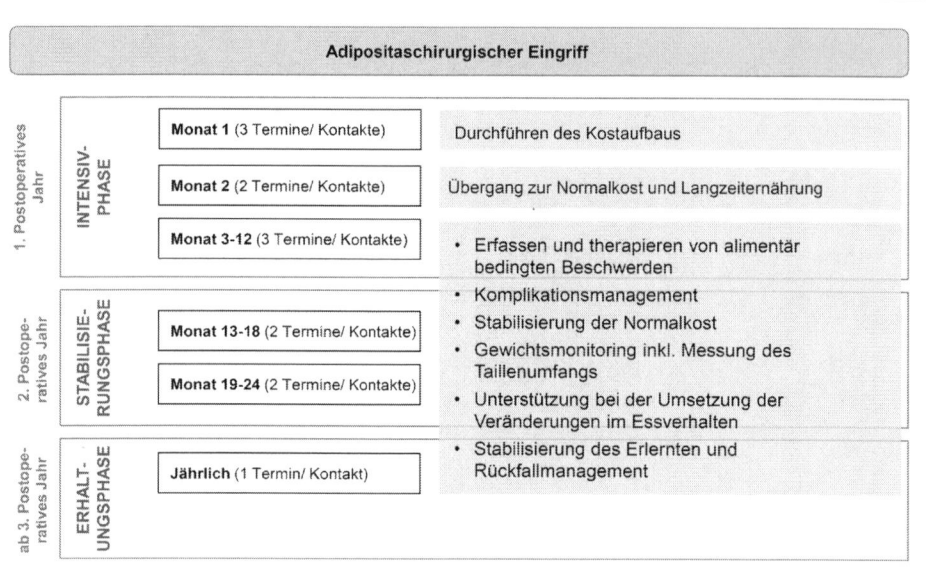

---

[23] Die Bestimmung der Zeitabstände bzw. Termine in der postoperativen diättherapeutischen Nachsorge erfolgte auf der Basis von Leitlinien wie Aills et al. (2008), Fried et al. (2008, 2014), Mechanick et al. (2008), Sauerland et al. (2005) und Publikationen von Snyder-Marlow, Taylor & Lenhard (2010), Kulick, Hark & Deen (2010), Poitou Bernet et al. (2007) sowie in Abstimmung mit den Teilnehmern des Konsensusgesprächs.

[24] Dazu können die Arbeiten von Bennett et al. (2010), Körtke et al. (2008), McDougall (2010), Newman, Flatt & Pierce (2008), ter Bogt et al. (2009), Thomas, Vydelingum & Lawrence (2011), Wadden, Butryn & Byrne (2004), Wadden et al. (2006) herangezogen werden.

Päoperative Versorgung

Neben einer eingehenden ausführlichen Anamnese liegt der Schwerpunkt der Beratung auf der Aufklärung und Vorbereitung für ein verändertes Essverhalten und einen anderen Lebensstil nach der Operation (Aills et al., 2008; Wee et al., 2009).

Still et al. (2007) wiesen bei einer Patientengruppe von 884 Personen mit Adipositas Grad III nach, dass bei Patienten mit einer präoperativen Gewichtsreduktion von 5 bis 10 % des Übergewichts ein kürzerer Krankenhausaufenthalt und eine schnellere Gewichtsabnahme nach der Magenbypass-Operation erfolgten. Die Gewichtsreduktion wurde innerhalb von durchschnittlich 8,5 Monaten präoperativ erzielt, wobei die Patienten neben einer Reduktion der Energiezufuhr um ca. 500 kcal pro Tag auch ein intensives multidisziplinäres Schulungsprogramm mit 10 Modulen zur Verhaltensmodifikation durchliefen. Patienten, die präoperativ mehr als 10 % Gewichtsreduktion des Übergewichts erreichten, hatten eine mehr als zweimal höhere Chance postoperativ einen Gewichtsverlust von 70 % des Übergewichtes zu erzielen (Still et al., 2007). Auch Benotti et al. (2009) wiesen bei Patienten, die präoperativ ein 6-monatiges, ähnliches multidisziplinäres Schulungsprogramm absolvierten, nach, dass eine höhere Gewichtsabnahme präoperativ weniger Komplikationen postoperativ (nach laparoskopischen und offenen Magenbypass-Operationen) nach sich zieht. In dieser Studie erreichten von 881 Patienten 592 Patienten (67,2 %) präoperativ ein Gewichtsverlust von 5 % oder mehr des Übergewichts. 423 Patienten (48,0 %) erzielten mehr als 10 % Gewichtsreduzierung (Benotti et al., 2009).

In der direkten präoperativen Phase kann vom Chirurgen eine Gewichtsabnahme zur physiologischen Verbesserung gewünscht sein. So können mit einer, minimal zwei Wochen und im Idealfall sechs Wochen[25] dauernden, **Very Low Calorie Diet**[26] unter ärztlicher Betreuung gute Ergebnisse bezüglich der Reduktion des viszeralen und subkutanen Fettgewebes sowie eine Fett- und Volumenreduzierung der Leber erzielt werden. Ziel ist eine verbesserte Übersicht am gastroösophagealen Übergang während der Operation (Colles et al., 2006; Lewis et al., 2006). Der größte Effekt bei Reduktion des Fettes und Volumens der Leber wurde während der ersten zwei Wochen beobach-

---

[25] Mit einer 6 Wochen dauernden VLCD können nach Colles et al. (2006) eine maximale Reduktion im Lebervolumen und signifikante Reduktionen im viszeralen und subkutanen Fettgewebe erreicht werden, ohne die Compliance und Akzeptanz der Patienten zu gefährden. Auch Lewis et al. (2006) stellten bei sechs Wochen präoperativer VLCD ein maximales Ergebnis fest unter der Voraussetzung, dass die meisten Patienten (18 von 21) Compliance zeigten.

[26] Very Low Calorie Diet (VLCD) beschreibt eine Kostform, bei der die Energiezufuhr in der Regel weniger als 600 kcal pro Tag beträgt. Eine allgemein verbindliche Festlegung der täglichen Energiezufuhr existiert jedoch nicht. VLCD kann in der Initialphase einer Gewichtsreduktion einen relativ großen Gewichtsverlust hervorrufen. Sie ist in der Vorbereitung auf einen chirurgischen Eingriff indiziert und sollte unter ärztlicher Kontrolle durchgeführt werden (Suter, 2008a).

tet (vgl. Abb.30). Jedoch wird eine Dauer von ca. 6 Wochen empfohlen (Colles et al., 2006). Nebenbei kann der Patient hiermit Compliance beweisen.

Abb. 30 Darstellung der präoperativen Fett- und Lebervolumenreduktion mit einer VLCD
(eigene Darstellung nach Colles et al., 2006

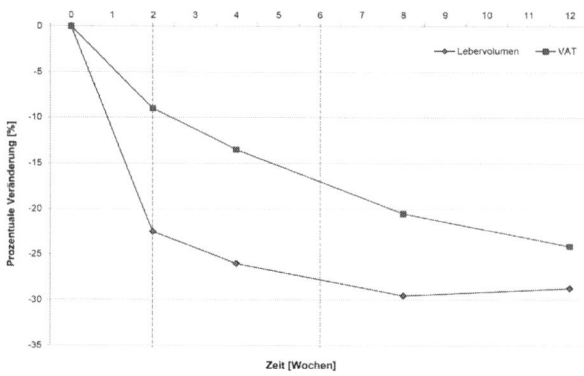

Die Darstellung zeigt die Veränderung des Lebervolumens, des Anteils an viszeralem Fettgewebe (VAT) sowie des Körpergewichts während einer 12-wöchigen Niedrig-Energiediät.

Beim Einsatz von Formuladiäten lernt der Patient jedoch nicht andere „Basislebensmittel" zu verwenden und sein Essverhalten zu ändern. Vorbereitung und Training zur Umstellung auf ein verändertes Essverhalten nach der Operation sind hiermit nicht optimal gegeben. Durch die Verwendung „normaler" Lebensmittel, wie es beim proteinsparenden modifizierten Fasten der Fall ist, kann sich der Patient mit eiweißhaltigen Lebensmitteln und einer entsprechenden Mahlzeitgestaltung auseinandersetzen, sodass in der postoperativen Phase die Eiweißversorgung teilweise sichergestellt werden kann.

Der Einsatz des **Proteinsparenden modifizierten Fastens**[27] nach Suter (2008b) kann auch eine initiale Gewichtsreduktion von 5 bis 10 % des Anfangsgewichts bewirken und wäre eine Alternative zur VLCD. Welche Methode zur Gewichtsreduktion gewählt

---

[27] Proteinsparendes modifiziertes Fasten (PSMF): Das Proteinsparende modifizierte Fasten nach Suter (2008 b) ist eine Gewichtsreduktionsdiät mit den folgenden Grundprinzipien: (1) Eine bedarfsgerechte Zufuhr von hochwertigem Eiweiß (1-1,5 g/kg Körpergewicht/Tag), um den Verlust an endogenem Protein zu minimieren, (2) Fettzufuhr auf Minimum reduzieren, um die endogenen Fettreserven zu mobilisieren, (3) Zufuhr von Kohlenhydraten (KH) reduzieren, um den antilipolytischen Effekt der KH zu umgehen (jedoch keine völlige Restriktion, da sonst der proteinsparende Effekt der KH nicht greift) sowie (4) hohe Flüssigkeitszufuhr von zwei Liter und mehr pro Tag. Supplementierung mit einem Multivitaminpräparat. Siehe für das weitere Vorgehen Suter (2008 b). Das PSMF sollte jedoch nur auf ärztliche Anweisung bzw. nach Rücksprache mit dem behandelnden Arzt bei stoffwechselgesunden Patienten (Alter < 60 Jahre) durchgeführt werden. Die Anwendung des Fastens ist auf eine Dauer von maximal vier Wochen zu beschränken. Hypokaliämie, Hyperurikämie, Nierenfunktionsstörungen, Nephrolithiasis, eine instabile Angia pectoris, Myokardinfarkt (innerhalb der letzten sechs Monate), Erkrankungen des Herzens inkl. Herzrhythmusstörungen, Epilepsie, Diabetes mellitus Typ 1 sowie maligne Erkrankungen bilden die hauptsächlichen Kontraindikationen für das Proteinsparende modifizierte Fasten (Suter, 2008b). Diese Kontraindikationen gelten auch für VLCD (Suter, 2008a).

wird, sollte von der klinischen Beurteilung und der Diätgeschichte abhängig sein (Kulick, Hark & Deen, 2010).

Im Rahmen einer wiederholten und umfassenden **Aufklärung** ist es unbedingt notwendig, dass der Patient auch durch Ernährungsfachkräfte über operationsbedingte Veränderungen im Körper und die damit häufigen unerwünschten Wirkungen und Beschwerden (Winckler, 2009) sowie mögliche Komplikationen bei Nichteinhaltung der Empfehlungen zu Veränderungen im Essverhalten und in der Lebensmittelauswahl informiert wird.

Zur **Vorbereitung auf ein verändertes Essverhalten nach der Operation** kommt somit dem Training des neuen Essverhaltens vor dem Eingriff eine bedeutende Rolle zu. Dieses Training bezieht sich auf Empfehlungen (vgl. Tab. 18) wie regelmäßige Mahlzeiteneinnahme, langsames Essen und gutes Kauen sowie Essen ohne Ablenkung und Trinken zwischen den Mahlzeiten. Erst wenn sich die neuen Verhaltensweisen, in kleinen Schritten erlernt, „eingeschliffen" haben, ist mit einem dauerhaften Erfolg zu rechnen (Klein-Lange & Pudel, 1998). Damit ein neues Verhalten zur Gewohnheit wird, muss es ca. drei Wochen lang ununterbrochen fortgeführt werden. Mindestens ein halbes Jahr lang besteht dann noch eine Gefahr, dass ein Rückfall eintreten kann (Purtscher, 2010).

Ein vierwöchiges, präoperatives Training zur Umstellung auf die Veränderungen hat sich nach bisherigen Erfahrungen als optimal und praktikabel erwiesen. Den Patienten fiel dadurch der Wechsel von ihrem herkömmlichen Essverhalten leichter, und postoperative Komplikationen wie Diarrhoen, Dumping-Syndrom oder Erbrechen konnten reduziert werden. In der aktuellen Literatur findet sich zum definierten vierwöchigen, präoperativen Training noch keine Evidenz.

Postoperative Versorgung

Der postoperativen Versorgung und Langzeitbetreuung der Patienten nach adipositaschirurgischen Eingriffen kommt eine besondere Bedeutung zu. Ziele sind die Begleitung bei der Umstellung des Essverhaltens, die Durchführung des unter Berücksichtigung der individuellen Unverträglichkeiten gestalteten Kostaufbaus, die Vermeidung von ernährungsbedingten Komplikationen sowie die Sicherstellung einer individuell an den Patienten angepassten Langzeiternährung. Abbildung 31 zeigt das diättherapeutische postoperative Vorgehen. Die Zeitangaben sind Beispiele.

Abb. 31 Postoperativer Kostaufbau
(eigene Darstellung)

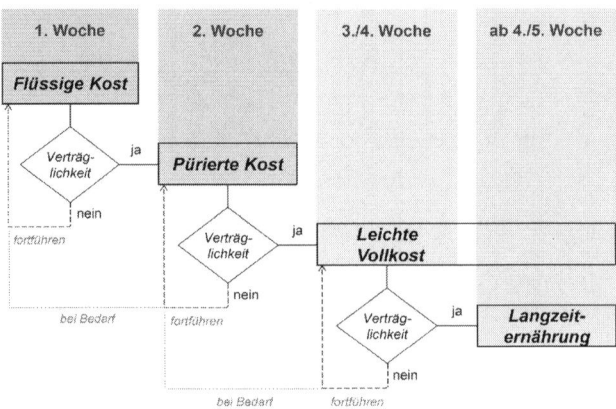

Postoperativer Kostaufbau

Der Kostaufbau gestaltet sich in drei Phasen: Flüssigphase, Breikost und Übergang zur Leichten Vollkost unter Berücksichtigung individueller Intoleranzen. Nach ärztlicher Anordnung beginnt der Kostaufbau am Tag nach der Operation (Mechanick et al., 2008, 2013). Der Kostaufbau sollte durch das Führen eines Ernährungs- und Beschwerdeprotokolls begleitet werden. Die Abfolge der Beratungsintervalle ist in den ersten Wochen eng zu terminieren. Im Verlauf bietet es sich an, die Konsultationen in größeren Abständen durchzuführen.

In den Tabellen 15 und 16 ist der allgemeine Kostaufbau in seiner zeitlichen Abfolge dargestellt. Abweichungen in der Durchführung können sich aufgrund der individuellen Gegebenheiten bei den Patienten ergeben. Die Erkenntnisse bezüglich Kostaufbau nach intestinalen/kolorektalen Operationen gehen die letzten Jahre in die Richtung, dass ein schnellerer Kostaufbau im Zusammenhang mit verminderter Mortalität und einem geringeren Risiko auf infektiöse Komplikationen steht (Andersen, Lewis & Thomas, 2006; Jeffery et al., 1996; Lewis, Andersen & Thomas, 2009).

Im Allgemeinen weisen die Autoren (vgl. Tab. 15) darauf hin, dass es sich um Vorschläge handelt und bisher kein standardisierter Ablauf des Kostaufbaus verfügbar ist.

Aills et al. (2008) berichten darüber, dass zwischen der Phase der pürierten Kost und dem Übergang zur Leichten Vollkost meistens noch eine Phase von einer „soft diet" erfolgt, die bei allen Operationen länger als 14 Tage dauert. Auch Kulick, Hark & Deen (2010) beschreiben diese Phase für die 4. bis 6. Woche. Ebenso Mechanick et al. (2008), jedoch werden für die verschiedene Operationen unterschiedlich lange Phasen für eine „soft diet" angegeben. Bei Parkes (2006) ist die Phase der „soft diet" integriert in die Phase der pürierten Kost. Snyder-Marlow, Taylor & Lenhard (2010) empfehlen nach dem ersten Monat und der Phase mit pürierter Kost wieder eine zwei- bis vierwöchige Phase der „soft diet". Anthone et al. (2003) berichten, dass die meisten Patienten das Krankenhaus 5 Tage nach der Operation mit einer „solid diet" verlassen.

Tab. 15 Zeitlicher Ablauf des Kostaufbaus nach Literaturlage

Publikation	Magenband				Magenbypass				Schlauchmagen				BPD/BPD-DS			
	CL	FK	PK	ÜLVK	CL	FK	PK	ÜLVK	CL	FK	PK	ÜLVK	CL	FK	PK	ÜLVK
Aills et al., 2008	T 1-2	T 10-14	ab T 12	ab 5. W	T 1-2	T 10-14	ab T 12	ab W 5					T 1-2	T 10-14	ab T 12	ab W 5-8
Kulick et al., 2010	T 1-2	T 3-7	ab W 2	ab 7. W	T 1-2	T 3-7	ab W 2	ab W 7					T 1-2	T 3-7	ab W 2	ab W 7
Mechanick et al., 2008, 2013	T 1-2	T 2-3	ab T 10	ab 5. W	T 1-2		ab T 3	ab T 10	ab W 5				T 1-2	ab T 3	ab T 10	ab W 4-12
Parkes, 2006	T 1-2	W 1-2	W 1-2	ab 3. W	T 1-2	W 1-2	W 1-2	ab W 3					T 1-2	W 1-2	W 1-2	ab W 3
Snyder-Marlow, et al. 2010									1 W	ab W 2	ab W 7					
Anthone et al., 2003													ab 3. T	T 1	≥ T 1*	

CL-Clear Liquid, FK-Flüssige Kost, PK-Pürierte Kost, ÜLVK-Übergang Leichte Vollkost, T-Tag/Tage, W-Woche

Tab. 16 Zeitlicher Ablauf des Kostaufbaus (Hellbardt, 2012)

Phase des Kostaufbaus	Magenband	Magenbypass	Schlauchmagen	BPD/BPD-DS
Flüssige Kost	1. Woche	1. bis 2. Woche	1. bis max. 2. Woche	1. bis 2. Woche
Pürierte Kost	max. 2 Wochen	2. bis 4. Woche	2. bis max. 4. Woche	2. bis 4. Woche
Übergang Leichte Vollkost	ab 3. Woche	ab 5. Woche	ab 4. (5.) Woche	ab 5. Woche

Es ist zu beachten, dass aufgrund der Unterschiede in der Verträglichkeit von Lebensmitteln und Speisen sowie der Individualität der Patienten der Kostaufbau in seiner Dauer variieren kann und angepasst werden muss. So kann es durchaus vorkommen, dass der Aufbau statt in Wochen in Tagen erfolgt.

Generell gilt: Der Kostaufbau sollte nicht zu lange hingezogen werden, da in den meisten Fällen, gerade in der Phase der pürierten Kost, eine Gewöhnung der Patienten stattfindet, und somit das Training des guten Kauens der Nahrung verloren geht sowie sekundär eine Mangelernährung erzeugt wird. Zu beachten ist, dass der Kostaufbau so lange wie nötig und so kurz wie möglich erfolgen sollte.

Es ist nötig, dass die Patienten regelmäßig kleine Mahlzeiten (4 bis max. 5 Mahlzeiten) über den Tag verteilt aufnehmen sowie ausschließlich zwischen den Mahlzeiten, d.h. in der Regel erst 30 Minuten nach einer Mahlzeit, wieder mit dem Trinken beginnen. Das Trinken bis zu einer Mahlzeit ist unproblematisch. Jedoch sollte nicht während der Mahlzeit Flüssigkeit zugeführt werden. Insgesamt 1,5 bis 2,0 Liter energiefreie Flüssigkeit pro Tag sind als Trinkmenge zu empfehlen.

Die Patienten müssen darauf hingewiesen werden, dass sie langsam essen, sich Zeit nehmen, ohne Ablenkung ihre Mahlzeiten einnehmen und gut kauen. Beim ersten Anzeichen von einem Sättigungsgefühl, welches häufig als Druckgefühl wahrgenommen wird, sollte die Mahlzeit eingestellt werden. Wird keine Sättigung vom Patienten verspürt, muss die Lebensmittelmenge zur Mahlzeit definiert werden. Auf eine ausgewogene Zusammenstellung der Lebensmittel muss geachtet werden, um einer Mangelernährung vorzubeugen. Dabei spielt eine ausreichende Versorgung mit Eiweiß eine bedeutende Rolle. Demnach ist der Schwerpunkt einer Mahlzeit auf eiweißhaltige, fettarme Lebensmittel auszurichten und ggf. sind Eiweißpräparate einzusetzen.

Tab. 17 Besonderheiten der Kostgestaltung während des Kostaufbaus
(Hellbardt, 2012)

	Magenband	Schlauchmagen	Magenbypass	BPD	BPD-DS
Nahrungsmenge	kleine Portionen, bei geringstem Druck-/ Sättigungsgefühl muss die Nahrungsaufnahme unterbrochen werden				
Fettgehalt der Speisen	fettarm	fettarm	fettarm	normal	normal
Substitution von Eiweiß‡	bei Bedarf	bei Bedarf	ja	ja	ja
Intoleranz	faserreiche Lebensmittel	nein	Zucker, Laktose	Zucker	nein

‡ Die Substitution von Eiweiß kann nach Aills et al. (2008) ab Tag 1 postoperativ, nach Kulick, Hack & Deen (2010) ab dem 3. Tag postoperativ und nach Mechanick et al. (2008) nach Magenband ab dem 2. Tag nach der Operation, nach Magenbypass ab dem 3. Tag postoperativ und bei BPD/BPD-DS ab 3. Tag postoperativ erfolgen. Nach Snyder-Marlow, Taylor & Lenhard (2010) ist die Eiweißsubstitution während der ersten Woche und nach Parkes (2006) bereits ab 3. postoperativem Tag indiziert.

Zur Vermeidung von Komplikationen und für eine leichtere Umstellung des postoperativen Essverhaltens sind nachfolgende Empfehlungen bzw. Regeln zu beachten (Mechanick et al., 2008; Moizé et al., 2010; Parkes 2006):

- Regelmäßiges Essen mit ca. 4 kleinen Mahlzeiten pro Tag.
- Ausreichend Zeit für langsames Essen (mindestens 20 Minuten) einplanen sowie auf die Mahlzeit konzentrieren (keine Ablenkung während des Essens). Kleine Mengen (Portionen) essen und nur schluckweise Trinken.
- Gutes Kauen der Nahrungsmittel: Nahrungsmittel sollten gut mit dem Speichel vermischt werden, bis diese im Mund flüssig geworden sind, bevor sie geschluckt werden. Sollten die Nahrungsmittel nicht gut gekaut werden können (nicht „flüssig gekaut"), sind diese wieder auszuspucken.
- Mit den eiweißreichen Lebensmitteln zu der Mahlzeit beginnen. Bevorzugen von fettarmen und eiweißreichen Lebensmitteln sowie Einschränkung leicht resorbierbarer Kohlenhydrate (Versuch zu den Mahlzeiten kleine Mengen (Tee-/Esslöffel) an Obst oder Gemüse zu verzehren). Lebensmittel vorsichtig ausprobieren.

- Beim ersten Verspüren eines Druckgefühls nicht mehr weiter essen.
- Essen und Trinken trennen, d.h. nur zwischen den Malzeiten trinken und erst mit einem Abstand von ca. 20 bis 30 Minuten nach der Mahlzeit mit dem Trinken beginnen.

Tabelle 18 zeigt die verschiedene Empfehlungen sowie deren praktische Umsetzung zur Veränderung der Ess- und Trinkgewohnheiten der Patienten.

Tab. 18 Postoperatives Essverhalten und deren praktische Umsetzung
(nach Shannon et al., 2013)

Essverhalten	Erläuterung	Praktische Umsetzung
Regelmäßige Mahlzeiten	Aufgrund des kleinen Magenvolumens kann eine unregelmäßige Mahlzeitenfrequenz zu Ernährungsdefiziten, z.B. Eiweiß, führen. Dies kann nicht durch eine größere Nahrungsmenge bei der nächsten Mahlzeit kompensiert werden (SG, RYGB).	Planen Sie Ihre Mahlzeiten in regelmäßigen Abständen ein. Kochen Sie in größeren Mengen und frieren Sie diese portioniert ein
	Bei einer längeren Zeit ohne Nahrungsaufnahme können Übelkeit und Hungergefühle auftreten, wodurch Patienten dazu verleitet werden, bei der nächsten Mahlzeit zu schnell und zu viel zu essen, was Nebenwirkungen hervorrufen kann (AGB, RYGB, SG).	
Aufnahme kleinerer Nahrungsmengen	Ein Sättigungsgefühl wird bereits bei kleineren Portionen erreicht. Möglicherweise sind jedoch externe Hilfsmittel hilfreich, um einer übermäßigen Nahrungsaufnahme vorzubeugen (AGB, RYGB, SG)	Servieren Sie das Essen auf kleinen Tellern (Kindertellern), so vergrößert sich optisch das Volumen. Nutzen Sie Kinderbesteck, um kleinere Bissen aufzunehmen und so die Essgeschwindigkeit zu verringern.
Kleinschneiden der Nahrung	Die kleingeschnittene Nahrung unterstützt den Kauvorgang (AGB) und vermittelt das Gefühl, eine größere Menge zu essen (AGB, RYGB, SG).	Nutzen Sie kleines Besteck, um kleinere Portionen aufzunehmen.
Gründliches Kauen	Ungenügendes Kauen erhöht das Risiko von Blockaden (AGB) und schnellem Essen (AGB, RYGB, SG).	Nutzen Sie Ihre Zunge zur Überprüfung der Konsistenz des Nahrungsbreis, bevor Sie schlucken.
Langsames Essen	Schnelles Essen erhöht das Risiko, eine zu große Menge zu sich zu nehmen (AGB, RYGB, SG), für Schmerzen und Regurgitation (AGB).	Warten Sie jeweils 30 Sekunden bevor Sie den nächsten Bissen zu sich nehmen (AGB). Der Verzehr einer Mahlzeit sollte mind. 20 bis 30 Minuten, jedoch nicht länger als 1 Stunde dauern.
Vermeiden von Ablenkung	Ablenkende Faktoren während des Essens führen oftmals zu einer übermäßigen Nahrungsaufnahme und zu einem geringeren Genuss (AGB, RYGB, SG)	Konzentrieren Sie sich auf das Essen und entfernen Sie störende Faktoren (TV, Radio, PC etc.)
Vermeidung von Essen und Trinken zur gleichen Zeit	Die gleichzeitige Aufnahme von Nahrung und Flüssigkeit kann dazu führen, dass ungenügend gekaute Nahrungsbestandteile in den Magen gespült werden, was zu Schmerzen, Regurgitation oder Blockaden führt (AGB).	Platzieren Sie keine Trinkgefäße auf dem Tisch während des Essens. Stellen Sie sich einen Wecker, um den Rhythmus zwischen Essen und Trinken einzuhalten. Nutzen Sie eine Flasche mit Sipper (Trinkverschluss).
	Da das Magenvolumen sehr begrenzt ist, kann die Aufnahme von Flüssigkeit unmittelbar vor oder während der Nahrungsaufnahme dazu führen, dass die Kapazität des Magens bereits ausgeschöpft ist, wodurch weniger feste Nahrungsbestandteile aufgenommen werden können (SG, RYGB). Es kann auch zu einem Dumping-Syndrom führen (SG, RYGB).	

AGB-Adjustable Gastric Banding (Verstellbares Magenband); RYGB-Roux-en-Y-Gastric Bypass (Magenbypass); SG-Sleeve Gastrektomie (Schlauchmagen)

Flüssigphase/ fein pürierte Kost

Die erste postoperative Phase des Nahrungsaufbaus beinhaltet flüssige bis fein pürierte Kost. Die ersten 1 bis 2 Tage kann nach dem „Gastroschluck" (je nach Klinik) mit kleinen Schlucken Flüssigkeit ohne Kohlensäure, Kalorien, Zucker oder Koffein aufgenommen werden. Die Dauer der folgenden Phasen richtet sich nach dem angewendeten Verfahren. Dabei ist im Laufe der Wochen die Aufnahme von 100 bis max. 200 ml Nahrung während einer Mahlzeit nicht zu überschreiten.

Es gilt zu beachten, dass die Sättigung oft nach zwei Esslöffeln einsetzen kann. Die Mengen, die zur Sättigung ausreichend sind, werden häufig von den Patienten falsch eingeschätzt. Daher ist es wichtig, mit den Patienten zu trainieren, dass sie beim Verspüren eines ersten Anzeichens von Sättigung in Form eines Druckgefühls mit dem Essen aufhören. Dadurch wird vorgebeugt, dass sich die Speiseröhre zu einem „Ersatzmagen" (Megaösophagus) ausdehnt (Kramer et al., 2010). Weiterhin ist zu empfehlen, dass vier bis sechs kleine Mahlzeiten über den Tag verteilt aufgenommen werden. In dieser Phase können folgende Lebensmittel und Speisen, ggf. mit einem Eiweißpräparat angereichert, eingesetzt werden (Kulick, Hark & Deen, 2009):

- Milchpuddingsuppe ohne Zucker (ggf. laktosefreie Milch verwenden)
- Joghurt- oder Quarkspeise mit püriertem Obst
- Passiertes und püriertes Obst wie Apfel, Birne, Banane, Aprikosen und Pfirsiche ohne Haut
- Feine Gemüsesuppen (durch ein Sieb gestrichen)
- Weich gekochtes, püriertes Gemüse
- Dünner Kartoffelbrei
- Püriertes Geflügelfleisch oder Fisch

Als Getränke eignen sich besonders Mineralwasser ohne Kohlensäure, Kräuter- und Früchtetee, dünner schwarzer Tee, evtl. verdünnte Gemüsesäfte, stark verdünnte Fruchtschorlen (Verhältnis 1 Teil Saft und 4 Teile Wasser) und Brühe. Wenn die Kost gut vertragen wird, sollte zur nächsten Phase (Pürierte/ Breiige Kost) übergegangen werden.

Pürierte bzw. breiige Kost

Die Prinzipien der Lebensmittel- und Getränkeauswahl, Mahlzeitenfrequenz und des Trinkverhaltens bleiben bestehen, jedoch ändert sich die Konsistenz der Nahrung. Nach und nach sollten die Patienten zu festen Lebensmitteln übergehen. Es ist zwingend notwendig, die Patienten auf gutes Kauen der Lebensmittel hinzuweisen. Bei der Lebensmittelauswahl stehen fettarme und eiweißreiche Lebensmittel im Vordergrund. Bei Patienten mit Magenbypass empfiehlt sich die Aufnahme der Lebensmittelgruppen in folgender Reihenfolge: 1) Fleisch oder Fisch, 2) Gemüse und 3) Beilagen. Auch in dieser Phase bleibt eine Mahlzeitenfrequenz von vier bis sechs kleinen Mahlzeiten über den Tag verteilt bestehen und es sollte ggf. ein Eiweißpräparat eingesetzt werden. Weiterhin gilt, dass Essen und Trinken zu trennen sind. Tabelle 19 zeigt die Lebensmittelauswahl für den Zeitraum des Kostaufbaus der ersten vier Wochen nach dem Eingriff. Es gilt hier zu beachten, dass individuelle Unterschiede in der Verträglichkeit einzelner Nahrungsmittel auftreten können und in der Beratung berücksichtigt werden müssen. Gleichzeitig kann diese Phase genutzt werden, um individuelle Intoleranzen auszutesten.

Tab. 19   Lebensmittelauswahl für die ersten vier postoperativen Wochen

Lebensmittelgruppe	Geeignete Lebensmittel
Brot/ Backwaren	Weißbrot, Toastbrot, evtl. Brötchen, Zwieback, Kräcker, Weizenknäckebrot
Eier	nur in fettarm zubereiteter Form (max. 2 bis 3 Eier pro Woche)
Fette und Öle	**kleine Mengen**: Margarine, Halbfettmargarine, Pflanzenöle (Oliven-, Rapsöl), Butter
Fisch und Fischprodukte	**magere Sorten**: Seelachs, Heilbutt, Kabeljau, Schellfisch, Scholle, Seezunge, Flunder, Seehecht, Steinbutt, Rotbarsch, Forelle, Hecht, Schlei, Zander **fettreiche Sorten in kleinen Mengen**: Lachs, Hering, Makrele
Fleisch, Geflügel, Wurstwaren	mageres, zartes Fleisch (Filet) vom Kalb gekochter Schinken, kalter Braten, Corned Beef Huhn, Hähnchen und Pute ohne Haut, Geflügelwurstwaren
Obst und Nüsse	**roh**: Apfel (gerieben, ohne Schale), Banane, Mandarinenfilets ohne Haut, Honigmelone **Kompott**: Äpfel, Aprikosen ohne Haut, Erdbeeren, Mandarinen, Pfirsiche, Heidelbeeren **Nüsse**: ungeeignet
Gemüse und Kartoffeln	**gedünstet bzw. gekocht**: Möhren, Spargelspitzen, junger Kohlrabi, kleine Mengen Blumenkohlröschen, Spinat püriert, Tomaten ohne Haut und Kerne, Broccoli, kleine Mengen Sellerie für Suppen; **Kartoffeln** in leicht bekömmlicher (fettarmer) Zubereitung **roh**: zarte Blattsalate, fein geraspelte Möhren
Getränke	Kräuter- und Früchtetee, leichte Aufgüsse von schwarzem Tee, stilles Wasser, Mineralwasser ohne Kohlensäure, verdünnte Fruchtsäfte (Verhältnis 1:4), Malzkaffee, kleine Mengen Kaffee (ggf. magenschonender Kaffee)
Getreideprodukte	aus Weizen, Hafer, Reis, Mais sowie alle daraus hergestellten Mehle, Grieß, Stärke und Flocken, Nudeln ganz weich gegart
Gewürze	milde Kräuter und Gewürze, kleine Mengen an Ketchup und Fertigsaucen, Salz
Milch und Milchprodukte	alle Produkte in fettarmer Auswahl, Käsesorten mit max. 30 % Fett i. Tr., Bei **Laktoseintoleranz** laktosefreie Milch bzw. laktosefreien Joghurt verwenden!
Süßungsmittel	in kleinen Mengen: Zucker, Honig, Gelee, Konfitüre, Süßstoffe

Tab. 20 Beispiel des stationären Kostaufbaus am Universitätsklinikum Leipzig

Kostaufbau	Dauer	Empfehlung	
Stufe 1 (flüssig)		Morgens:	125 ml klare Suppe (Fleisch- oder Gemüsebrühe)
		Mittags:	125 ml klare Suppe (Fleisch- oder Gemüsebrühe)
		Abends:	125 ml klare Suppe (Fleisch- oder Gemüsebrühe)
			500 ml Tee schluckweise
Stufe 2 (flüssig-breiig)		Morgens:	2 – 3 Eßl. Joghurt, natur (0,1 – 1,5 % Fett) und 2 Stück Zwieback
		Mittags:	125 ml klare Suppe (Fleisch- oder Gemüsebrühe) und 2 – 3 Eßl. Fruchtmus oder Joghurt natur (0,1 – 1,5 % Fett) oder Quarkspeise
		Abends:	125 ml klare Suppe (Fleisch- oder Gemüsebrühe) und 2 – 3 Eßl. Joghurt, natur (0,1 – 1,5 % Fett)
Stufe 3 (breiig/ püriert)		Morgens:	2 Scheiben Filinchen und 10 g Diät- Halbfettmargarine, ½ Teelöffel Konfitüre und 1 x fettarmer Streichkäse/Quark
		Mittags:	passierte Kost (2 – 3 Eßl. von jeder Komponente) und 2 – 3 Eßl. Joghurt, natur (0,1 – 1,5 % Fett)
		Abends:	2 Scheiben Filinchen und 10 g Diät- Halbfettmargarine, ½ Teelöffel Konfitüre und 1 x fettarmer Streichkäse/Quark
Stufe 4 (breiig/ püriert)		Morgens:	2 Scheiben Filinchen und 10 g Diät- Halbfettmargarine, ½ Teelöffel Konfitüre und 1 x fettarmer Streichkäse/Quark
		Mittags:	Leichte Vollkost mit passiertem Fleisch oder Fisch (2 – 3 Eßl. von jeder Komponente) und 2 – 3 Eßl. Joghurt, natur (0,1 – 1,5 % Fett)
		Abends:	2 Scheiben Filinchen und 10 g Diät- Halbfettmargarine, ½ Teelöffel Konfitüre und 1 x fettarmer Streichkäse/Quark

Leichte Vollkost und Langzeiternährung

In dieser Phase nehmen die Patienten mehr und mehr Lebensmittel in den täglichen Speiseplan auf. Nach wie vor bleiben die Empfehlungen zum Essverhalten bestehen. Da es in dieser Phase immer wieder zu Intoleranzen kommen kann, ist es wichtig, dass regelmäßig Ernährungsprotokolle geführt und die Beschwerden notiert werden. Eine Auswertung dieser Protokolle unterstützt die Patienten beim Austesten der individuell ungeeigneten Lebensmittel und hilft beim Erstellen einer individuellen Lebensmittelauswahl. Die Intoleranzen sind bei den Patienten unterschiedlich ausgeprägt. Teilweise sind diese abhängig von der verzehrten Menge der Lebensmittel. In Tabelle 20 sind die häufig durch Lebensmittel ausgelösten Probleme zusammengefasst.

Es kann jedoch auch zur Abneigung gegenüber bestimmten Lebensmitteln kommen, die vor der Operation gut vertragen worden sind und auch gerne verzehrt wurden. Eine Erklärung wäre hierfür möglicherweise, dass nach Operationen, bei denen ein kleiner Magenpouch angelegt worden ist, dieser nach großer Nahrungsmenge supraphysiologisch ausgedehnt wird. Diese Ausdehnung kann als eine pathologische Magenausdehnung des proximalen Magenpouches gesehen werden, welche zu Beschwerden führt und eine Abneigung gegenüber dem gegessenen Lebensmittel verursacht (Pappas, 1992). Auch Dumping-Beschwerden können zur Abneigung gegenüber bestimmten Lebensmitteln führen (Ernst et al., 2009; Pappas, 1992; Ziegler et al., 2009).

Darüber hinaus verursachen verschiedene Lebensmittel Beschwerden. Die Ursachen können zum einen im Essverhalten der Patienten liegen, d.h. im zu schnellen und hastigen Essen oder in der unzureichenden mechanischen Zerkleinerung der Nahrung im Mund. Bei manchen Nahrungsmitteln wie Weißbrot, Pasta und frischem Obst ist es sehr schwierig, diese so gut zu kauen, dass sie einen engen Magendurchgang gut passieren können (Ernst et al., 2009). Zum anderen kann die Zubereitung der Speise für Beschwerden verantwortlich sein. Dies kann zu Erbrechen, Magendruck, Diarrhoen oder einem Druck in der Speiseröhre führen.

Tab. 21   Beschwerden, die durch Lebensmittel ausgelöst werden können

Lebensmittel	Problem	Gegenmaßnahme
Banane, Weißbrot, Brötchen, Toastbrot Hörnchen/Croissant Laugengebäck	Sind schon weich und werden deshalb oft ungenügend gekaut Können im Magen „gären"	Stücke schneiden Gut kauen Ausprobieren und ggf. meiden Weißbrot / Toastbrot einen Tag ablagern oder toasten
grüne Bohnen, Pfifferlinge, ganze Champignons	Könnten ungewollt hinunter rutschen und liegen dann schwer im Magen	Fein schneiden Gut kauen
Blattspinat, Spargel, grüne Bohnen, Rot- und Sauerkraut, Pilze Salate	Faserige Struktur Schwierig zu kauen Große Stücke können geschluckt werden	Fein schneiden Gut kauen Durchgaren Nur Spargelspitzen Härtere Salate verwenden wie Eisbergsalat oder Chinakohl
Krabben, Tintenfisch, Hummer	Sehr festes (teilweise gummiartiges) Fleisch	Gut kauen Nur kleine Mengen pro Mahlzeit essen
Rohschinken, Rindfleisch	Faserig Teilweise zäh	Fein schneiden
Reis, Teigwaren (vor allem Spaghetti)	Sind schon weich, werden deshalb oft ungenügend gekaut	Kleine Bissen nehmen Gut kauen Evtl. klein schneiden
Getränke mit Kohlensäure	Kohlensäure kann Aufstoßen verursachen	Getränke ohne Kohlensäure trinken

In der Phase zum Übergang in eine Langzeiternährung ist die Anpassung der Mahlzeitenfrequenz an die individuellen Bedürfnisse des Patienten möglich (Bock, 2003). Jedoch sollten nicht weniger als drei Mahlzeiten pro Tag aufgenommen werden, um eine Unterversorgung mit Eiweiß und Mikronährstoffen zu vermeiden bzw. zu kompensieren.

Tab. 22 Hinweise für ein nachhaltiges Gewichtsmanagement
(modifiziert nach Shannon et al., 2013)

Empfehlung	Besonderheiten/Handlungsempfehlung
Aufnahme nährstoffreicher Nahrung und ausgewogener Mahlzeiten	Beachtung einer ausreichenden Zufuhr und Vielfältigkeit von magerem Fleisch oder Fleischprodukten, fettarmen/-reduzierten Milchprodukten, Gemüse/Salat, Obst und in geringerem Anteil von Ölen/Nüssen/Samen
Etablieren einer regelmäßigen Nahrungsaufnahme	Einplanen von drei festen Hauptmahlzeiten mit strukturierten Zwischenmahlzeiten zur Minimierung von Grazin/Snacking und von impulsivem Essen
Vermeidung von nährstoffarmen, energiereichen Nahrungsmitteln	Austausch von Nahrungsmitteln wie Chips, Schokolade, Zucker, Biskuits, Pasteten, frittierten Speisen, verarbeitetes Fleisch durch nährstoffreiche Nahrungsmittel
Vermeidung von energiereichen Getränken	Mineralwasser als Hauptflüssigkeitslieferanten, um eine unnötige Energieaufnahme über Getränke wie Fruchtsäfte, Alkohol, Energydrinks, Sportgetränke, Limonaden oder übermäßig viel Milch zu vermeiden
Aufmerksames Essen und Vermeidung von Appetit induziertem Essen	Diätassistent und/oder Psychologe sollten dem Patienten den flexiblen Umgang emotional/gewohnheitsbedingter Nahrungsaufnahme vermitteln
Einnahme von Multivitamin-/Mineralstoffsupplementen	Eine regelmäßige Überprüfung entsprechender Laborparameter und die regelmäßige Einnahme von Supplementen, auch wenn keine Mangelerscheinungen vorliegen oder die aktive Gewichtsverlustphase beendet ist, sind notwendig
Bewegung/aktiverer Lebensstil	Patienten sollten mind. 30 Minuten moderater körperlicher Aktivität pro Tag nachgehen
Regelmäßige chirurgische, diättherapeutische und psychologische Nachsorge	Einhaltung der Nachsorgetermine

Um eine langfristige Versorgung mit Nährstoffen sicherzustellen, haben Moizé et al. (2010) zur Orientierung für die Patienten mit Magenbypass eine Ernährungspyramide entwickelt. Die Anwendung der Pyramide für Patienten nach einer Schlauchmagenoperation ist durchaus möglich, sollte jedoch evaluiert und ggf. angepasst werden.

Abb. 32 Ernährungspyramide für Patienten nach einer Magenbypass-Operation
(modifizert nach Moizé et al., 2010)

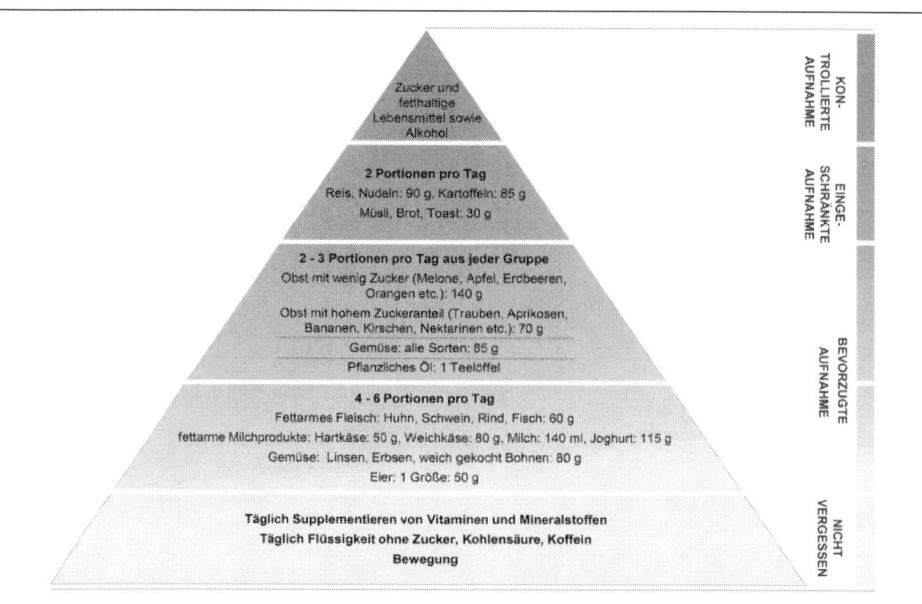

Nachdem die Umstellung der Ernährung und Essgewohnheiten erfolgt ist, gilt es nun, die Ernährung langfristig sicherzustellen, den Ernährungszustand und Gewichtsverlauf der Patienten zu überwachen sowie in Absprache mit dem behandelnden Arzt eine gezielte Supplementierung von Eiweiß, Vitaminen und Mineralstoffen vorzunehmen. Diese Phase ist durch regelmäßige Konsultationen in der Diättherapie und Ernährungsberatung gekennzeichnet. Durch Ernährungs- und Beschwerdeprotokolle kann frühzeitig einer Fehl- und Mangelernährung entgegengewirkt werden. Es gilt, das erlernte neue Essverhalten zu stabilisieren und in den Alltag vollständig zu integrieren. Stagnationen im Gewichtsverlust führen häufig zu einer herabgesetzten Motivation des Patienten, die mit Motivationsgesprächen aufgefangen werden kann (Purtscher, 2010).

Bedeutsam ist auch, dass sich die Patienten regelmäßig körperlich bewegen (Moizé et al.; 2010; Murphy et al., 2010; O'Donovan et al., 2010; Saris et al., 2003). Für Anfänger sollte die Bewegung über Wochen ganz langsam aufgebaut werden, Spaß machen und durch Familie und Freunde unterstützt werden (O'Donovan et al., 2010). Magenbypass-Patienten, die ihre körperliche Aktivität nach der Operation auf ≥ 200 Minuten pro Woche erhöhten oder auf diesem Niveau beibehielten, zeigten einen größeren Gewichtsverlust und stärkere Verbesserungen in der gesundheitsbezogenen Lebensqualität als Patienten, die vor und nach der Operation gleich inaktiv (< 200 Minuten pro Woche) blieben (Bond et al., 2009).

Eine enge Zusammenarbeit mit Psychologen stellt einen weiteren Baustein in der postoperativen Versorgung der Patienten dar. Der schnelle Gewichtsverlust geht nicht immer mit der eigenen Anpassung und individuellen Vorstellung des neuen Körpergefühls einher. In der Praxis lässt sich beobachten, dass die Patienten beispielsweise Ängste nach der schnellen Gewichtsabnahme entwickeln können oder eine Suchtverlagerung stattfindet. Hier sollte zeitnah eine begleitende psychologische Betreuung erfolgen (Ziegler et al., 2009).

Neben einer medizinischen, ggf. psychologischen und der diättherapeutischen Langzeitbetreuung, ist die Anbindung der Patienten an eine Selbsthilfegruppe zu empfehlen.

Literatur

Aasheim ET, Hofsø D, Hjelmesæth J, Birkeland KI, Bøhmer Th. Vitamin status in morbidly obese patients: a cross-sectional study. Am J Clin Nutr 2008; 87: 362–369

Aills L, Blankenship J, Buffington C, Furtado M, Parratott J. Allied Health Nutritional Guidelines for the Surgical Weight Loss Patient. American Society for Metabolic and Bariatric Surgery. Surg Obes Relat Dis 2008; 4: 73–108

Andersen HK, Lewis SJ, Thomas S. Early enteral nutrition within 24h of colorectal surgery versus later commencement of feeding for postoperative complications. Cochrane Database Syst Rev 2006; 4: CD004080

Anthone GJ, Lord RV, DeMeester TR, Crookes PF. The duodenal switch operation for the treatment of morbid obesity. Ann Surg 2003; 238: 618–627

Bender G, Allolio B. Welche Bedeutung hat die Nachsorge nach bariatrischer Chirurgie? J Klin Endokrinol Stoffw 2010; 3: 12–16

Bennett GG, Herring SJ, Puleo E, Emmons KM, Gillman MW. Web-based weight loss in primary care: a randomized controlled trial. Obesity (Silver Spring) 2010; 18: 308–313

Benotti PN, Still CD, Wood C, Akmal Y, King H, El Arousy H et al. Preoperative Weight Loss Before Bariatric Surgery. Arch Surg 2009; 144(12): 1150–1155

Bock A. Roux-en-Y Gastric Bypass: The Dietitian´s and Patient´s Perspectives. Nutr Clin Pract 2003; 18: 141–144

Bond D, Leahey .M, Vithiananthan S, Ryder B. Bariatric Surgery for Severe Obesity: The Role of Patient Behavior. Medicine & Health 2009; 90 (2): 58–60

Buchholz D, Erickson N, Meteling-eeken M, Ohlrich S. Der Nutrition Care Process und eine standardisierte Sprache in der Diätetik. Ernaehrungs Umschau 2012; 59: 586–593

Burton PR, Brown W, Laurie C, Lee M, Korin A, Anderson M et al. Outcomes, Satiety, and Adverse Upper Gastrointestinal Symptoms Following Laparoscopic Adjustable Gastric Banding. Obes Surg 2011; 21(5): 574–81

CAADIP. Deutsche Gesellschaft für Allgemein- und Viszeralchirurgie – Chirurgische Arbeitsgemeinschaft für Adipositastherapie, Deut-sche Adipositas-Gesellschaft, Deutsche Gesellschaft für Psychosomatische Medizin und Psychotherapie, Deutsche Gesellschaft für Ernäh-rungsmedizin. S3-Leitlinie „Chirurgie der Adipositas"; 2010

Colles SL, Dixon JB, Marks P, Strauss BJ, O'Brien PE. Preoperative weight loss with a very-low-energy diet: quantitation of changes in liver and abdominal fat by serial imaging. Am J Clin Nutr 2006; 84: 304–311

Compher CW, Badellino KO, Boullata JI. Vitamin D and the bariatric surgical patient: a review. Obes Surg 2008; 18: 220–224

Corbalán MD, Morales EM, Canteras M, Espallardo A, Hernández T, Garaulet M. Effectiveness of cognitive-behavioral therapy based on the Mediterranean diet for the treatment of obesity. Nutrition 2009; 25: 861–869

Davies DJ, Baxter JM, Baxter JN. Nutritional Deficiencies After Bariatric Surgery. Obes Surg 2007; 17: 1150–1158

Ernst B, Thurnheer M, Schmid SM, Schultes B. Evidence for the necessity to systematically assess micronutrient status prior to bariatric surgery. Obes Surg 2009; 19: 66–73

Fried M, Hainer V, Basdevant A, Buchwald H, Deites M, Finer N et al. Interdisciplinary European guidelines on surgery of severe obesity. Obesity Facts 2008; 1: 52-59

Fried M, Yumuk V, Oppert JM, Scopinaro N, Torres A, Weiner R, Yashkov Y, Frühbeck G; International Federation for Surgery of Obesity and Metabolic Disorders-European Chapter (IFSO-EC); European Association for Study of Obesity (EASO). Interdisciplinary European guidelines on metabolic and bariatric surgery. Obes Surg 2014; 24(1): 42–55

Gasteyger C, Suter M, Gaillard RC, Giusti V. Nutritional deficiencies after Roux-en-Y gastric bypass for morbid obesity often cannot be prevented by standard multivitamin supplementation. Am J Clin Nutr 2008; 87: 1128–1133

Haskell WL, Lee IM, Pate RR, Powell KE, Blair SN, Franklin BA et al. Physical activity and public health: updated recommendation for adults from the American College of Sports Medicine and the American Heart Association. Circulation 2007;116: 1081–1093

Hellbardt M. Ernährung vor und nach bariatrischen Eingriffen. Ernaehrungs Umschau 2012; 59: 642–654

Jeffery KM, Harkins B, Cresci GA, Martindale RG. The clear liquid diet is no longer a necessity in the routine postoperative management of surgical patients. Am Surg 1996; 62: 167–170

Jin J, Stellato TA, Hallowell PT, Schuster M, Graf K, Wilhelm S. Utilization of preoperative patient factors to predict postoperative vitamin D deficiency for patients undergoing gastric bypass. J Gastrointest Surg 2009; 13: 1052–1057

Kaidar-Person O, Person B, Szomstein S, Rosenthal RJ. Nutritional deficiencies in morbidly obese patients: a new form of malnutrition? Part A: vitamins. Obes Surg 2008a; 18: 870–876

Kaidar-Person O, Person B, Szomstein S, Rosenthal RJ. Nutritional deficiencies in morbidly obese patients: a new form of malnutrition? Part B: minerals. Obes Surg 2008b; 18: 1028–1034

Kaidar-Person O, Rosenthal RJ. Re: Preoperative nutritional status of patients undergoing Roux-en-Y gastric bypass for morbid obesity. J Gastrointest Surg 2008; 12: 397

Klein-Lange M, Pudel V. Ernährungsberatung in der Praxis. In: Müller MJ, Pudel V, Hrsg. Leitfaden der Ernährungsmedizin. Berlin: Springer; 1998

Körtke H, Frisch S, Zittermann A, Berthold HK, El-Arousy M, Götting C et al. Telemedizinisch betreutes Programm zur Gewichtsreduktion bei Übergewichtigen (SMART-Studie) [A telemetrically-guided program for weight reduction in overweight subjects (the SMART study)]. Dtsch Med Wochenschr 2008; 133: 1297–1303

Kramer KM, Küper MA, Königsrainer A. Bariatrische Chirurgie. In: Biesalski HK, Bischoff SC, Puchstein C, Hrsg. Ernährungsmedizin. Stuttgart, New York: Georg Thieme; 2010

Kulick D, Hark L, Deen D. The bariatric surgery patient: a growing role for registered dietitians. J Am Diet Assoc 2010; 110: 593–599

Lewis MC, Phillips ML, Slavotinek JP, Kow L, Thompson CH, Toouli J. Change in liver size and fat content after treatment with Optifast very low calorie diet. Obes Surg 2006; 16: 697–701

Lewis SJ, Andersen HK, Thomas S. Early enteral nutrition within 24 h of intestinal surgery versus later commencement of feeding: a systematic review and meta-analysis. J Gastrointest Surg 2009; 13: 569–575

Mahlay NF, Verka LG, Thomsen K, Merugu S, Salomone M. Vitamin D status before Roux-en-Y and efficacy of prophylactic and therapeutic doses of vitamin D in patients after Roux-en-Y gastric bypass surgery. Obes Surg 2009; 19: 590–594

McDougall K, Segaran E, Sufi P, Heath DI. Bariatric support line: a prospective study of support line activity. Obes Surg 2010; 20: 346–348

Mechanick JI, Kushner RF, Sugerman HJ, Gonza-les-Campoy JM, Collazo-Clavell ML, Guven S et al. Medical Guidelines for Clinical Practice for the perioperative Nutritional, Metabolic, and Nonsurgi-cal Support of the Bariatric Surgery Patient. American Association of Clinical Endocrinologists, The Obesity Society, American Society for Metabolic and Bariatric Surgery. Surg Obes Relat Dis 2008; 4: 109–184

Mechanick JI, Youdim A, Jones DB et al. Clinical Practice Guidelines for the Perioperative Nutritional, Metabolic, and Nonsurgical Support of the Bariatric Surgery Patient - 2013 Update: Cosponsored by American Association of Clinical Endocrinologists, The Obesity Society, and American Society for Metabolic & Bariatric Surgery. Endocr Pract 2013; e1-e36

Moizé VL, Pi-Sunyer X, Mochari H, Vidal J. Nutritional Pyramid for Post-gastric Bypass Patients. Obes Surg 2010: 20 (8): 1133–1141

Newman VA, Flatt SW, Pierce JP. Telephone counseling promotes dietary change in healthy adults: results of a pilot trial. J Am Diet Assoc 2008; 108: 1350–1354

O'Donovan G, Blazevich AJ, Boreham C, Cooper AR, Crank H, Ekelund U et al. The ABC of Physical Activity for Health: a consensus statement from the British Association of Sport and Exercise Sciences. J Sports Sci 2010; 28: 573–591

Ohlrich S. Prozessgeleitetes Handeln in der Diätetik. Vortrag bei der Deutsche Gesellschaft für Medizinische Rehabilitation e.V. (DEGEMED) „Update Ernährung in der medizinischen Rehabilitation", Berlin, Deutschland; 10. April 2014, Verfügbar unter: http://www.degemed.de/downloads/category/56-10.04.2014-update-ernhrung-in-der-medizinischen-rehabilitation.html (Zugriff: 02.07.2014)

Pappas TN. Physiological satiety implications of gastrointestinal antiobesity surgery. Am J Clin Nutr 1992; 55: 571S–572S

Parkes E. Nutritional Management of Patients after Bariatric Surgery. Am J Med Sci 2006; 331(4): 207–13

Pereira S, Saboya C, Chaves G, Ramalho A. Class III Obesity and its Relationship with the Nutritional Status of Vitamin A in Pre- and Postoperative Gastric Bypass. Obes Surg 2009; 19: 738–744

Pirlich M, Krüger A, Lochs H. BIA-Verlaufsuntersuchungen: Grenzen und Fehlermöglichkeiten. Aktuel Ernaehr Med 2000; 25: 64–96

Pirlich M, Plauth M, Lochs H. Bioelektrische Impedanzanaylse: Fehlerquellen und methodische Grenzen beid er klinischen Anwenundung zur Analyse der Körperzusammensetzung. Aktuel Ernaehr Med 1999; 24: 81–90

Poitou Bernert C, Ciangura C, Coupaye M, Czernichow S, Bouillot JL, Basdevant A. Nutritional deficiency after gastric bypass: diagnosis, prevention and treatment. Diabetes Metab 2007; 33: 13–24

Pournaras DJ, le Roux CW. After bariatric surgery, what vitamins should be measured and what supplements should be given? Clinical Endocrinology 2009; 71: 322–325

Purtscher AE. Beratungskompetenz im Rahmen des Diätologischen Prozesses. In: Ledochowski M, Hrsg. Klinische Ernährungsmedizin. Wien: Springer; 2010

Saris WHM, Blair SN, van Baak MA, Eaton SB, Davies PSW, Di Pietri L et al. How much physical activity is enough to prevent unhealthy weight gain? Outcome of the IASO 1st Stock Conference and consensus statement. Obes Rev 2003; 4: 101–114

Sauerland S, Angrisani L, Belachew M, Chevallier JM, Favretti F, Finer N et al. Obesity surgery: evidence-based guidelines of the European Association for Endoscopic Surgery (EAES). Surg Endosc 2005; 19 (2): 200–221

Schilling-Maßmann B. Supplementierung nach bariatricher Chirurgie im Kontext der ernährungsmedizinischen Nachsorge. Vortrag im Rahmen des 4. Adipositas-Symposiums (Ethicon Endo-Surgery), Norderstedt, Deutschland; Februar 2011

Schweiger C, Weiss R, Berry E, Keidar A. Nutritional deficiencies in bariatric surgery candidates. Obes Surg 2010; 20: 193–7

Shankar P, Boylan M, Sriram K. (2010). Miconutrient deficiencies after bariatric surgery. Nutrition 2010; 26(11-12): 1031–7

Shannon C, Gervasoni A, Williams T. The bariatric surgery patient--nutrition considerations. Aust Fam Physician 2013; 42(8): 547–52

Snyder-Marlow G, Taylor D, Lenhard MJ. Nutrition care for patients undergoing laparoscopic sleeve gastrectomy for weight loss. J Am Diet Assoc 2010; 110: 600–607

Stein EM, Strain G, Sinha N, Ortiz N, Pomp A, Dakin G et al. Vitamin D insufficiency prior to bariatric surgery: risk factors and a pilot treatment study. Clin Endocrinol (Oxf) 2009; 71: 176–183

Still CD, Benotti P, Wood GC, Wood GC, Gerhard GS, Petrick A, Reed M et al. Outcomes of preoperative weight loss in high-risk patients undergoing gastric bypass surgery. Arch Surg 2007; 142: 994–998

Suter PM Proteinsparendes modifiziertes Fasten (PSMF). In: Suter PM, Hrsg. Checkliste Ernährung. Stuttgart, New York: Thieme; 2008b: 380–382

Suter PM. Very Low Calorie Diets (VLCD). In Suter PM, Hrsg. Checkliste Ernährung. Stuttgart, New York: Thieme; 2008a: 376

ter Bogt NC, Bemelmans WJ, Beltman FW, Broer J, Smit AJ, van der Meer K. Preventing weight gain: one-year results of a randomized lifestyle intervention. Am J Prev Med 2009; 37: 270–277

Thomas D, Vydelingum V, Lawrence J. E-mail contact as an effective strategy in the maintenance of weight loss in adults. J Hum Nutr Diet 2011; 24: 32–38

Toh SY, Zarshenas N, Jorgensen J. Prevalence of nutrient deficiencies in bariatric patients. Nutrition 2009; 25: 1150–1156

Wadden TA, Butryn ML, Byrne KJ. Efficacy of lifestyle modification for long-term weight control. Obes Res 2004; 12 Suppl: 151S–62S

Wadden TA, West DS, Delahanty L et al. The Look AHEAD study: a description of the lifestyle intervention and the evidence supporting it. Obesity (Silver Spring) 2006; 14: 737–752

Wee CC, Pratt JS, Fanelli R, Samour PQ, Trainor LS, Paasche-Orlow MK. Best practice updates for informed consent and patient education in weight loss surgery. Obesity (Silver Spring) 2009; 17: 885–888

Winckler K. Ernährungsmedizinische Nachsorge nach Adipositaschirurgie. Aktuel Ernaehr Med 2009; 34: 33–37

Ziegler O, Sirveaux MA, Brunaud L, Reibel N, Quilliot D. Medical follow up after bariatric surgery: nutritional and drug issues General recommendations for the prevention and treatment of nutritional deficiencies. Diabetes Metab 2009; 35: 544–557

IV

DIÄTTHERAPEUTISCHES KOMPLIKATIONSMANAGEMENT

Mario Hellbardt

Einführung

Ausgewählte Komplikationen

Erbrechen

Dumping-Syndrom

Obstipation

Diarrhoe

Laktosemalassimilation/Laktoseintoleranz

Malassimilation von Fett

Proteinmangel

Nahrungsmittelintoleranzen/-unverträglichkeiten und Lebensmittelaversionen

Unzureichender Gewichtsverlust und Gewichtszunahme nach dem Eingriff

Bolusobstruktion und Stenosen

Dilatation der Speiseröhre/des Magenpouch

Bildung von Gallensteinen/Nierensteinen

Einführung

Regelmäßiger Bestandteil der ernährungstherapeutischen Betreuung nach einem bariatrischen Eingriff ist das Erkennen und Management postoperativer Komplikationen sowie Mangelerscheinungen.

Nach adipositaschirurgischen Eingriffen können verschiedene Komplikationen auftreten, wie (Abell & Minocha, 2006):

- Gastrointestinale Beschwerden und Symptome (Diarrhoen, Erbrechen, Obstipation, Dumping-Syndrom, Bauchkrämpfe, Laktoseintoleranz etc.),
- Proteinmangel,
- Defizite in der Vitamin- und Mineralstoffversorgung (vgl. dazu Kapitel V).
- Operationsbedingte Probleme (Stenose und/oder Darmverschluss, Nahtinsuffizienzen, Infektionen, Ulzerationen, Blutungen etc.)

Komplikationen hängen in ihrer Ausprägung eng mit dem angewendeten Operationsverfahren zusammen und sind abhängig von den operationsbedingten Veränderungen am Gastrointestinaltrakt. Dabei gilt: Je ausgeprägter der Eingriff (restriktiv, malabsorptiv oder kombiniert), desto häufiger treten Komplikationen auf. In Tabelle 23 sind die häufig vorkommenden Komplikationen in Abhängigkeit des Operationsverfahrens zusammengefasst dargestellt.

Defizite im Vitamin- und Minaralstoffhaushalt können zusätzlich durch einen vorbestehenden Nährstoffmangel akzentuiert werden (Aasheim et al., 2008; Aills et al., 2008; Damms-Machado et al., 2012) und sind eng mit einem bariatrischen Eingriff verbunden (Davies et al., 2007).

Allgemeine Beschwerden wie vermehrtes Frieren, Haarausfall und Müdigkeit schwächen sich im postoperativen Verlauf in der Regel ab, wenn sich das Gewicht stabilisiert (Ziegler et al., 2009). Generell gilt es zu beachten, dass bei andauernden Beschwerden und Symptomen in jedem Fall der behandelnde Arzt (Internist/Chirurg) hinzugezogen wird.

Einige Komplikationen sind jedoch auf ein verändertes Essverhalten der Patienten zurückzuführen. Diese können anhand von Ernährungsprotokollen/-tagebüchern im Hinblick auf Mahlzeitenfrequenz und -abstände, Portionsgrößen, Gründe für das Essen, Zeitmanagement/Tagesablauf und -struktur sowie Lebensmittelauswahl und Lebensmittelzusammenstellung identifiziert und behoben werden (Hellbardt, 2012). Auch die Veränderung des Geschmackssinns kann einen Einfluss auf die Lebensmittelauswahl hervorrufen, wie in der Untersuchung zur Veränderung des Geschmackssinns bei Patienten nach einer Magenbypass-Operation von Burge et al. (1995) herausgefunden wurde. Lebensmittel wurden bei allen Probanden in ihrem Geschmack süßer wahrgenommen und daraufhin modifizierten die Patienten entsprechend ihre Lebensmittelauswahl. Nur bei einer kleinen Gruppe der Teilnehmer (n=6) kam es postoperativ aufgrund von Erbrechen und Übelkeit zu einer Aversion gegenüber Fleisch (Burge et al., 1995). Daher sollte bei der Auswahl der Nahrungsmittel der veränderte Geschmackssinn der Patienten berücksichtigt werden. Tabelle 24 führt die häufigsten Probleme/Symptome, von denen Patienten berichten, und deren mögliche Ursachen und die daraus resultierenden Empfehlungen für die Praxis auf.

Tab. 23 Mögliche Komplikationen nach adipositaschirurgischen Eingriffen
(nach Burton et al., 2011; Dolan et al., 2004; Livingston & Fink, 2003; Mechanick et al., 2008, 2013; Potoczna et al., 2008; Scopinaro et al., 1998; Snyder-Marlow, Taylor & Lenhard, 2010; Weiner, 2010; Ziegler et al., 2009)

	Magenband	Schlauchmagen	Magen-Bypass	BPD	BPD-DS
Übelkeit	Ja	Ja	Ja	Nein	Nein
Erbrechen	(Ja)	Ja	Ja	Nein	Nein
Regurgitation	Ja	Ja	Ja	Ja	Ja
Reflux	(Ja)	Ja	Nein	Nein	Nein
Diarrhoe	Nein	Nein	Ja	in den ersten 4 Monaten	Ja
Steatorrhoe	Nein	Nein	(Ja)	Ja	Ja
Übelriechende Flautenz	Nein	Nein	Ja	Ja	Ja
Obstitation	Ja	Ja	Ja	Nein	Nein
Dumping-Syndrom	Nein	Nein	Ja	Nein	Nein
Laktoseintoleranz	Nein	Nein	Ja	Ja	Ja
Eiweißmangel	Ja	Ja	Ja	Ja	Ja
Vitaminmangel	(Ja)	Ja	Ja	Ja	Ja
Mineralstoffmangel	(Ja)	Ja	Ja	Ja	Ja

Eine Unterscheidung des Essverhaltens nach einem bariatrischen Eingriff in normales und pathologisches Esseverhalten ist schwierig. Aufgrund der gastrointestinalen Veränderungen können beispielsweise Erbrechen, Regurgitation oder das Steckenbleiben von Nahrung als Beschwerden/Probleme im Rahmen des Anpassungsprozesses an die veränderte Anatomie gesehen werden. In einer Untersuchung von de Zwann & Mühlhans (2009) berichteten nur 12 % der 59 Patienten nach einer Magenbypass-Operation von bewusster Ausnutzung der veränderten Anatomie, um einen schnelleren Gewichtsverlust zu initiieren. Weiterhin zeigte die Befragung, dass 25 % einen Kontrollverlust bei Nahrungsaufnahme erlebten sowie Patienten eine ungeplante Aufnahme von kleinen Lebensmittelmengen, die als 'grazing' (Grasen), 'nibbling' (Naschen,

Knabbern) oder 'frequent snacking' (häufiges Snacken) bezeichnet werden, zeigten. 30,5 % der Patienten berichteten von wiederholtem Kauen und Ausspucken der Lebensmittel, um gezielt den Geschmack von bestimmten Nahrungsmitteln erleben zu können (de Zwaan & Mühlhans, 2009). Sollten im Verlauf einer perostoperativen Betreuung in der Ernährungsberatung Hinweise auf ein scheinbar pathologisches Essverhalten gezeigt werden, so ist eine verhaltenstherapeutische Unterstützung in die Behandlung der Patienten zu involvieren.

Tab. 24   Ursachen und Empfehlungen postoperativer Probleme/Symptome

Problem(e)/Symptom(e)	Mögliche Ursache(n)	Handlungsempfehlung
Schwächegefühl, Schwindel	zu wenig getrunken vergessen zu essen starker Gewichtsverlust Medikamente?	Analyse Ernährungs-/Essverhalten Abklärung durch den Arzt ***ggf. Anpassung der Diuretika nötig***
Übelkeit, Erbrechen (rezidivierend), Verdauungsstörungen	zu schnell gegessen zu wenig gekaut zu große Mengen beim Essen oder zu früh getrunken nach dem Essen zu früh hingelegt Ablenkung bei der Mahlzeit	Analyse Ernährungs-/Essverhalten Anpassung der Portionsgrößen Abklärung durch den Arzt ***V.a. Stenose, Enggestelltes Magenband***
Unbeabsichtigtes Herunterschlucken von unzureichend gekauten Lebensmitteln, Regurgitation	Erbrechen auch von Flüssigkeiten, Schmerzen hinter dem Brustbein	Vorstellung beim Arzt ***V.a. Bolusobstruktion***
Diarrhö	Laktoseintoleranz Gastrointestinale Infektion durch bakterielle Fehlbesiedlung	Umstellung auf laktosefreie/-arme Kost Abklärung durch den Arzt ***V.a. Bakterielle Fehlbesiedlung***
Gefühl, große Mengen essen zu können ohne Sättigung	Lebensmittel zu flüssig gekaut Während der Mahlzeit getrunken Geringe Proteinaufnahme Dilatation des Oesophagus/des Pouches	Analyse des Ernährungsverhaltens und der Lebensmittelauswahl/-zusammenstellung Wiederholen und trainieren der Essregeln ***Entblocken des Magenbandes***
Keine Gewichtsabnahme bzw. Gewichtsstillstand	Aufnahme energiereicher Lebensmittel und Getränke Hohe Mahlzeitenfrequenz (Snacking, Grazing) Ungünstige Zusammensetzung der Mahlzeiten (geringer Proteinanteil) Dilatation des Oesophagus/des Pouches	Analyse des Ernährungsverhaltens und der Lebensmittelauswahl/-zusammenstellung Anpassung der Mahlzeitengestaltung Besprechen des Essverhaltens und wiederholen sowie trainieren der Essregeln
Wiederholt schwarzer, übel riechender Stuhl	Blut im Stuhl	Abklärung durch den Arzt
Plötzlich auftretende Bauchschmerzen mit/ohne Erbrechen	unklar	Abklärung durch den Arzt
Hypoglykämien	Spätdumping-Syndrom Diabetesmedikation	Abklärung durch den Arzt

Ausgewählte Komplikationen

Erbrechen

Erbrechen ist als Schutzfunktion des Körpers lebensnotwendig. Diese Reflexe schützen vor schädlichen Stoffen, Giftstoffen, verdorbene Speisen usw. Bei bariatrisch operierten Patienten ist Erbrechen ein häufig beschriebenes Symptom. Meist in den ersten postoperativen Wochen erbrechen Patienten sehr häufig. Hier ist die Operation an sich, aber auch das Essverhalten, welches die Patienten ihr lebenlang gewöhnt sind, ursächlich. Unabhängig von der Operationsmethode, müssen kleine, teils sehr kleine Essensmengen eingehalten werden. Während bei erfolgter Sleeve-Gastrektomie, die Patienten bei zu großen Essensmengen sofort Schmerzen bekommen und Nahrungsbestandteile erbrechen, besteht das Erbrechen bei Magenbypass-Patienten meist nur aus Schleim und Speichel und geht mit einem ausgeprägten Unwohlsein und Völlegefühl einher.

Erbrechen tritt häufig als Folge von steckengebliebener Nahrung bei Patienten mit Magenband oder, bedingt durch eine Stenose der Anastomose, bei Patienten nach einer Magenbypass-Operation auf. Seltener erbrechen sich Patienten mit Schlauchmagen. Das Erbrechen steht häufig im Zusammenhang mit einem Völlegefühl nach den Mahlzeiten. Sollte das Erbrechen fortlaufend andauern sowie länger als 6 Monate bestehen, sollten mögliche Ursachen wie eine Obstruktion, Stenosen oder Ulzerationen des Stomas ausgeschlossen werden. Durch Veränderung der Bandeinstellung sowie durch Änderungen des Essverhaltens kann das Erbrechen gut behandelt werden (Ziegler et al., 2009).

Jedoch sollte berücksichtigt werden, dass Patienten, die oft erbrechen, ein hohes Risiko auf Thiaminmangel haben. Ein unentdeckter Thiaminmangel – selbst für einen kurzen Zeitraum – kann u.a. irreversible neuromuskuläre Schäden und dauerhafte Schwierigkeiten beim Lernen und mit dem Kurzzeitgedächtnis verursachen. Ein Thiaminmangel kann schon nach einem zwei Wochen lang anhaltenden Erbrechen entstehen (Aills et al., 2008). Deshalb ist in solchen Fällen eine rechtzeitige Vorstellung beim Arzt zwingend erforderlich, sodass ggf. sofort mit der richtigen, ggf. auch einer parenteralen, Thiamintherapie begonnen werden kann.

Operationsunabhängig sollten bestimmte Lebensmittel vorsichtig ausprobiert werden, da aufgrund der Beschaffenheit (z.B. Rharbarber – faserig) hier zu Erbrechen kommen kann. Patienten, die Erbrechen stets mit einhergehender Übelkeit beschreiben, sollten auf die Einnahme ihrer Protonenpumpenhemmer überprüft werden, denn durch eine

Hyperacidität besteht schnell die Gefahr von Übelkeit mit Erbrechen, aber auch die Gefahr von Ulzerationen.

Dumping-Syndrom

Das Dumping-Syndrom kommt bei ca. 70 bis 76 % der Patienten nach Magenbypass-Operationen vor und kann 12 bis 18 Monate postoperativ anhalten (Mechanick et al., 2008; Tucker, Szornstein & Rosenthal, 2007). Nach BPD kommen Dumping-Symptome bei bis zu 6 % der Patienten vor (Mechanick et al., 2008). Das Dumping-Syndrom tritt als Folge eines schnellen Übertritts von hyperosmolarem[28] Speisebrei vom Magen in den Dünndarm auf. Auch Peptidhormone, die durch den Magen abgegeben werden, wenn der Speisebrei den Magen passiert, könnten eine Rolle bei der Entstehung der Dumping-Symptome spielen (Mechanick et al., 2008; Ziegler et al., 2009).

Zur Diagnose eines Dumping-Syndroms ist eine genaue Analyse des Essverhaltens sowie der Mahlzeitenfrequenz aus ernährungstherapeutischer Sicht notwendig. Zusätzlich kann eine Provokation mittels einer kohlenhydratreichen Mahlzeit und postprandialer Blutzuckermessung erfolgen, um eine Differenzierung zwischen einem Frühdumping- und Spätdumping-Syndrom mit Hypoglycämien vorzunehmen (Hammer, 2012).

Der Begriff Dumping-Syndrom leitet sich vom Englischen „dump" für „Wegwerfen" oder „abladen" ab. Es werden zwei unterschiedliche Arten des Dumping-Syndroms unterschieden – in Früh- und Spätdumping.

Die Hyperosmolarität des Chymus ist für das Auftreten von **Frühdumping** verantwortlich. Hier kommt es zu einem Wassereinstrom in das Darmlumen mit der Folge von Diarrhoen und Hypotonie. Beim Frühdumping-Syndrom erfolgen die Symptome rasch nach der Nahrungsaufnahme und äußern sich durch Druck und Schmerz im Oberbauch, in Bauchkrämpfen, Blähungen, Übelkeit, Brechreiz einhergehend mit Schweißausbrüchen und Kreislaufproblemen, Schwindel sowie Ermüdungserscheinungen (Hammer, 2012; Tzovaras et al., 2012). Hinzu kommt eine temporäre Durchfallsymptomatik, welche unterschiedlich stark ausgeprägt sein kann, allerdings bis zur sofortigen Sturzentleerung führen kann. Als Auslöser eines Frühdumpings kann zum einen die Aufnahme von zu viel Nahrung, aber auch die Aufnahme von festen und flüssigen Speisen zur gleichen Zeit sein. Bei einer zu schnellen Nahrungsaufnahme oder der Nahrungsaufnahme mit Flüssigkeiten kommt es zu einer Druckverschiebung im Darm, um diesen osmotischen Druck auszugleichen, kommt es zur Ausschüttung von Boten-

---

[28] Hyperosmolarität: Lösung mit einer höheren Anzahl von Teilchen (Ionen, Moleküle) im Vergleich zu einer umgebenden Lösung, die durch eine halbdurchlässige Membran abgeteilt ist.

stoffen, welche sich auf den Flüssigkeitshaushalt und die Darmbewegung auswirken. Damit kommt es zum Wassereinstrom in den Darm, was dann einen Durchfall, einhergehend mit einem Blutdruckabfall, zur Folge hat.

Das **Spätdumping** ist durch die schnelle Glukoseresorption mit Hyperglykämie, mit nachfolgender überschießender Insulinproduktion und nachfolgender Hypoglykämie gekennzeichnet (Kasper & Scheppach, 2004). Beim Spätdumping-Syndrom entstehen Symptome wie Schwächegefühle, Schwindel, Herzrasen, Schwitzen, Reizbarkeit und Heißhunger, etwa ein bis drei Stunden nach der Mahlzeit (Hammer, 2012; Tzovaras et al., 2012). Auch sie werden dadurch ausgelöst, dass der Speisebrei zu schnell in den Dünndarm gelangt. Die darin enthaltenen Kohlenhydrate, vor allem Zucker, werden zu schnell in die Blutbahn aufgenommen und der Blutzucker steigt unverhältnismäßig rasch an. Die Bauchspeicheldrüse schüttet daraufhin vermehrt das blutzuckersenkende Hormon Insulin aus. Damit erfolgt bei einer anfänglichen kurzzeitigen Hyperglykämie eine Hypoglykämie, welche dann die beschriebenen Symptome zur Folge hat. Häufig wird das Spätdumping-Syndrom nach Magenbypass-Operationen beobachtet (Stein et al., 2011) und ist mit der Aufnahme von kohlenhydratreichen Lebensmitteln, wie Süßwaren, assoziiert (Frantzides et al., 2011). Das Auftreten eines Spätdumping-Syndroms lässt sich durch das Einschränken von leicht resorbierbaren Kohlenhydraten (Mono- und Disaccharide) in Form von zuckerhaltigen Getränken und Lebensmitteln vermeiden. Es sollten bevorzugt ballaststoffreiche, komplexe Kohlenhydrate sowie pektinhaltige Lebensmittel eingesetzt werden, sobald diese vertragen werden können. Weiterhin ist das Volumen der Lebensmittel zu reduzieren und nur kleine Portionen zu verzehren. Es empfiehlt sich, die Mahlzeitenfrequenz anzupassen und nur in Abständen von mindestens 30 Minuten nach einer Mahlzeit zu trinken (Kulick, Hark & Deen, 2010; Mechanick et al., 2008).

Obstipation

Die Obstipation wird anfänglich hervorgerufen, da nur geringe Mengen und wenig Ballaststoffe aufgenommen werden können. Der Stuhlgang ist oft hart, sodass meist bei der Stuhlentleerung stark gepresst werden muss und immer wieder das Gefühl einer unvollständigen Darmentleerung vorliegt. Die Defäkation ist häufig mit manueller Unterstützung möglich. Eine Obstipation liegt vor, wenn es seltener als dreimal pro Woche zu Stuhlgang kommt.

In einer Studie von Potoczna et al. (2008) mit 290 Patienten berichteten die Magenband-Patienten postoperativ fünfeinhalb Mal so oft über Obstipation wie die Magenbypass-Patienten und acht Mal so oft wie die BPD-Patienten. Die Einnahme von Eisenpräparaten kann bei Magenbypass-Patienten auch eine der Ursachen für Obstipation sein (Bock, 2003).

Um dem entgegenzuwirken, sollte auf eine ausreichende (warme) Flüssigkeitszufuhr und eine so bald wie möglich ballaststoffreiche Lebensmittelauswahl geachtet werden. Dabei ist auf den Einsatz unlöslicher Ballaststoffe wie Leinsamen, Kleie und Ähnliches zu verzichten, da diese nicht verdaut werden können und Komplikationen hervorrufen. Lösliche Ballaststoffe wie Pektine, Inulin, Guar, Oligofruktose und lösliche Hemizellulose, die besonders in Obst (Äpfel, Bananen, Birnen, getrocknete Pflaumen), Gemüse (Möhren, Kohl, grüne Bohnen) und Kartoffeln enthalten sind, sind zu bevorzugen. Regelmäßige Bewegung fördert zudem mechanisch die Bewegung des Darms. Bei längerer Dauer von Obstipation ist in jedem Fall ein Arzt aufzusuchen. Häufig treten kurz nach dem Eingriff, aufgrund von einer Hypokaliämie, Obstipationen auf. Diese sind in jedem Fall vom Arzt zu behandeln.

Diarrhoe

Durchfallerkrankungen können vielfältige Ursachen haben, daher sollten Patienten immer nach ihren Stuhlgewohnheiten befragt werden, zudem sollte dabei die Stuhlbeschaffenheit geschildert werden. Diarrhoen können durch eine Laktoseintoleranz oder die Malassimilation von Fett ausgelöst werden.

Bei einer Diarrhoe treten häufig flüssige Stuhlgänge (> 3 pro Tag) mit einem Gewicht von mehr als 250 g pro Tag auf (Hahn, 2003). Ursachen hierfür können die Malassimilation/Maldigestion von Nahrungsbestandteilen im Darmlumen (osmotische Diarrhoe) und/oder eine Erhöhung der Permeabilität[29] der Darmschleimhaut mit der Folge, dass Gallensäuren in das Colon gelangen (chologene Diarrhoe), darstellen. Auch können Motilitätsstörungen oder eine bakterielle Fehlbesiedlung vorliegen, oder Fett durch fehlende Emulgierung unverdaut in das Colon übertreten (*vgl. Malassimilation von Fett*). Unter Umständen können nach adipositaschirurgischen Eingriffen verschiedene Formen einer Diarrhoe gemeinsam auftreten (Weiner, 2010). Nach Dolan et al. (2004) können nach BPD Diarrhoen bei bis zu 52 % der Patienten vorkommen und nach BPD-DS bei ca. 61 % der Patienten. Potoczna et al. (2008) berichten über Diarrhoe und dünnen Stuhl bei ca. 46 % der Patienten nach Magenbypass und bei ca. 78 % der Patienten nach BPD.

Beim Vorliegen einer **osmotischen Diarrhoe** ist es notwendig, die auslösenden Nahrungsbestandteile zu meiden. Es empfiehlt sich eine kurzzeitige Nahrungskarenz von

---

[29] Permiabilität: Durchlässigkeit

maximal 1 bis 2 Tagen, unter Berücksichtigung einer ausreichenden Zufuhr von energiefreier Flüssigkeit. Sobald die diarrhoeischen Beschwerden abklingen, kann mit dem Kostaufbau begonnen werden. Dabei ist darauf zu achten, dass die auslösenden Nahrungsbestandteile wie Laktose (*vgl. Laktoseintoleranz*), Fruktose oder/und Saccharose gemieden werden. Eine individuelle Toleranzgrenze bei den Patienten ist im weiteren Verlauf auszutesten (Heepe, 1998).

Bei Auftreten einer **chologenen Diarrhoe** mit Steatorrhoe ist der Anteil an LCT-Fetten[30] in der Kost zu reduzieren. Liegen keine nennenswerten Steatorrhoen vor, ist die Fettzufuhr allgemein zu reduzieren. In beiden Fällen ist auf eine ausreichende Versorgung mit Flüssigkeit zu achten sowie der Einsatz von Lebensmitteln mit löslichen Ballaststoffen notwendig (Heepe, 1998). Sollte die Diarrhoe unter diätetischen Maßnahmen nicht abklingen, ist ein Arzt zu konsultieren.

Laktosemalassimilation/Laktoseintoleranz

Aufgrund der bariatrischen Operation kann es zu einer temporären Laktosemalassimilation kommen (Song A & Fernstrom, 2008), welche nicht mit einer Laktoseintoleranz verglichen werden sollte. Sie kann chronisch oder akut verlaufen (Parkes, 2009). Als Ursache sind vermutlich die unphysiologischen Passageverhältnisse mit einer kürzeren Transitzeit und die verminderte bzw. die verspätete Produktion des Enzyms Laktase bei Magenbypass-Patienten zu sehen (Song A & Fernstrom, 2008). Diese Maldigestion führt zu Diarrhoen.

Die Verträglichkeit der Laktose ist abhängig vom Laktosegehalt und von der Menge des verzehrten Lebensmittels sowie von der Geschwindigkeit der Magenentleerung bzw. der Passage im Dünndarm. Bei den Veränderungen im Magen-Darm-Trakt durch den operativen Eingriff werden die Verdauungsenzyme erst später mit dem Chymus vermengt, was die Intoleranz auslöst. Beim Auftreten einer Laktoseintoleranz ist der Einsatz laktosefreier, fettarmer Lebensmittel notwendig. In der Praxis hat sich gezeigt, dass im Verlaufe der Zeit jedoch kleine Mengen an Laktose von den Patienten toleriert werden. Enzympräparate mit Laktase erzielen bei diesen Patienten keine Wirkung und sollten daher nicht empfohlen werden. Es empfiehlt sich, den Kostaufbau regelrecht immer laktosearm zu beginnen und laktosehaltige Lebensmittel Stufe für Stufe zu erhöhen.

---

[30] LCT-Fette: Triglyzeride mit langkettigen Fettsäuren

Malassimilation von Fett

Die Malassimilation von Fett ist durch das Auftreten von **Steatorrhoe** gekennzeichnet und ist weniger bei einem Magenband anzutreffen, sondern vielmehr nach Anlage eines Magenbypass oder einer Biliopankreatischen Diversion. Die Umleitung von Galle und Pankreassekret reduziert drastisch die Fettverdauung und -absorption. Zusätzlich könnte ein reduziertes Magenvolumen eine Rolle in der Fettmalabsorption spielen. Eine Reduktion in der Passage von Nahrung durch den Magen und somit auch der Nährstoffe, speziell von Aminosäuren und Lipiden, hemmt die Sekretion von Magenlipase, einem Enzym, das die enzymatische, hydrolytische Spaltung der Nahrungsfette einleitet. Eine andere Komponente ist eine Reduktion der Cholezystokininfreisetzung aus der Schleimhaut des oberen Dünndarms, wodurch die Pankreasenzymsekretion und Kontraktion der Gallenblase und des Gallengangs vermindert werden. Diese Änderungen verursachen eine starke Abnahme in der hydrolytischen Spaltung der Triacylglycerole in Monoacylglycerole, Diacylglycerole und Fettsäuren mit einer sich daraus ergebenden Reduzierung in der Absorption von freien Fettsäuren (Valera-Mora et al., 2005; Vaupel und Biesalski, 2010). Dabei spielt beim BPD/BPD-DS vorwiegend die Länge des Common Channels eine bedeutende Rolle. Es konnte gezeigt werden, dass ein Common Channel von 100 cm Länge besser hinsichtlich der Häufigkeit von Diarrhoen und Steatorrhoen akzeptiert wird als ein 50 cm langer Common Channel (Malinowski, 2006).

Beim Auftreten von Fettstühlen ist die Fettzufuhr stark einzuschränken, wobei die Fettrestriktion individuell ermittelt werden muss, d. h. die vom Patienten vertragene Fettmenge muss angepasst werden. Dabei ist auf eine ausreichende Versorgung mit essentiellen Fettsäuren, fettlöslichen Vitaminen A, D, E, K sowie Kalzium und Zink zu achten, wobei die prophylaktische Supplementierung mit einem Multivitamin- und Mineralstoffpräparat nicht immer ausreicht (Aills et al., 2008; Bloomberg et al., 2005).

Aufgrund einer schnellen Transitzeit kann die Lipaseproduktion und Lipaseausschüttung anfänglich verlangsamt sein und somit Fettstühle (Steatorrhoe) zur Folge haben. Erreicht unverdaute Nahrung das terminale Ileum, wird eine Beschleunigung von Magenentleerung und Dünndarmpassage ausgelöst, was die Malassimilation weiter verschärft.

Betroffene Patienten sollten im Essverhalten überprüft werden, um nicht zu große Fettmengen aufzunehmen, zudem sollte auf leicht verdauliche Fette geachtet werden. Bei weiterhin fehlender Besserung kann der Einsatz von MCT-Fetten[31] diskutiert oder

---

[31] MCT-Fette: Triglyzeride mit mittelkettigen Fettsäuren

ein temporärer Einsatz von Enzymsubstitution in Erwägung gezogen werden. Als Erfahrungswert kann man hier mit 1.000 I.E. Lipase auf 1 g Nahrungsfett gute Erfolge verzeichnen.

Proteinmangel

Durch die geringe Nahrungszufuhr und die damit einhergehende geringere Energie- und Nährstoffversorgung von anfänglich teilweise weniger als 1000 kcal pro Tag ist eine ausreichende Versorgung mit Protein nicht zu gewährleisten. Trotz eines erhöhten Eiweißbedarfs werden im Durchschnitt nur ca. 30 g Eiweiß am Tag aufgenommen. Zusätzlich kann, abhängig von der Operationsmethode, eine Proteinmalabsorption auftreten. Daher kann es zu einem vermehrten Abbau von körpereigenem Eiweiß kommen. Als klinische Symptome können sich bei den Patienten unter anderem Ödeme, „schütteres Haar" und Haarausfall, wunde Druckstellen und/oder eine schlechte Wundheilung zeigen (Heymsfield & Williams, 1998; Suter, 2008a). Im Labor ist eine Absenkung von Albumin und Präalbumin zu beobachten (Ziegler et al., 2009).

Um eine Versorgung mit Eiweiß sicherzustellen, sollte auf eine biologisch hochwertige[32] Eiweißzufuhr geachtet werden. Sollte eine ausreichende Versorgung über die Lebensmittelauswahl nicht möglich sein, weil fettarme, eiweißreiche Lebensmittel zum Beispiel Intoleranzen hervorrufen (Moizé et al., 2010; Thomas & Marcus, 2008), ist ein Eiweißpräparat ergänzend einzusetzen. Bei der Zusammensetzung des Eiweißpräparates ist auf eine biologisch hochwertige Zusammensetzung sowie auf einen geringen Anteil an Kohlenhydraten zu achten. Alle essentiellen Aminosäuren (Histidin, Isoleucin, Leucin, Lysin, Methionin, Phenylalanin, Threonin, Tryptophan und Valin) und ggf. die bedingt essentiellen Aminosäuren (Arginin, Cystein, Glutamin, Serin und Tyrosin) sollten in einem Präparat enthalten sein, oder verschiedene Präparate sollten für eine optimale Zusammensetzung der Aminosäuren miteinander kombiniert werden (Aills et al., 2008).

Oft ist eine Eiweißsupplementation schon ab der Flüssigphase notwendig (Aills et al., 2008; Kulick, Hark & Deen, 2010; Snyder-Marlow, Taylor & Lenhard, 2010). Dabei muss die durch die Nahrung aufgenommene Eiweißmenge bestimmt und dem individuellen Bedarf des Patienten durch eine gezielte Supplementierung angepasst werden. Die von der DGE empfohlene tägliche Zufuhr an Eiweiß für einen Erwachsenen ab

---

[32] Die biologische Wertigkeit eines Eiweißes beschreibt den Anteil an Aminosäuren, die in Körpereiweiß umgewandelt werden können (Suter, 2008b). Die Höhe der biologischen Wertigkeit eines Nahrungseiweißes ist abhängig von der Menge und vom Verhältnis essentieller Aminosäuren (Kasper, 2000). Eiweißpräparate mit der höchsten biologischen Wertigkeit werden aus Molkeneiweiß hergestellt. Molkeneiweiß-Konzentrate enthalten Laktose, Molkeneiweiß-Isolate sind laktosefrei (Aills et al., 2008).

dem 19. Lebensjahr liegt bei 0,8 g Eiweiß pro kg Körpergewicht (Ist-Gewicht) (Deutsche Gesellschaft für Ernährung [DGE] et al., 2009).

Ein Patient mit dauerhafter Proteinmalabsorption nach einem adipositaschirurgischen Eingriff ist jedoch nicht als gesund zu betrachten. Hier sollten vielmehr die Empfehlungen nach chirurgischen Eingriffen ohne Komplikationen eingesetzt werden, die mit denen für proteinsparendes modifiziertes Fasten unter ärztlicher Betreuung übereinstimmen (1,0 bis 1,5 g Eiweiß pro kg Idealgewicht pro Tag). So wurden bei Patienten ein Jahr nach einer Roux-Y-Magenbypass-Operation bei einer täglichen Eiweißzufuhr von 1,1 g pro kg Idealgewicht keine signifikanten Änderungen im Albuminspiegel gefunden. Nach BPD/DS-Operationen sollte wegen der größeren Proteinmalabsorption die Eiweißzufuhr auf ca. 30 % der Gesamtkalorienzufuhr gesteigert werden (Aills et al., 2008). Umgerechnet bedeutet dies, dass im Idealfall die Eiweißzufuhr pro Tag 60 g oder mehr (maximal 120 g) bei Patienten mit RYGB sein sollte und 80 bis 120 g pro Tag bei Patienten mit BPD oder BPD/DS (Mechanick et al., 2008; Raab & Weiner, 2010), jedoch nicht mehr als 20 g Eiweiß pro Mahlzeit (Kulick, Hark & Deen, 2010).

Tab. 25 Empfehlungen zur Gesamteiweißzufuhr
(nach Aills et al., 2008; Mechanick et al., 2008)

Quelle	Empfohlene tägliche Eiweißzufuhr			
	Magenband	Magenbypass	Schlauchmagen	BPD, BPD/DS
Aills et al., 2008	60 (-90) g	60-90 g	60-90 g	60 (-90) g
Heber et al., 2010	80-120 g	80-120 g	80-120 g	80-120 g
Mechanick et al., 2008, 2013	k.A.	≥ 60 g	k.A.	80-120 g
Snyder-Marlow et al., 2010[‡]			60-80 g	

k.A.-keine Angaben; [‡]nur für Schlauchmagen

Die täglich aufgenommene Menge an Eiweiß über Lebensmittel und ergänzend durch Eiweißsupplementierung ist kontinuierlich zu überprüfen und anzupassen. Wenn Patienten mit andauerndem Eiweißmangel nicht auf orale Eiweißsupplementierung reagieren, sollte in Übereinstimmung mit den ESPEN Guidelines eine parenterale Ernährung erwogen werden (Ziegler, 2009). Wenn eine parenterale Ernährung notwendig bleibt, wird bei BPD eine Reoperation mit Verlängerung des Common channels empfohlen (Mechanick et al., 2008).

Nahrungsmittelintoleranzen/-unverträglichkeiten und Lebensmittelaversionen
Aufgrund der veränderten Anatomie im Gastrointestinaltrakt können sich nach einem bariatrischen Eingriff Unverträglichkeiten gegenüber bestimmten Nahrungsmitteln einstellen. Diese unspezifischen Intoleranzen, die mit gastrointestinalen Beschwerden wie Völle- und Druckgefühl im Bauchraum, Übelkeit, Diarrhoen oder Unwohlsein einherge-

hen, müssen in der Praxis von Lebensmittelaversionen abgegrenzt werden, die daraus resultieren können, dass bestimmte Lebensmittel aufgrund von fehlerhaftem Essverhalten Beschwerden wie Erbrechen oder Regurgitation hervorrufen. Als Folge der Beschwerden werden dann die vermeintlich auslösenden Lebensmittel gemieden. Häufig können die Beschwerden auch als Ursachen von Vorurteilen gegenüber bestimmten Nahrungsmitteln und Speisen auftreten. Eine zu genaue Selbstbeobachtung, in Verbindung mit der Angst vor Komplikationen, kann u.a. zusätzlich die Beschwerden herbeiführen (Kapser, 2004) und verstärken. Die Unverträglichkeiten sind in ihrer Ausprägung individuell unterschiedlich und nicht allgemein objektivierbar (Winckler, 2012). Besonders fettreiche Lebensmittel, schwer verdauliche Gemüse- und Obstsorten, faseriges Fleisch, Nudeln und Weißbrot können Unverträglichkeiten auslösen (Ortega et al., 2012; Thomas & Marcus, 2008). Tabelle 26 zeigt die häufigsten Lebensmittelintoleranzen, die entsprechend den Empfehlungen einer Leichten Vollkost gemieden werden sollten – immer unter der Berücksichtigung, dass Intoleranzen individuell unterschiedlich ausgeprägt sind und auftreten.

Tab. 26 Häufigkeit von Lebensmittelintoleranzen (Auswahl)

Kluth et al., 2004 (Krankenhauspatienten; n=1918)	Thomas & Marcus, 2008 (RYGB-Patienten; n=38)[‡]	Ortega et al., 2012 (RYGB-Patienten; n=107)
Hülsenfrüchte (30,1 %)	Joghurt, Fruchtjoghurt (100,0 %)	Rotes Fleisch (36,4 %)
Gurkensalat (28,6 %)	Huhn (100,0 %)	Reis, Paella (35,0 %)
Frittierte Speisen (22,4 %)	Fisch (100,0 %)	Wurstwaren (25,2 %)
Weißkohl (20,2 %)	Salatdressing, -creme (81,8 %)	Cola (22,4 %)
CO_2-haltige Getränke (20,1 %)	Wurstwaren (90,9 %)	Huhn (18,7 %)
Grünkohl (18,1 %)	Kartoffelchips (88,9 %)	Alkoholische Getränke (16,8 %)
Fette Speisen (17,2 %)	Eier (88,9 %)	Weißbrot (14,0 %)
Paprika (16,8 %)	Milch (84,9 %)	Backwaren (13,0 %)
Sauerkraut (15,8 %),	Schweinefleisch (80,0 %)	Innereien (10,3 %)
Rotkraut (15,8 %)	Rinderhackfleisch (80,9 %)	Nudeln (8,4 %)
Süße, fette Backwaren (15,8 %)	Käse (80,0 %)	Eier (7,5 %)
Zwiebeln (15,8 %)	Frischkäse (76,9 %)	Milch (7,5 %)
Wirsing (15,6 %)	Pommes frites (75,0 %)	Risotto (5,6 %)
Pommes frites (15,3 %)	Butter (75,0 %)	Blattsalat (4,7 %)
Eier, hartgekocht (14,7 %)	Popcorn, gebuttert/gesalzen (72,7 %)	Säfte (4,7 %)
Frisches Brot (13,6 %)	Öl zum Kochen (72,7 %)	Kuchen (3,7 %)
Kaffee (12,5 %)	Eis (70,0 %)	Milchprodukte, ohne Käse (3,7 %)
Mayonnaise (11,8 %)	Mayonnaise (70,0 %)	Fisch (2,8 %)
Kartoffelsalat (11,4 %)	Margarine (64,3 %)	Kichererbsen (2,8 %)
Geräuchertes (10,7 %)	Gebratener Speck (57,1 %)	Tomaten (1,8 %)

RYGB-Roux-en-Y-Gastric Bypass; [‡]*Intoleranzen wurden von Patienten (n=38) bewertet in zwei Gruppen von Lebensmitteln (fettarme und fettreiche Produkte), in der Auflistung sind beide Gruppen zusammengefasst*

Unzureichender Gewichtsverslust und Gewichtszunahme nach dem Eingriff

Eine unzureichende Gewichtsreduktion nach dem Eingriff muss klar von einem Anstieg des Körpergewichtes in der langfristigen postoperativen Phase abgegrenzt werden. Berichten Patienten beispielsweise davon, dass sie große Mengen essen können, ohne Beschwerden dabei zu haben, keine Sättigung verspüren oder viele kleine Mahlzeiten über den Tag verteilt aufnehmen, kann dies ursächlich auf den verringerten Gewichtsverlust hinweisen. Zudem sind eine gesteigerte Energiezufuhr oder eine ungünstige Lebensmittelauswahl als Gründe in Betracht zu ziehen. Eine ausführliche Anamnese des Essverhaltens, der Mahlzeitengestaltung und Lebensmittelauswahl sowie eine anschließende Wiederholung der Essregeln kann dieser Problematik entgegenwirken. Ein nicht optimal eingestelltes Magenband kann bei ausbleibender Gewichtsreduktion abgeklärt werden. Wird das Essverhalten durch den Patienten nicht angepasst, so besteht die Gefahr, dass sich der Magenpouch, die Speiseröhre oder der Schlauchmagen aufdehnt (vgl. *Dilatation der Speiseröhre/des Magenpouch*).

Tab. 27 Mögliche Fragen zur Identifikation eines Gewichtsanstieges
(modifiziert nach Johnson Stoklossa & Atwal, 2013)

- Was war Ihr höchstes Gewicht nach dem Eingriff?
- Was war Ihr höchstes Gewicht vor dem Eingriff?
- Was war Ihr niedrigstes Gewicht nach dem Eingriff? Wann und in welchem zeitlichen Abstand zur Operation?
- Wie lange konnte Sie Ihr niedrigstes Gewicht halten?
- Wann begann Ihr Gewicht wieder anzusteigen (Zeitschiene/-fenster, Trends, Gewichte)?
- Was denken Sie, sind die Gründe für Ihren Gewichtsanstieg (Lebensereignisse, Stress, positive oder negative Erfahrungen/Erlebnisse, Veränderungen in der Gesundheit etc.)?
- Haben Sie ein Gewichtsziel?
- Habe Sie Ziele für die Gewichtsreduktion oder andere Ziele, an denen Sie arbeiten wollen?

Ein erneuter Gewichtsanstieg kann in der langfristigen postoperativen Phase auftreten. Bisher ist der Gewichtsverlauf nach bariatrischen Eingriffen noch nicht hinreichend untersucht worden. So spielen Faktoren wie Energieaufnahme, körperliche Aktivität Motivation, soziale Unterstützung sowie eine umfassende Nachsorge eine entscheidende Rolle (Hwang et al., 2009). Aber auch postoperativ neu auftretende Eststörungen (Grazing, Loss-of-control-eating, Snacking, Nibbling) oder psychologische Barrieren in der Therapie der Adipositas können ursächlich für den Gewichtswiederanstieg sein und müssen daher in der Therapie berücksichtigt werden (Winckler, 2012). Auch eine Dilatation des Pouches oder der Anastomosen sollten als mögliche Ursachen medizinisch abgeklärt werden. Der ein bis zwei Jahre nach dem Eingriff zu erwartende Wiederanstieg des Körpergewichtes sollte daher schon präoperativ mit den Patienten besprochen werden (Schultes & Thurnheer, 2012). Somit kann unrealistischen Erwartungen an den Eingriff vorgebeugt werden, und kritische Situationen, Ängste des Versagens, Schamgefühle oder depressive Symptome vermieden werden (Winckler, 2012). Um dem Gewichtswiederanstieg entgegenzuwirken sowie nachhaltig einen erzielten Gewichtsverlust zu stabilisieren, muss eine ausführliche Anamnese des postoperativen Gewichtsverlaufs (Tab. 27) erfolgen sowie im Anschluss die ernährungstherapeutische Intervention mit Training des Essverhaltens. Optional ist eine psychologische Unterstützung in die Therapie mit einzubinden sowie medizinische Gründe, die ggf. eine Reoperation nach sich ziehen, sind auszuschließen.

Bolusobstruktion und Stenosen

Bolusobstruktion. Durch unzureichendes Kauen von festen Nahrungsmitteln, schnellem Essen, durch Verschlucken oder durch ein zu eng gestelltes Magenband kann ein Lebensmittel in der Speiseröhre steckenbleiben. Patienten berichten in diesem Fall davon, dass selbst Flüssigkeiten regurgiert werden, von auftretenden Schmerzen hinter dem Brustbein oder vermehrtem Speichelfluss. Diese Beschwerden können auf eine Bolusobstruktion auf der Höhe des Magenbandes oder der gastrojejunalen Anastomose hindeuten. In diesem Fall kann ernährungstherapeutisch nicht interveniert werden und der Patient muss umgehend medizinisch betreut werden, da hier die Gefahr der Aspiration von Speichel oder des regurgierten Bolus droht (Vannini et al., 2007). Diese akute Komplikation kann mittels Entblockung des Magenbandes behoben werden (Schultes & Thurnheer, 2012)

Stenosen. Häufig deuten Schluckstörungen, Erbrechen und Übelkeit auf eine Stenose der gastrojejunalen Anastomose hin. Stenosen gehören zu den Frühkomplikationen nach bariatrischen Eingriffen und treten in den ersten postoperativen Wochen bzw. Jahren auf. Hier ist die gezielte Überleitung des Patienten an den Arzt notwendig. Durch die endoskopische Bougierung kann die Stenose behandelt werden. Bleibt eine endoskopische Behandlung erfolglos, muss eine operative Therapie erfolgen (Schultes & Thurnheer, 2012; Stein et al., 2001; Vannini et al., 2007).

Dilatation der Speiseröhre/des Magenpouch

Durch ein, über einen längeren Zeitraum, zu eng gestelltes Magenband, kann die Gefahr einer Ausdehnung des Magenpouches oder der Speiseröhre kommen (Schultes & Thurnheer, 2012). Die Patienten berichten dann davon, dass sie große Mengen an Nahrungsmitteln aufnehmen können, ohne dabei Beschwerden zu entwickeln. Auch zeigt sich eine Gewichtstagnierung während der postoperativen Phase der Gewichtsreduktion. Als Folge kann sich eine Insuffizienz des Ösophagussphinkters sowie ein daraus resultierender Reflux einstellen. Durch eine Entblockung des Magenbandes kommt es dann zu einem weiteren Gewichtsanstieg (Schultes & Thurnheer, 2012).

Auch bei einem nicht zu eng gestellten Magenband kann eine Dilatation des Pouches oder der Speiseröhre als Folge einer permanenten Überlastung der Anatomie mit voluminösen Mahlzeiten entstehen. Hier müssen die Patienten im Hinblick auf ihr Essverhalten trainiert werden.

Als eine weitere mögliche Ursache einer Dilatation kann auch eine Stenose der gastrojejunalen Anastome in Betracht gezogen und sollte daher ärztlich abgeklärt werden.

Abb. 33 Schematische Darstellung einer Dilatation
(eigene Darstellung)

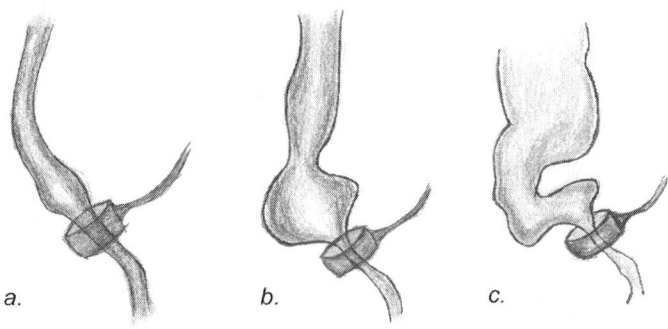

a. Normalbefund nach Magenbandanlage; b. Pouchdilatation; c. Dilatation des Ösophagus

Bildung von Gallensteinen/Nierensteinen

Als Folge einer drastischen, schnellen Gewichtsreduktion kann es, aufgrund der katabolen Stoffwechsellage, zu einer vermehrten Bildung von Gallensteinen kommen Gagnon & Karwacki Sheff, 2012). Zusätzlich wird die Bildung von Gallensteinen durch die anatomische Veränderung am Gastrointestinaltrakt, der Unterbrechung des enterohepatischen Kreislaufes sowie der fehlenden Gallenblasenentleerung bzw. -kontraktion begünstigt (Schults & Thurnheer, 2012). Da nach einem bariatrischen Eingriff, insbesondere beim Magenbypass, BPD und BPD-DS, eine endoskopisch-retrograde Cholangiographie nicht möglich ist, wird dieser diagnostische und therapeutische Eingriff durch einen aufdilatierten, perkutanen Kanal über den Restmagen vorgenommen (Vannini et al., 2007). Eine prohphylaktische Entfernung der Gallenblase während des adipositaschirurgischen Eingriffs wird diskutiert (Stein et al., 2011).

Aufgrund der durch den Eingriff erzielten Fettmalsabsorption binden freigesetze Fettsäuren Kalzium im Gastrointestinaltrakt. Somit kann vermehrt freie Oxalsäure aus der

Nahrung resorbiert werden, da dieses nicht mehr zur Bindung von Kalzium zur Verfügung steht. Zusätzlich wird dieser Effekt durch einen Mangel an Vitamin B_1 und B_6 verstärkt. So weisen Patienten nach einem Magenbypass ein deutlich höheres Risiko für die Bildung von Nierensteinen auf (Stein et al., 2011; Vannini et al., 2007). Prophylaktisch zur Vermeidung der Steinbildung gehören eine ausreichende Flüssigkeitszufuhr von mindestens 1,5 bis 2,0 Liter energiefreier Flüssigkeit pro Tag sowie die Einschränkung oxalatreicher Lebensmittel wie Spinat, Schokolade, Rhabarber, Mangold und Nüsse (Kasper, 2004).

Tab. 28 Zusammenfassung gastrointestinaler Symptome und daraus abgeleitete Handlungsempfehlungen (modifiziert nach Shannon, 2013)

Symptom	Empfehlungen für die Praxis
Übelkeit und Erbrechen	Wiederkehrendes Erbrechen muss unverzüglich beim Arzt angesprochen werden, insbesondere in den ersten 8 Wochen nach einer RYGB- und SG-Operation, da es zu einer Abfall der Thiaminspiegel sowie Dehydration führen kann.
	Erbrechen kann als Folge einer Stenose/ anatomischen Verengung nach einer SG- oder RYGB-Operation auftreten, was oftmals ca. 8 Wochen postoprtaiv auftreten kann.
	Langanhaltende Übelkeit und Erbrechen kann nach einer SG- oder RYGB-Operation, aufgrund eines Überschreitens der Magenkapazität, auftreten.
	Wiederholen Sie mit dem Patienten die Essregeln. Wichtig: Nicht zu schnell nach der Operation faserreiche Lebensmittel aufzunehmen. Erinnern Sie den Patienten an langsames Essen und gründliches Kauen zur Umsetzung der kleinen Nahrungsportionen. Erklären Sie dem Patienten weiterhin, dass eine gleichzeitige Aufnahme von Flüssigkeit und fester Nahrung nach einer SG- und RYGB-Operation nicht mehr möglich ist.
	Es ist von Bedeutung, dem Patient regelmäßig zu erklären, welche Einschränkung der Nahrungsmenge nach einer SG- und RYGB-Operation vorliegt.
Regurgitation oder Bolusobstruktion *(im Unterschied zum Erbrechen und nur für AGB)*	Erläutern Sie dem Patienten die in Tabelle 18 aufgeführten Verhaltensempfehlungen für die Mahlzeitenaufnahme.
	Eine regelmäßige chirurgische Nachsorge zur Überprüfung, ob das Magenband evtl. zu eng gestellt ist und es einer Anpassung bedarf, ist empfehlenswert (AGB)
Obstipation *(AGB, RYGB, SG)*	Wichtig hierbei ist, dass der Patient eine Obstipation nicht mit dem, durch das verringerte Mahlzeitenvolumen/-frequenz, reduzierte Stuhlvolumen verwechselt.
	Eine ausreichende Flüssigkeitszufuhr (mind. 1,5 l/d), Ballaststoffzufuhr (25–30 g/d, ggf. entsprechende Supplemente einsetzen) sowie Bewegung sind notwendig.
Übermäßig verringertes Appetitgefühl *(meist RYGB, SG)*	Nach einer SG- oder RYGB-Operation ist eine Verteilung der Nahrungsaufnahme auf 4 bis max. 5 kleine Mahlzeiten über den Tag besser verträglich und führt zu einer besseren Deckung des Eiweißbedarfs.
	Der Einsatz niedrigenergetischer Eiweißpräparate, welche einzelne Mahlzeiten ersetzen oder entsprechende Supplemente können ggf. zur Deckung des Eiweißbedarfes notwendig sein.
	Vermeidung von ungeplantem Snacking oder Grazing, insbesondere von ungeeigneten Nahrungsmitteln.
Dumping-Syndrom *(nicht üblich bei AGB, meist bei RYGB und SG)*	Eine adäquate Eiweißzufuhr und Nahrungsmittel mit niedrigem glykämischem Index dienen der Vorbeugung eines Dumping-Syndrom (Spätdumping-Syndrom mit Hypoglykämie).
	Wiederholung der Essregeln mit dem Patienten: Getrennte Aufnahme von Flüssigkeiten und fester Nahrung sowie der Vermeidung von Nahrungsmitteln und Getränken, welche schnell resorbierbare Kohlenhydrate enthalten.
Diarrhoe	Vgl. Dumping-Syndrom.
	Abklären, ob es sich nicht nur ein vorübergehendes Symptom des postoperativen Zustands handelt sowie eine Laktoseintolernaz vorliegt.
	Die Aufnahme von löslichen Ballaststoffen ist unter Umständen empfehlenswert

AGB-Adjustable Gastric Banding (Verstellbares Magenband); RYGB-Roux-en-Y-Gastric Bypass (Magenbypass); SG-Sleeve Gastrektomie (Schlauchmagen)

Literatur

Aasheim ET, Hofsø D, Hjelmesæth J, Birkeland KI, Bøhmer T. Vitamin status in morbidly obese patients: a cross-sectional study. Am J Clin Nutr 2008; 87: 362–369

Abell TL, Minocha A. Gastrointestinal complications of bariatric surgery: Diagnosis and Therapy. Am J Med Sci 2006; 4: 214–218

Aills L, Blankenship J, Buffington C, Furtade M, Parratott J. Allied Health Nutritional Guidelines for the Surgical Weight Loss Patient. American Society for Metabolic and Bariatric Surgery. Surg Obes Relat Dis 2008; 4: 73–108

Bloomberg, RD, Fleishman A, Nall JE, Herron DM, Kini S. Nutrtional deficiencies following bariatric surgery: what have we learned? Obes Surg 2005; 15: 145–154

Bock A. Roux-en-Y Gastric Bypass: The Dietitian´s and Patient´s Perspectives. Nutr Clin Pract 2003; 18: 141–144

Burge JC, Schaumburg JZ, Choban PS, DiSilvestro RA, Flancbaum L. Changes in patients' taste acuity after Roux-en-Y gastric bypass for clinically severe obesity. J Am Diet Assoc 1995; 95(6): 666–70

Burton PR, Brown W, Laurie C, Lee M, Korin A, Anderson M et al. Outcomes, Satiety, and Adverse Upper Gastrointestinal Symptoms Following Laparoscopic Adjustable Gastric Banding. Obes Surg 2011; 21(5): 574–581

Damms-Machado A, Friedrich A, Kramer KM, Stingel K, Meile T, Küper MA, Königsrainer A, Bischoff SC. Pre- and postoperative nutritional deficiencies in obese patients undergoing laparoscopic sleeve gastrectomy. Obes Surg 2012; 22(6): 881–889

Davies DJ, Baxter JM, Baxter JN. Nutritional Deficiencies After Bariatric Surgery. Obes Surg 2007; 17: 1150–1158

de Zwaan M, Mühlhans B. Eating Behavior Pre and Post Baraitric Surgery. Aktuel Ernaehr Med 2009; 34: 83–87

Deutsche Gesellschaft für Ernährung, Österreichische Gesellschaft für Ernährung, Schweizerische Gesellschaft für Ernährung, Schweizer Vereinigung für Ernährung. Referenzwerte für die Nährstoffzufuhr. Frankfurt: Umschau Braus; 2000

Dolan K, Hatzifotis M, Newbury L, Lowe N, Fielding G. A Clinical and Nutritional Comparison of Biliopancreatic Diversion With and Without Duodenal Switch. Ann Surg 2004; 240, 51–56

Frantzides CT, Carlson MA, Shostrom VK, Roberts J, Stavropoulos G, Ayiomamitis G, Frantzides A. A survey of dumping symptomatology after gastric bypass with or without lesser omental transection. Obes Surg 2011; 21(2): 186-193

Gagnon LE, Karwacki Sheff EJ. Outcomes and complications after bariatric surgery. Am J Nurs 2012; 112(9): 26-36

Hammer HF. Medical complications of bariatric surgery: focus on malabsorption and dumping syndrome. Dig Dis 2012; 30(2): 182-186

Heber D, Greenway FL, Kaplan LM, Livingston E, Salvador J, Still C; Endocrine Society. Endocrine and nutritional management of the post-bariatric surgery patient: an Endocrine Society Clinical Practice Guideline. J Clin Endocrinol Metab 2010; 95(11): 4823–43

Heepe F. Diarrhoe; Durchfallerkrankungen. In F. Heepe F, Hrsg. Diätetische Indikationen. Berlin, Heidelberg, New York: Springer; 1998: 212–215

Heymsfield SB & Williams PJ. Nutritional Assessment by clinical and biochemical methods. In Shils ME, V.R. Young Modern Nutrition in Health and Disease. Philadelphia: Lea & Febiger; 1988: 817–860

Hwang KO, Childs JH, Goodrick GK, Aboughali WA, Thomas EJ, Johnson CW, Yu SC, Bernstam EV. Explanations for unsuccessful weight loss among bariatric surgery candidates. Obes Surg 2009; 19(10): 1377–1383

Johnson Stoklossa C, Atwal S. Nutrition care for patients with weight regain after bariatric surgery. Gastroenterol Res Pract 2013; 2013: 256145

Kasper H & Scheppach W. Erkrankungen des Gastrointestinaltraktes. In Biesalski HK, Hrsg. Ernährungsmedizin. Stuttgart, New York: Georg Thieme; 2004

Kasper H. Eiweiß (Proteine). In Kasper H, Hrsg. Ernährungsmedizin und Diätetik. München, Jena: Urban & Fischer; 2000: 25–27

Kasper H. Erkrankungen der Gastrointestinalorgane. In Kasper H, Hrsg. Ernährungsmedizin und Diätetik. München, Jena, Urban & Fischer; 2004: 127–132

Kasper H. Nierensteine (Nephrolithiasis). In Kasper H, Hrsg. Ernährungsmedizin und Diätetik. München, Jena, Urban & Fischer; 2004: 357–360

Kluthe, R.; Dittrich, A.; Everding, R.; Gebhardt, A.; Hund-Wissner, E.; Kasper, H.; Rottka, H.; Rabast, U.; Weingard, A.; Wild, M.; Wirth, A.; Wolfram, G. Rationalisation Scheme 2004 of the Association of German Nutritional Physicians, the German Obesity Association, the German Academy of Nutritional Medicine (DAEM), the German Nutrition Society (DGE), the German Society for Nutritional Medicine (DGEM), the German Association of Dieticians (VDD), the Association of Home Economists and Nutrition Scientists (VDOE). Aktuel Ernaehr Med 2004; 29: 245–253

Kulick, D., Hark, L. & Deen, D. (2010). The bariatric surgery patient: a growing role for registered dietitians. J Am Diet Assoc, 110, 593-599

Livingston EH, Fink AS. Quality of life: cost and future of bariatric surgery. Arch Surg 2003; 138: 383–388

Malinowski SS. Nutritional and Metabolic Complications of Bariatric Surgery. Am J Med Sci 2006; 331: 219–225

Mechanick JI, Kushner RF, Sugerman HJ, Gonza-les-Campoy JM, Collazo-Clavell ML, Guven S et al. Medical Guidelines for Clinical Practice for the perioperative Nutritional, Metabolic, and Nonsurgi-cal Support of the Bariatric Surgery Patient. American Association of Clinical Endocrinologists, The Obesity Society, American Society for Metabolic and Bariatric Surgery. Surg Obes Relat Dis 2008; 4: 109–184

Mechanick JI, Youdim A, Jones DB et al. Clinical Practice Guidelines for the Perioperative Nutritional, Metabolic, and Nonsurgical Support of the Bariatric Surgery Patient - 2013 Update: Cosponsored by American Association of Clinical Endocrinologists, The

Obesity Society, and American Society for Metabolic & Bariatric Surgery. Endocr Pract 2013;e1-e36

Moize VL, Pi-Sunyer X, Mochari H, Vidal J. Nutritional Pyramid for Post-gastric Bypass Patients. Obes Surg 2010; 20(8): 1133–1141

Parkes E. Nutritional management of patients after bariatric surgery. Am J Med Sci 2006; 331(4): 207–13

Potoczna N, Harfmann S, Steffen R, Briggs R, Bieri N, Horber FF. Bowel habits after bariatric surgery. Obes Surg 2008; 18(10): 1287–96

Schultes B, Thrunheer M. Bariatrische Chirurgie. Diabetologie 2012; 7: R17–R36

Scopinaro N, Adami GF, Marinari GM, Gianetta E, Traverso E, Friedman D et al. Biliopancreatic diversion. World J Surg 1998; 22: 936–946

Snyder-Marlow G, Taylor D & Lenhard MJ. Nutrition care for patients undergoing laparoscopic sleeve gastrectomy for weight loss. J Am Diet Assoc 2010; 110: 600–607

Snyder-Marlow G, Taylor D, Lenhard MJ. Nutrition care for patients undergoing laparoscopic sleeve gastrectomy for weight loss. J Am Diet Assoc 2010; 110: 600–607

Song A, Fernstrom MH. Nutritional and psychological considerations after bariatric surgery. Aesthet Surg J 2008; 28(2): 195–9

Stein J, Winckler K, Teuber G. Komplikationen und metabolische störungen nach bariatrischen Opertaionen aus gastroenterologischer Sicht. Gastroenterologe 2011; 6: 33–39

Suter PM. Eiweiß/Aminosäuren. In Suter PM, Hrsg. Checkliste Ernährung. Stuttgart, New York: Thieme; 2008b: 72–73

Suter PM. Erfasssung von Ernährungsstatus und -versorgung. In Suter PM, Hrsg. Checkliste Ernährung. Stuttgart, New York: Thieme; 2008a: 26–27

Tucker O, Szomstein S & Rosenthal RJ. Nutritional consequences of weight-loss surgery. Medical Clinics of North America 2007; 91: 499–514

Tzovaras G, Papamargaritis D, Sioka E, Zachari E, Baloyiannis I, Zacharoulis D, Koukoulis G. Symptoms suggestive of dumping syndrome after provocation in patients after laparoscopic sleeve gastrectomy. Obes Surg 2012; 22(1): 23-28

Valera-Mora ME, Simeoni B, Gagliardi L, Scarfone A, Nanni G, Castagneto M et al. Predictors of weight loss and reversal of comorbidities in malabsorptive bariatric surgery. Am J Clin Nutr 2005; 81: 1292–1297

Vannini S, Stanga Z, Heinicke JM. Patientenbetreuung nach der chirurgischen Adipositasbehandlung. Schweiz Med Forum 2007; 7: 578–582

Vaupel P, Biesalski HK (2010). Lipide. In Biesalski HK, Bischoff SC, Puchstein C, Hrsg. Ernährungsmedizin. Stuttgart, New York: Georg Thieme; 2010

Weiner RA. Komplikationen und Management. In Weiner RA, Hrsg. Adipositaschirurgie. München: Urban & Fischer; 2010: 247–248

Wickler K. Bariatrische Chirurgie. Ernährungsmedizinische Komplikationen und Nachsorge. Adipositas 2012; 2: 105–109

Winckler K. Ernährungsmedizinische Nachsorge nach Adipositaschirurgie. Aktuel Ernaehr Med 2009; 34: 33–37

Ziegler O, Sirveaux MA, Brunaud L, Reibel N, Quilliot D. Medical follow up after bariatric surgery: nutritional and drug issues General recommendations for the prevention and treatment of nutritional deficiencies. Diabetes Metab 2009; 35: 544–557

V
VITAMIN- UND MINERALSTOFFMANGEL

Grundlagen – Defizite erkennen
Mario Hellbardt

Vitamin- und Mineralstoffmangel nach bariatrischen Eingriffen
Alexandra Weber, Jessica Maria Hoffmann

Überblick zu den fettlöslichen Vitaminen
Alexandra Weber, Jessica Maria Hoffmann

Ausgewählte wasserlösliche Vitamine
Alexandra Weber, Jessica Maria Hoffmann

Wichtige Mineralstoffe und Spurenelemente
Alexandra Weber, Jessica Maria Hoffmann

Worauf ist zu achten?
Alexandra Weber, Jessica Maria Hoffmann

Grundlagen – Defizite erkennen

Bedingt durch die operativen Veränderungen – Umgehung und Verlegung von Darmabschnitten bei Magenbypass und BPD/BPD-DS sowie Magenverkleinerung bei Schlauchmagen, BPD/BPD-DS und Magenbypass, welche eine verringerte Produktion von Magensäure und Intrinsic Factor zur Folge haben (ASMBS, 2010; Davies et al., 2007; Snyder-Marlow, Taylor & Lenhard, 2010), sind Defizite in der Aufnahme und Resorption von Vitaminen und Mineralstoffen zu beobachten (Bloomberg et al., 2005; Davies, Baxter & Baxter, 2007).

Dabei zeigt sich, dass die Häufigkeit der auftretenden Mangelerscheinungen in Abhängigkeit steht zum gewählten adipositaschirurgischen Verfahren (Fried et al., 2008; Winckler, 2009).

Abb. 34 Entwicklung von Mangelerscheinungen in Abhängigkeit vom Operationsverfahren
(eigene Darstellung nach Fried et al., 2008; Winckler, 2009)

Restriktion	Malabsorption	Kombination (Restriktion und Malabsorption)
Magenballon	**Biliopankreatische Diversion**	**Biliopankreatische Diversion mit Duodenalswitch**
Magenband	Distaler Magen-Bypass	**Roux-Y-Magen-Bypass**
Schlauchmagen	Intestinaler Bypass	Mini-Bypass
Vertikale Gastroplastik		
Magenstraße		

Zunahme der Mangelerscheinungen

Zudem können Nahrungsmittelintoleranzen bzw. -aversionen und kleine Essensportionen zu einer reduzierten Aufnahme von Mikronährstoffen vor allem bei restriktiven Verfahren beitragen. Daher können Vitamin- und Mineralstoffmängel **nach allen** adipositaschirurgischen Verfahren auftreten. Bereits präoperativ bestehende und nicht (genügend) behandelte Mangelzustände, bedingt durch suboptimale Nahrungsmittelauswahl oder einseitige Ernährungsgewohnheiten, Medikamenteneinnahme und/oder Alkoholismus, können die Defizite noch verstärken (Aills et al., 2008).

Von besonderer Bedeutung in diesem Kontext ist die Versorgung mit den Vitaminen B_{12}, B_1, C, Folsäure, A, D, E und K sowie den Mineralstoffen bzw. Spurenelementen Eisen, Zink, Kalzium, Selen und Kupfer (Bloomberg et al., 2005; Clements et al., 2006; Shankar, Boylan & Sriram, 2010).

Vitamine und Mineralstoffe sind essentielle (Co-) Faktoren in zahlreichen biologischen Prozessen. Hierzu gehören unter anderem die Steuerung von Appetit und Hunger, die Nährstoffabsorption, die Stoffwechselrate, der Fett- und Kohlenhydratstoffwechsel, die Funktionen von Schilddrüse und Nebenniere, Energiespeicherung, Glukosehomöostase und neurale Aktivitäten. Somit ist ein guter Mikronährstoffstatus nicht nur wichtig für den Gesundheitszustand, sondern auch für ein maximales Ergebnis bei der Gewichtsreduktion und beim langfristigen Gewichtserhalt (Aills et al., 2008).

Abbildung 35 gibt einen Überblick über die verschiedenen Resorptionsorte der Nährstoffe im Gastrointestinaltrakt und verdeutlicht das Risiko einer entsprechenden Unterversorgung bei Ausschaltung des betreffenden Darmabschnitts durch ein malabsorptives Verfahren.

Abb. 35 Lokalisation der Resorption von Vitaminen und Mineralstoffen im Gastrointestinaltrakt
(eigene Darstellung modifiziert nach Bloomberg et al., 2005; Suter, 2008)

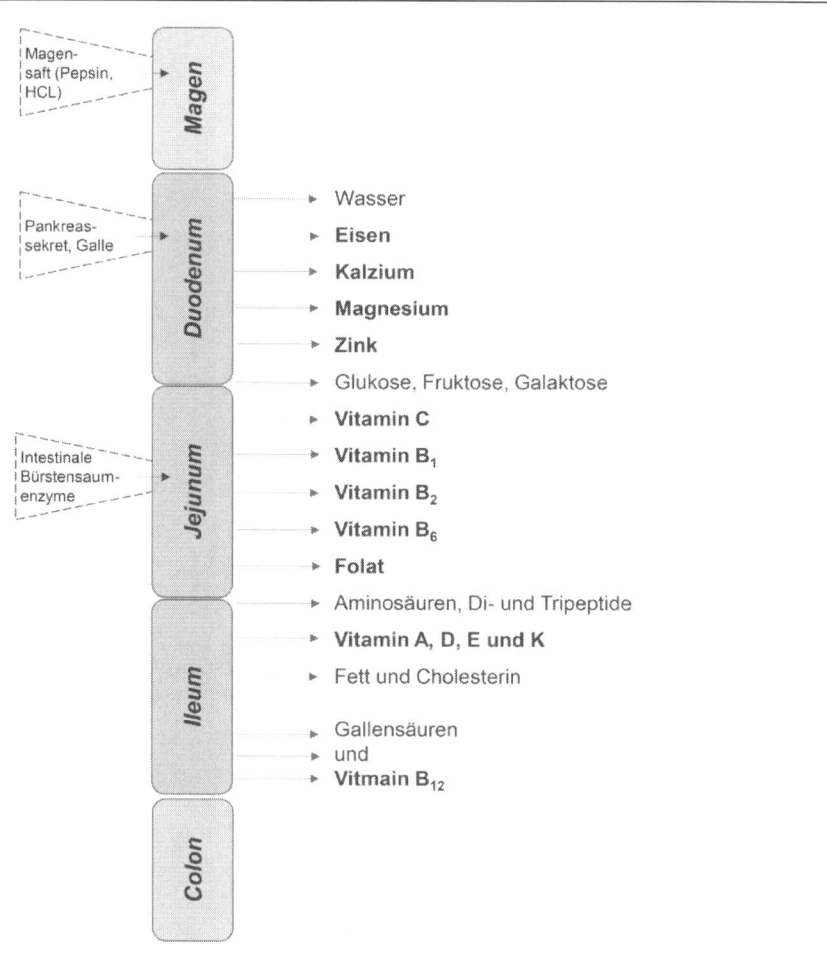

Die Entwicklung von Mangelerscheinungen ist ein schleichender Prozess. Die durch den Mangel auftretenden biochemischen Veränderungen führen zunächst zu einem subklinischen Mangel, gefolgt von meist unspezifischen Symptomen. Eine Diagnose eines einzelnen Nährstoffmangels anhand dieser Symptome ist schwierig und unzureichend. Die nachfolgende Tabelle 29 stellt eine Auswahl an klinischen Symptomen und den ursächlichen Defiziten an Nährstoffen dar.

Tab. 29 Anzeichen klinischer Defizite
(modifiziert nach Heymsfield & Williams, 1998; Suter, 2008; Griffith et al., 2009)

Organ	Symptome	Möglicher Nährstoffmangel
Haut / Haare	(Unter-)Hautblutungen	Vit A, C, K
	Schlechte Wundheilung	Vit C, Protein, Zink (ess. Fettsäuren?)
	Blässe	Folsäure, Eisen, Biotin, Vit B_{12}, Kupfer
	Schuppen,	Zink, Vit A, ess. Fettsäuren
	Dermatitis	Zink, ess. Fettsäuren, Vit A, B_6, Biotin
	Stumpfes Haar, Haarausfall	Eiweiß, Biotin
Augen	Blasse Konjunktiva	Vit B_{12}, Folsäure, Eisen
	Nachtblindheit	Vit A, Zink
	Xerophthalmie	Vit A
	Lichtempfindlichkeit	Zink
Mund / Lippen	Mundwinkelrhagaden	Eisen, Folsäure, Vit B Komplex
	Geschmacksstörungen	Zink
	Glossitis	Eisen, Folsäure, Vit B Komplex
	Cheillose	B_6, B_2, Niacin
	Mund-/Zungenbrennen	Niacin, Vit B_{12}, Vit C, Folsäure, Eisen
Nervensystem	Ataxie	B_{12}, Folsäure, Vit E, Kupfer
	Neuropathie	Vit B Komplex, Vit E, Chrom, Kupfer
	Desorientiertheit, Verwirrung	Vit B Komplex, H_2O, NaCl
	Schlafstörungen	Pantothensäure
	Depression, Lethargie	Biotin, Folsäure, Vit C
Gastrointestinaltrakt	Diarrhoe	Niacin, Folat, Vit B_{12}
	Anorexie	Vit B_{12}, B_1, C
	Übelkeit	Biotin, Pantothensäure
	Obstipation	Thiamin
Herz	Kardiomyopathie	Selen
sonstige	Anämie	Eisen, Folsäure, Vit B_{12}, B_6, Vit E, Kupfer

Wie bereits beschrieben, sind die Ursachen für Defizite in der Vitamin- und Mineralstoffversorgung zum einen durch den adipositaschirurgischen Eingriff selbst bedingt, können jedoch auch als Folge einer quantitativ oder qualitativ unzureichenden Lebensmittelzufuhr auftreten. Tabelle 30 listet die Ursachen und Folgen eines Mangels an ausgewählten Vitaminen und Mineralstoffen auf.

| Tab. 30 | Metabolische und ernährungsbedingte Probleme nach bariatrischen Eingriffen (modifiziert nach Snyder-Marlow, Taylor & Lenhard, 2010; Ziegler et al., 2009) |

Defizite	Prävalenz bzw. Risiko	Ursachen	Folgen	Labor
Eisen	AGB: + GBP: ++ SG: +	weibliche Menstruation, ↓ Fleischkonsum	Mikrozytose[33], Anämie, Müdigkeit, brüchige Fingernägel	↓ % Transferinsättigung (Eisen) ↓ Ferritin < 20 mg/L
Vitamin B_{12}	AGB: + GBP: ++ SG: +	↓ Fleischkonsum und Zufuhr an Milchprodukten, malabsorptiver Eingriff (GBP), starker Gewichtsverlust	Makrozytose[34], Anämie, Neuropathie	↓ Vitamin B_{12} ↑ Methylmalonsäure ↑ Homocystein
Kalzium, Vitamin D	AGB: -/± GBP: ++ SG: +	↓ Zufuhr an kalziumreichen Lebensmitteln, Malabsorption von Kalzium und Vitamin D	Osteomalazie, Osteoporose, Frakturen	↓ 1,25(OH)2D, ↑ PTH ↑ Alkalische Phosphatase, ↓ Kalzium ↓ Knochendichte (DEXA)
Folsäure/ (Vitamin B_9)	AGB: ± GBP: ± SG: ±	geringe Nahrungszufuhr, geringe Akzeptanz von Supplementen	Makrozytose, Anämie, schwangere Frauen: Neuralrohrdefekte	↓ Folsäure, ↓ RBC Folsäure, ↑ Homocystein (optional)
Thiamin (Vitamin B_1)	AGB: ± GBP: ± SG: ± (?)	häufiges Erbrechen (AGB), Glukoseinfusionen ohne Vitamin-B_1-Supplementation	Neuropathie, Wernicke Encephalopathie[35]	↓ Thiamin
Zink, Selen	AGB: + GBP: ++ SG: (?)	geringe Nahrungszufuhr, schwerer Gewichtsverlust	Haarausfall (Zink?), Selen: keine Symptome	↓ Zink RBC, ↓ Selen
andere Vitamine (A, E, K)	AGB: - GBP: -/± SG: -	malabsorptiver Eingriff (GBP), starker Gewichtsverlust	Vitamin A: Nachtblindheit, Vitamin E: ↑ oxidativer Stress, Vitamin K: Blutgerinnungsstörungen	↓ Vitamin A, ↓ Vitamin E, ↓ Vitamin K1 + INR

-: sehr selten; ±: selten; +: häufig; ++: sehr häufig; (?): keine Daten verfügbar

AGB: adjustable gastric bands; GBP: gastric bypass; SG: sleeve gastrectomy; VGB: vertical banded gastroplasty

PTH: Parathormon; RBC: red blood cell (rote Blutkörperchen); INR: international normalized ration

---

[33] Mikrozytose: Auftreten abnorm kleiner roter Blutkörperchen (Erythrozyten)*
[34] Makrozytose: Auftreten abnorm großer roter Blutkörperchen (Erythrozyten)*
[35] Wernicke Enzephalopathie: Thiaminmangel durch verminderte Zufuhr, nach Magenresektion oder Malabsorption bei Magenkarzinom, Alkoholkrankheit

*Duden Wörterbuch Medizinischer Fachbegriffe. 8. Auflage, 2007

Vitamin- und Mineralstoffmangel nach bariatrischen Eingriffen

Vitamine sollten im Regelfall oral supplementiert werden. Dazu sind feste (Tabletten, Kapseln, Kautabletten) oder flüssige (Tropfen, Säfte, Brausetabletten) Darreichungsformen geeignet. Hier sollte auf Wünsche, Vorlieben und Verträglichkeiten des Einzelnen eingegangen werden. Ungeeignet nach bariatrischen Eingriffen sind Präparate mit modifizierter Wirkstofffreisetzung (Retardtabletten), die die Vitamine gleichmäßig über einen längeren Zeitraum freisetzen; nach malabsorptiven Verfahren kommt es hier zu einer unvollständigen Resorption der Inhaltsstoffe. Bei ausgeprägten und/oder durch orale Zufuhr nicht behebbaren Mangelzuständen muss parenteral supplementiert werden.

Multivitaminpräparate

Die Zusammensetzung der unterschiedlichen Multivitamin- und Multimineralpräparate unterscheidet sich qualitativ und quantitativ stark. Bei der Auswahl des geeigneten Präparates sollten daher die individuellen Risikofaktoren für Nährstoffmangel des einzelnen Patienten berücksichtigt werden. Auch der Preis der Zubereitung kann für den Patienten eine entscheidende Rolle spielen. Um die ungleiche Verteilung der Vitamine und Mineralstoffe auszugleichen, können verschiedene Präparate kombiniert oder abwechselnd eingenommen werden. Präparate mit modifizierter Wirkstofffreisetzung (magensaftresistente Präparate, Retardzubereitungen) sind nach bariatrischen Eingriffen ungeeignet und sollten vermieden werden.

Im weiteren Verlauf dieses Kapitels werden die wichtigsten Vitamine und Mineralstoffe, bei denen eine regelmäßige Laborkontrolle zur Bestimmung der Versorgung sowie bei Defiziten eine gezielte Substitution durch den behandelnden Arzt notwendig bleibt, beschrieben.

Überblick zu den fettlöslichen Vitaminen

Die fettlöslichen Vitamine A, D, E und K werden unter Mizellenbildung hauptsächlich in den proximalen 2/3 des Jejunums resorbiert. Eine Resorption im gesamten Dünndarm ist jedoch auch möglich. Mangelzustände können bedingt durch die reduzierte Zufuhr und Malabsorption auftreten. Bei den malabsorptiven bariatrischen Verfahren werden das Duodenum sowie das Jejunum in unterschiedlichen Längen umgangen, sodass der Speisebrei nicht adäquat mit Gallenflüssigkeit und Pankreasenzymen durchmischt werden kann. Dies verursacht Steatorrhoe, Gallensäureverlustsyndrom und Malabsorption von Fetten und fettlöslichen Vitaminen (Tucker, Szornstein & Rosenthal, 2007). Malabsorptive Verfahren bringen demnach ein höheres Risiko mit sich, Defizite im Bereich fettlöslicher Vitamine zu erleiden als rein restriktive Verfahren.

Nach Magenband liegt die Prävalenz von Mangelerscheinungen gleich der bei nichtchirurgisch adipösen Patienten (Coupaye et al., 2009). Es existieren kaum Daten zur Entwicklung von Defiziten bei fettlöslichen Vitaminen nach Sleeve-Gastrektomie, bei der die Resorptionsstrecke unverändert bleibt. Etwaige Mangelerscheinungen resultieren hier am ehesten aus der reduzierten Nährstoffzufuhr. Durch die Einnahme von Pankreasenzymen kann die Aufnahme fettlöslicher Vitamine gesteigert werden. Dies ist allerdings durch die ebenfalls gesteigerte Fettresorption mit einer leichten Gewichtszunahme verbunden, wodurch die Compliance für die Einnahme eher gering ist (Fujioka, 2005). Bei signifikanter Fettmalabsorption besteht die Notwendigkeit an fettlöslichen Vitaminen in wasserlöslicher Form (Solubilisate) (Elliot, 2003). Dies kann durch ein Mizellisierungsverfahren gewährleistet werden. Dadurch erhöht sich die Resorptionsrate der fettlöslichen Vitamine auch bei Fettmalabsorption und diese können unabhängig von den Gallensäuren resorbiert werden.

Tab. 31   Empfohlene Tagesdosen für Vitamin A, D, E und K für Gesunde
(nach Referenzwerte für die Nährstoffzufuhr, 2013)

Alter	Vitamin A [mg RÄ]		Vitamin D µg* (bei fehlender endogener Synthese)	Vitamin E [mg TÄ]		Vitamin K [µg]	
	m	w		m	w	m	w
19 bis < 25 Jahre	1,0	0,8	20	15	12	70	60
25 bis < 51 Jahre	1,0	0,8	20	14	12	70	60
51 bis < 65 Jahre	1,0	0,8	20	13	12	80	65
> 65 Jahre	1,0	0,8	20	12	11	80	65
Schwangere	1,1**		20	13		60	
Stillende	1,5		20	17		60	

m: Männer; w: Frauen; RÄ: Retinol-Äquivalent (1 mg RÄ = 3.000 I.E. Vitamin A)
TÄ: Tocopherol (1 mg RRR-□- Tocopherol-Äquivalent = 1,49 I.E.; 1 I.E. = 0,67 mg RRR-□- Tocopherol)
*1 µg = 40 I.E. Vitamin D; 1 I.E. = 0,025 µg; **ab dem 4. Schwangerschaftsmonat

Vitamin D_3 (Cholecalciferol)

Präoperativ Ein Mangel an Vitamin D (25-OH-D_3) besteht bei adipösen Patienten häufig bereits vor einer bariatrischen Operation. Dies wird auf eine vermehrte Einlagerung in das Fettgewebe und eine verminderte Sonnenlichtexposition, bedingt durch Immobilität oder Schamgefühl, zurückgeführt. Im Vergleich zu schlanken Menschen ist der Anstieg des 25-Hydroxyvitamin-D_3-Serumspiegels unter UV-B Strahlung bei Adipösen um 52 % reduziert, welches wiederum auf eine vermehrte Einlagerung in das subkutane Fettgewebe hinweist. Ebenso wie bei schlanken Personen unterliegen die Vitamin-D-Spiegel einer jahreszeitenabhängigen Schwankung. Es zeigt sich eine fast 4-fach erhöhte Rate an Vitamin-D-Mangel im Winter im Vergleich zu den Sommermonaten (Ernst et al., 2009b). Ernst et al. (2009a) wiesen bei 232 Patienten vor bariatrischer Operation eine Prävalenz von Vitamin-D-Mangel (25-OH-D_3 < 76 nmol/l) von 89,7 % nach. 61,2 % der Patienten hatten einen moderaten (< 50 nmol/l) und 25,4 % sogar einen starken (< 25 nmol/l) Mangel. Als Folge dieser hohen Prävalenz zeigte sich bei 36,6 % der Patienten ein sekundärer Hyperparathyreoidismus (sHPT) mit iPTH-(intakt Parathormon)-Spiegeln > 6,5 pmol/l. Ein primärer Hyperparathyreoidismus wurde anhand normaler Kalziumspiegel ausgeschlossen (Ernst et al., 2009a). Andere Quellen zeigen einen präoperativen Vitamin-D-Mangel bei 23 bis 96 % der Patienten (Definition Vitamin-D-Mangel variierend von Vitamin-D-Spiegel < 37 nmol/l bis < 80 nmol/l) und sHPT bei 8 bis 32 % der präoperativen Patienten (Aasheim et al., 2009; Ducloux et al., 2011; Gehrer et al., 2010; Mahlay et al., 2009).

Über längere Zeit nicht oder nicht ausreichend behandelt, können suboptimale Vitamin-D-Spiegel und sHPT zu Osteopenie[36], Osteoporose[37] und letztendlich zu Osteomalazie[38] führen (Johnson et al., 2006; Tucker, Szornstein & Rosenthal, 2007). Vitamin-D-Spiegel < 25 nmol/l sind mit Osteomalazie und Spiegel von 25-80 nmol/l mit Osteoporose assoziiert (Compher, Badellino & Boullata, 2008).

Vitamin-D-Mangel stellt ebenfalls einen Risikofaktor für chronische Krankheiten wie Diabetes mellitus, Bluthochdruck, kardiovaskuläre Erkrankungen und die Entwicklung bestimmter Krebsarten dar (Ernst et al., 2009b; Holick, 2007). Soares et al. (2012) untersuchten die Korrelation von Mikronährstoffen und der kardiovaskulären Gesundheit und fanden für Vitamin D einen positiven Einfluss auf die Endothelfunktion. Die Autoren schlussfolgern, dass durch eine ausreichende Vitamin-D-Supplementation das kardiovaskuläre Risiko gesenkt werden kann. Denn trotz einer Risikosenkung durch den bariatrischen Eingriff bleiben kardiovaskuläre Komplikationen die häufigste Todesursache nach erfolgreichem Eingriff. Daher sollte nach Meinung der Autoren in zukünftigen Untersuchungen eine stärkere Betonung auf diese Zusammenhänge gelegt werden.

Angesichts der geringen Therapiekosten, guten Sicherheit in der Anwendung sowie der nachgewiesenen Vorteile von höheren 25-(OH)-D_3-Konzentrationen, kann eine Vitamin-D-Supplementation (≥ 800 I.E. (20 µg) Vitamin D pro Tag) effektiv dazu beitra-

---

[36] Osteopenie: Knochenschwund durch verminderten Knochenaufbau und erhöhten Knochenabbau*
[37] Osteoporose: Schwund des festen Knochengewebes und Vergrößerung der Markräume*
[38] Osteomalazie: Abnahme der Knochenhärte und -festigkeit*
*Duden Wörterbuch Medizinischer Fachbegriffe. 8. Auflage, 2007

gen, kostenintensive Folgekrankheiten zu vermeiden (Bischoff-Ferrari et al., 2006; Holick, 2007).

Eine Serum-25-(OH)-D_3-Bestimmung ist prinzipiell vor einem adipositaschirurgischen Eingriff zu empfehlen (Ernst et al., 2009a; Goldner et al., 2009; Johnson et al., 2006; Mechanik et al., 2008; Tucker, Szornstein & Rosenthal, 2007).

Postoperativ Vitamin-D-Mangel ist der häufigste Nährstoffmangel nach bariatrischen Eingriffen. Unklar ist, ob dieser nach restriktiven oder malabsorptiven Eingriffen stärker ausgeprägt ist, welches natürlich auch abhängig ist vom präoperativen Vitamin-D-Status des Patienten (Alexandrou et al., 2014). Bei einer Studie mit Patienten nach BPD/BPD-DS traten trotz verordneter Vitamin-D-Supplemente (1 Multivitamintablette und 1200 I.E. (30 µg) Vitamin D pro Tag) ein Jahr postoperativ bei 57 % der 46 Patienten sowie 4 Jahre postoperativ bei 63 % (27 Follow-up Patienten) verminderte Vitamin-D-Spiegel (< 50 nmol/l) auf (Slater et al., 2004). In einer weiteren Studie mit Patienten nach Magenbypass und Magenband wurden den Patienten mit Magenbypass systematisch Multivitaminsupplemente (500 I.E. Vitamin D_3) verschrieben. Dabei zeigten sich ein Jahr postoperativ keine signifikanten Defizite (Coupaye et al., 2009). Ein Mangel wurde hier jedoch definiert als 25-OH-D_3 < 6 ng/ml (< 15 nmol/l).

Eine Vitamin-D-Malabsorption geht mit einer verminderten Kalziumresorption einher, welche zu einem sHPT führt. Ohne Vitamin D werden nur 10 bis 15 % des oral aufgenommenen Kalziums sowie 60 % des Phosphors resorbiert (Holick, 2007). Die Kalziumresorption ist zudem durch die verminderte Magensäureaktivität beeinträchtigt. Außerdem ist ein rapider Gewichtsverlust mit Knochenschwund assoziiert, selbst bei normalen Vitamin-D- und Parathormonspiegeln (Mechanik et al., 2008; Ziegler et al., 2009). Die als Norm definierten Vitamin-D-Serumwerte der Patienten in dem hier zitierten Artikel von Pugnale et al. (2003) lagen jedoch im Bereich von 25-80 nmol/l. Diese Konzentrationen sind bereits mit dem Auftreten von Osteoporose assoziiert (Compher, Badellino & Boullata, 2008).

Bei Patienten nach RYGB (Roux-en-Y-Bypass) wurde im Follow-up ein linearer Zusammenhang zwischen Vitaminabnahme, Parathormonanstieg und Roux-Limb Länge festgestellt. Patienten mit einer alimentären Schlinge (Roux-Limb) von > 100 cm hatten im Durchschnitt niedrigere Vitamin-D-Spiegel und signifikant höhere PTH-Spiegel als Patienten mit einer alimentären Schlinge ≤ 100 cm. Bei 58 % der 243 Patienten wurde ein sHPT unter normalen Vitamin-D-Spiegeln (≥ 8,9 ng/ml oder ≥ 22,3 nmol/l) und bei 28,5 % der Patienten unter Vitamin-D-Spiegeln von ≥ 30 ng/ml (≥ 75 nmol/l) diagnostiziert, was auf eine selektive Kalziummalabsorption hinweist (Johnson et al., 2006).

In einer weiteren Untersuchung entwickelten 27 % der BPD/DS Patienten bis zum vierten Jahr postoperativ einen klinisch signifikanten Hyperparathyreoidismus (Slater et al., 2004). Andere Quellen sprechen von sHPT bei 30-40 % der Patienten nach Gastric Bypass (Ziegler et al., 2009). Gehrer et al. (2010) zeigten, dass im Vergleich zu RYGB nach Sleeve Gastrektomie Vitamin-D-Defizite und sHPT signifikant seltener auftraten. Im Laufe von 36 Monaten trat ein Vitamin-D-Mangel (25-OH-D_3 ≤ 50 nmol/l) bei 52 % vs. 32 %, erhöhte PTH Spiegel bei 33 % vs. 14 % auf. Mit oralen Vitamin-D-Supplementen (pro Tag 800 I.E. Vitamin D und 1000 mg Ca^{2+} und einmal alle 3 Monate 1 ml Öl mit 300.000 I.E. Vitamin D) konnten alle Mangel bei Schlauchmagenpatienten und 84 % der Mangel bei Magenbypass-Patienten behoben werden (Gehrer et al., 2010).

Mahlay et al. (2009) konnten bei 72 retrospektiv analysierten Patienten mit RYGB in 80 % einen präoperativen Vitamin-D-Mangel nachweisen (Vitamin-D-Spiegel < 32 ng/ml oder < 80 nmol/l), der bei 45 % der defizienten Patienten postoperativ trotz Supplementation persistierte. Die Autoren empfehlen deshalb ein enges Monitoring der Vitamin-D-Spiegel nach RYGB und fordern weitere Studien zur Bestimmung einer effektiven Therapiedosis. Es ist anzunehmen, dass möglicherweise höhere Dosen von 1000 bis 2000 I.E. (25-50 µg) Vitamin D pro Tag und 50.000 I.E. Vitamin D alle 1, 2 oder 4 Wochen notwendig sind, um nach RYGB normale Vitamin-D-Werte (≥ 30 ng/ml bzw. ≥ 75 nmol/l) zu erreichen und zu erhalten (Mahlay et al., 2009). In einer prospektiven, randomisierten Studie wiesen auch Carlin et al. (2009) nach, dass bei 44 % von 48 Patienten ein bereits präoperativ bestehender Vitamin-D-Mangel (Serum-25-OH-D_3-Spiegel ≤ 50 nmol/l) ein Jahr postoperativ nach RYGB trotz täglicher Supplementation von 800 I.E. Vitamin D und 1500 mg Kalzium noch persistierte. Capoccia et al. (2012) kamen zu vergleichbaren Ergebnissen. Bei 14 Patienten mit RYGB lagen die Vitamin-D-Spitzenspiegel nach Einnahme von 50.000 I.E. Vitamin D 25 % unter den präoperativ gemessenen Spitzenspiegeln, allerdings unterlagen die Werte starken interindividuellen Schwankungen (Aarts et al., 2011).

Überdosierung Bei den publizierten Fällen lagen hohe Dosierungen von 40.000 und ≥ 50.000 I.E. Vitamin D_3 oder Vitamin D_2 pro Tag vor (Holick, 2007; Klontz & Acheson, 2007). Als erstes Zeichen der Toxizität kommt es bei Serumspiegeln von > 220 nmol/l zur Hypercalcämie durch übermäßige Kalziumresorption aus dem Dünndarm (Bischoff-Ferrari et al., 2006). Die klinischen Symptome der Vitamin-D-Hypervitaminose entsprechen deshalb denen der Hypercalcämie.

Studien bei gesunden jüngeren Erwachsenen zufolge (während einer Periode von 20 Wochen in den Wintermonaten) sind Einnahmen von 4.000 bis 10.000 I.E. (100-250 µg) Vitamin D_3 pro Tag noch sicher und dementsprechend ist die, in der Vergangenheit festgelegte, oberste Toleranzgrenze für die orale Zufuhr von 2.000 I.E. pro Tag zu niedrig (Heaney et al., 2003; Bischoff-Ferrari et al., 2006). Auch Vieth et al. (2001) konnten bei gesunden Erwachsenen über eine Periode von 2 bis 5 Monaten keine negativen Effekte von 4.000 I.E. Vitamin D_3 pro Tag feststellen. Die 25-OH-D_3 Werte stiegen auf Konzentrationen von 96,4 ± 14,6 nmol/l.

Goldner et al. stellten in einer prospektiven, randomisierten Pilotstudie fest, dass eine Dosis von 5.000 I.E. (125 µg) pro Tag über ein Jahr sicher war. Bei vielen Patienten nach Magenbypass war diese Dosis notwendig, um den sHPT zu behandeln, sie war jedoch nicht bei allen Patienten ausreichend (Goldner et al., 2009).

Empfehlung Vitamin-D-Supplementation nach Adipositaschirurgie kann durch Gabe eines oralen Cholecalciferolpräparats in einer Dosierung von 400-800 I.E. (10-20 µg) täglich erfolgen (Mechanik et al., 2008). Deutlich höher dosierte Handelspräparate stehen ebenfalls zur Verfügung, sind aber in der Regel verschreibungspflichtig.

Gehrer et al. (2010) empfehlen zusätzlich eine orale Stoßtherapie mit 300.000 I.E. Vitamin D_3 alle drei Monate bei Defiziten nach RYGB und Sleeve.

Carlin et al. (2009) sprachen für Patienten nach RYGB mit Serumspiegeln ≤ 30 ng/ml (≤ 75 nmol/l) die Empfehlung von 50.000 I.E. Vitamin D pro Woche für unbestimmte Zeit aus (alle 6 bis 12 Monate Kontrolle der Serumspiegel), zusätzlich zu einer Supplementation von 2000 I.E. Vitamin D und 1500 mg Ca^{2+} pro Tag.

Weitere Empfehlungen in der Literatur lauten:
- nach RYGB: > 2.000 I.E. (50 µg) /d (Goldner et al., 2009),
- nach BPD-/BPD-DS: > 1.200 I.E. (30 µg) /d (Slater et al., 2004); 2.000 I.E. (50 µg)/d (Aills et al., 2008) sowie
- 1.000 bis 2.000 I.E. (25-50 µg) /d (Kulick, Hark & Deen, 2010).

Bei persistierendem Mangel oder Hochrisiko-Patienten muss die Vitamin-D-Dosis angepasst werden.

In jedem Fall sollte nach bariatrischen Eingriffen in den ersten 12 Monaten mindestens 2-4-mal, nach einem Jahr mindestens einmal pro Jahr Kalzium, Phosphat, 25-OH-Vitamin D und Parathormon bestimmt werden (Johnson et al. 2006; Mechanik et al., 2008; Shankar et al., 2010; Slater et al., 2004). Mehrere Autoren/Leitlinien wie Goldner et al. (2009), Ernst et al. (2009a), Johnson et al. (2006), Mechanik et al. (2008) und

Tucker, Szornstein & Rosenthal (2007) empfehlen die Bestimmung dieser Parameter jedoch auch schon präoperativ.

Wenn die orale Therapie keine ausreichende Wirkung zeigt, kann Vitamin D intramuskulär in einer Dosis von 50.000 bis 100.000 I.E. alle 3 Monate verabreicht werden (ABDA-Datenbank). Eine Therapie mit Calcitriol [1,25-(OH)2D], (aktiviertes Vitamin D) ist meistens nicht angezeigt und kann darüber hinaus das Risiko einer Hypercalcämie und Hyperphosphatämie erhöhen (Ziegler, et al. 2009). Calcitriol sollte eingesetzt werden bei chronischer Niereninsuffizienz oder als Therapieversuch, wenn durch hochdosierte Cholecalciferoleinnahme keine adäquaten Vitamin-D-Spiegel erzielt werden können (Mechanik et al., 2008). Die Supplementation kann zusammen mit Kalzium oder als Monopräparat erfolgen, 25-OH-Vitamin-D- und Kalzium-Spiegel sowie die Nierenfunktion sollten regelmäßig überwacht werden, insbesondere bei höheren Dosierungen.

Vitamin-D-Spiegel < 25 nmol/l (< 10 ng/ml) sind assoziiert mit Osteomalazie und Spiegel von 25-80 nmol/l (10-32 ng/ml) mit Osteoporose. Vitamin-D-Mangel stellt ebenfalls einen Risikofaktor für chronische Krankheiten wie Diabetes mellitus, Bluthochdruck, kardiovaskuläre Erkrankungen und die Entwicklung bestimmter Krebsarten dar.

Angesichts der geringen Therapiekosten, guten Sicherheit in der Anwendung sowie der nachgewiesenen Vorteile von höheren 25-(OH)-D_3-Konzentrationen, kann eine Vitamin-D-Supplementation (≥ 800 I.E. (20 µg) Vitamin D pro Tag) schon präoperativ effektiv dazu beitragen, kostenintensive Folgekrankheiten zu vermeiden, vor allem weil Vitamin-D-Mangel bei adipösen Patienten häufig bereits vor einer bariatrischen Operation besteht.

Vitamin-D-Supplementation nach Adipositaschirurgie kann durch Gabe eines oralen Cholecalciferolpräparats in einer Dosierung von 400 bis 800 I.E. (10 bis 20 µg) täglich erfolgen. Damit scheint es jedoch kaum möglich, Serumspiegel von ≥ 75 nmol/l (≥ 30 ng/ml) zu erreichen und zu erhalten. Deshalb ist in den letzten Jahren von verschiedenen Autoren eine höhere tägliche Vitamin-D-Supplementation empfohlen worden, meistens im Bereich von 1.000 bis 2.000 I.E. (25-50 µg)/d. Weitere Studien zur Bestimmung einer effektiven Vitamin-D-Supplementation, um nach bariatrischer Chirurgie normale Vitamin-D-Werte (≥ 75 nmol/l bzw. ≥ 30 ng/ml) zu erreichen und zu erhalten, sind dringend notwendig.

Postoperativ sollte in den ersten 12 Monaten minimal zwei- bis viermal, nach einem Jahr mindestens einmal pro Jahr Kalzium, Phosphat, 25-OH-Vitamin D und Parathormon bestimmt werden. Mehrere Autoren/Leitlinien empfehlen die Bestimmung dieser Parameter jedoch auch schon präoperativ.

Vitamin A (Retinol, Vitamin A_1)

Präoperativ Eine Untersuchung zeigte, dass bereits vor einem bariatrischen Eingriff bei 11 % der Frauen und 7 % der Männer ein Vitamin-A-Mangel vorlag, welcher sich postoperativ weiter verschlechterte (Kaidar-Person et al., 2008a). Coupaye et al. (2009) stellten einen präoperativen Vitamin-A-Mangel in 23 % (Magenband) bzw. 14 %

(Magenbypass) fest. Aasheim et al. (2008) zeigten eine Prävalenz von präoperativem Vitamin-A-Mangel von 4 % (76 Frauen) respektive 0 % (34 Männer).

Postoperativ In einer Studie mit Patienten nach BPD mit oder ohne DS zeigten bei verordneter Supplementation (1 Multivitamintablette + 10.000 I.E. Vitamin A/d), im ersten Jahr postoperativ 52 % der Patienten einen Vitamin-A-Mangel, im vierten Jahr bereits 69 %. Eine Nachtblindheit konnte bei diesen Patienten nicht festgestellt werden. Die Inzidenz von Nachtblindheit wurde jedoch von Scopinaro et al. mit 2,8 % beschrieben (Slater et al., 2004).

Ein Vergleich von Patienten ein Jahr postoperativ nach Gastric-Bypass und BPD-DS zeigte einen signifikanten Abfall von Vitamin-A-Spiegeln (Serum-Retinol) in beiden Gruppen (jedoch stärker ausgeprägt nach BPD-DS), obwohl während des Beobachtungszeitraums 92 % der Patienten die verordnete Multivitamintablette mit 500 µg Vitamin A pro Tag einnahmen. Bei zwei BPD/DS-Patienten wurde bei Vitamin-A-Konzentrationen von 0,7 und 0,8 µmol/l Nachtblindheit diagnostiziert, obwohl die Patienten selbst keine Sehbeeinträchtigung festgestellt hatten (Aasheim et al., 2009).

In einer Querschnittstudie, in der die Folgen für den Ernährungszustand nach konservativer Adipositastherapie, Magenband oder RYGB verglichen wurden, stellten Ledoux et al. (2006) fest, dass Vitamin-A-Mangel bei 52,5 % der Patienten 16 ± 9 Monate nach RYGB und bei 25,5 % der Patienten 30 ± 12 Monate nach Magenband vorkam. Coupaye et al. (2009) konnten postoperativ keinen signifikant geänderten Vitamin-A-Spiegel gegenüber der präoperativen Situation nachweisen. Ein Jahr postoperativ kam Vitamin-A-Mangel bei 10 % der Patienten vor, sowohl nach Magenband als auch nach Magenbypass.

Lee et al. (2005) berichteten von einer Patientin drei Jahre nach BPD-DS mit Vitamin-A-Mangel mit okulären Komplikationen in Form von Sehverschlechterung bis hin zur Erblindung. Der Mangel resultierte aus einer inadäquaten bzw. nicht erfolgten Einnahme der verordneten Supplementation. Es entwickelte sich Nachtblindheit, eine bilaterale Xerose[39] der Binde- und Hornhaut sowie eine bilaterale Hornhautvernarbung (Lee et al., 2005).

Ein weiterer Fallbericht beschreibt eine temporäre neonatale Blindheit eines Frühchens. Die Mutter litt an einer Vitamin-A-Hypovitaminose nach stattgehabter BPD 13 Jahre zuvor. Im dritten Schwangerschaftstrimester waren die Serum-Vitamin-A-Konzentrationen nicht mehr messbar. Der Patientin wurde Vitamin A in wasserlöslicher

---

[39] Xerose: Trockenheit der Schleimhäute*

Form verordnet, dessen Einnahme sie jedoch verweigerte, da sie befürchtete, dem Fötus zu schaden. Stattdessen nahm sie eine Kindermultivitamintablette mit 2500 I.E. Vitamin A (50 % der RDA) pro Tag ein (Huerta et al., 2002). Hatizifotis et al. berichten von einer Patientin nach BPD mit schlechter Compliance, bei der zwei Jahre postoperativ ein signifikanter Vitamin-A-Mangel diagnostiziert wurde. Trotz täglicher Vitamin-A-Supplemente von 5.000 IU fiel der Serumspiegel weiter, woraufhin die Dosis auf 100.000 IU täglich gesteigert wurde. Da die orale Therapie, mitbedingt durch schlechte Compliance, nicht ausreichte, wurde sie schließlich um 300.000 IU i.m. zweimal pro Woche ergänzt (Hazitifotis et al., 2003).

Ungefähr 750 Millionen Menschen sind weltweit von Vitamin-A-Mangel und Xerophthalmie[40] betroffen. In der westlichen Welt ist das Auftreten von Veränderungen am Auge in Zusammenhang mit Vitamin-A-Mangel jedoch ungewöhnlich. Das häufigste und früheste Symptom für einen Mangel ist die Nachtblindheit (Lee et al., 2005). Verringerte Geruchsempfindlichkeit, Geschmacksstörungen und Infektanfälligkeit durch eine gestörte Schleimhautbarriere sind weitere mögliche Zeichen eines Mangels (Biesalski, 2010).

Bei einem lang bestehenden Mangel ist zunehmend auch die Augenoberfläche betroffen, welches zu Xerose der Binde- und Hornhaut, Bitot-Flecken[41], Hornhautentzündung, Hornhautvernarbung und in schlimmen Fällen schließlich zu Keratomalazie[42] führt. Auf das Risiko der Erblindung durch Vitamin-A-Mangel sollten alle Patienten hingewiesen werden, welche sich einer malabsorptiven bariatrischen Operation unterziehen wollen. Die Wichtigkeit von Vitaminsupplementen zur Prävention von o.a. Komplikationen muss betont werden (Lee et al., 2005).

Überdosierung Eine Zufuhr von über 1 Mio. I.E. führt zu akuter Vitamin-A-Intoxikation mit Symptomen wie Kopfschmerzen, Schwindel, Benommenheit und Erbrechen. Bei einer Zufuhr von 3,5 Mio. I.E. täglich über 21 Tage kam es zu einer kompletten Alopezie[43], Hepatosplenomegalie, toxischer Hepatitis und Hypercalcämie (Biesalski, 2010).

Chronische Hypervitaminosen, ca. 100.000 I.E./d bei gesunden Personen, führen u.a. zu typischen Störungen wie Zwischenblutungen. Bei Erwachsenen sind Symptome wie

---

[40] Xerophthalmie: Austrocknung der Binde- und Hornhaut des Auges*
[41] Bitot-Flecken: mit Vitamin-A-Mangel verbundene, aus Epithelzellen und Xerosebakterien bestehende grauweiße, fleckenförmige Verhornung der Bindehaut, die auf eine beginnende Xerophthalmie hinweist*
[42] Keratomalazie: Erweichung und Trübung der Hornhaut, kann in schweren Fällen zur dauerhaften Erblindung führen (http://www.aponet.de, letzter Zugriff 31.01.2011)
Duden Wörterbuch Medizinischer Fachbegriffe. 8. Auflage, 2007
[43] Alopezie: krankhafter Haarausfall*

Appetitverlust, Austrocknen der Haut, Haarausfall, Mundwinkelrhagaden, Knochenschmerzen, Hyperostosen[44], Hepatomegalien und Hirndruck meist nicht so ausgeprägt wie bei Kindern (Biesalski, 2010). Die mit chronischer Hypervitaminose A verbundene Ablagerung von Retinylestern in der Leber führt zur Entwicklung einer Zirrhose (Biesalski & Adam, 2002).

Empfehlung Eine Supplementation, die über die Gabe eines Multivitaminpräparats hinausgeht, entsprechend 100 bis 200 % der RDA bzw. DACH Referenzwerte (Tab. 31), ist bei asymptomatischen Patienten nach Magenband, Schlauchmagen und Magenbypass nicht standardmäßig erforderlich (Aills et al., 2008; Kushner, 2010; Mechanik et al., 2008; Poitou Bernert et al., 2007; Snyder-Marlow, Taylor & Lenhard, 2010). Jedoch wird eine Serum-Vitamin-A-Bestimmung vor einem adipositaschirurgischen Eingriff empfohlen sowie nach malabsorptiven Verfahren, wie BPD oder BPD-DS, halbjährlich bis jährlich. Nach diesen Verfahren ist Supplementation oft notwendig (Mechanick et al., 2008). Ein Vergleich von 3 Vitamin-A-Dosierungen (5.000 I.E. p.o. täglich, 10.000 I.E. p.o. täglich und 50.000 I.E. i.m. monatlich) zeigte, dass die Dosierung von 10.000 I.E. Vitamin A täglich am besten dazu geeignet war, die Vitamin A Blutspiegel zu normalisieren und das Auftreten von Nachtblindheit signifikant zu reduzieren (Pereira et al., 2013). Bei ophthalmologischen Symptomen oder laborchemisch nachgewiesenem Mangel kann Vitamin A in einer Dosis von ca. 10.000 bis 100.000 I.E. täglich supplementiert werden (ABDA-Datenbank).

Vitamin-A-Mangel kann sowohl präoperativ als auch postoperativ vorkommen. Mehrere Fallberichte mit ernster Symptomatik liegen von Patienten nach BPD vor.

Die Wichtigkeit von Vitaminsupplementation nach malabsorptiven Verfahren zur Prävention von Augenkomplikationen bis hin zur Erblindung muss betont werden.

Eine Supplementation, die über die Gabe eines Multivitaminpräparats hinausgeht, entsprechend 100 bis 200 % der RDA bzw. DACH Referenzwerte, ist bei asymptomatischen Patienten nach Magenband, Schlauchmagen und Magenbypass nicht standardmäßig erforderlich. Jedoch wird eine Serum-Vitamin-A-Bestimmung vor einem adipositaschirurgischen Eingriff empfohlen sowie nach malabsorptiven Verfahren, wie BPD oder BPD-DS, halbjährlich bis jährlich. Nach diesen Verfahren ist Supplementation oft notwendig.

Vitamin E (Tocopherol)

Niedrige Carotin-(VitaminA) und Alpha-Tocopherol-Serumspiegel sind assoziiert mit einem Anstieg von oxidativem Stress, Insulinresistenz, reduzierter Glucosetoleranz und altersabhängiger Makuladegeneration, allgemeinen Risikofaktoren der morbiden Adi-

---

[44] Hyperostosen: krankhafte Wucherung des Knochengewebes*
*Duden Wörterbuch Medizinischer Fachbegriffe. 8. Auflage, 2007

positas (Kaidar-Person, 2008a). Vitamin-E-Mangel kann zu Anämie, Augenmuskellähmung und peripherer Neuropathie führen (Mechanik et al., 2008).

Präoperativ In einer Studie zeigten 23 % der RYGB-Patienten präoperativ erniedrigte Vitamin-E-Spiegel (Boylan et al., 1988). Ernst et al. (2009a) wiesen bei 89 Patienten (66 Frauen, 23 Männer) eine Prävalenz von Vitamin-E-Mangel (Serum-Vitamin-E < 12 µmol/l) vor bariatrischer Operation von 2,2 % nach (3 % vs. 0 %). Auch Aasheim et al. (2009) stellten bei ihren Patienten selten einen präoperativen Vitamin-E-Mangel fest, d.h. bei 3 % der Magenbypass-Patienten und keinem der BPD-DS-Patienten. Wurden die Serum-Vitamin-E-Konzentrationen jedoch angepasst an die Serumtotalcholesterin- und Triacylglycerolspiegel, stieg die Prävalenz auf 27 % (Magenbypass) und 14 % (BPD-DS).

Postoperativ Ledoux et al. (2006) fanden in ihrer Querschnittstudie eine höhere Prävalenz von Vitamin-E-Mangel bei RYGB vs. Magenband (22,5 % vs. 11,8 %). Trotz erfolgter Empfehlung nahmen nur 60 % der RYGB-Patienten zum Untersuchungszeitpunkt ein Multivitaminpräparat mit 15 mg Vitamin E ein. Bei den Patienten mit Magenband war keine Empfehlung zur Supplementierung erfolgt.

Slater et al. (2004) stellten 2, 3 und 4 Jahre postoperativ nach BPD/BPD-DS bei 14 %, 3 % und 4 % der Patienten einen Vitamin-E-Mangel fest, trotz verordneter täglicher Einnahme von einer Multivitamintablette und 40 mg (60 I.E.) Vitamin E. Patienten nach RYGB (96 % nahmen das verordnete Multivitaminsupplement mit 15 mg Vitamin E ein) zeigten ein Jahr postoperativ signifikant verringerte Serum-Vitamin-E-Konzentrationen gegenüber den präoperativen Werten. Nach Anpassung an die Gesamtcholesterin- und Triglyceridspiegel waren die prä- und postoperativen Werte vergleichbar (Coupaye et al., 2009). Auch in der Studie von Aasheim et al. (2009) nach BPD-DS und Magenbypass nahmen die Serum-Vitamin-E-Konzentrationen im ersten Jahr postoperativ ab. Die an Gesamtcholesterin- und Triglyceridspiegel angepassten Vitamin-E-Konzentrationen stiegen jedoch. Im Durchschnitt nahmen 92 % der Patienten Supplemente (10 mg Vitamin E) ein.

Überdosierung Dosierungen von 100-300 mg pro Tag gelten als sicher. Nach Einnahme hoher Dosierungen an Vitamin E erleiden manche Menschen Blutungen, die durch eine Interaktion mit Vitamin K erklärt werden (Biesalski, 2010). Vitamin E wirkt antithrombotisch, d.h. eine unkontrollierte Einnahme kann bei Patienten mit Antikoagulationstherapie (Vitamin K Antagonisten, ASS) zu einer Störung der Blutgerinnung führen (Biesalski & Adam, 2002).

Empfehlung Eine Supplementation, die über die Gabe eines Multivitaminpräparats hinausgeht, entsprechend der RDA bzw. DACH Referenzwerte, scheint bei asymptomatischen Patienten nicht erforderlich. Laut Schweitzer & Posthuma (2008) sollte die tägliche Supplementation jedoch mindestens 20 mg (30 I.E.) Vitamin E betragen. Nach Biesalski (2010) können bei Risikogruppen bis 100 mg (150 I.E.) Vitamin E/Tag als primärpräventive Maßnahme empfohlen werden. Die DGE gibt für Erwachsene bei Normolipidämie einen Serum-α-Tocopherol-Normwert von 22 µmol/l sowie als Untergrenze 11,6 µmol/l an.

Nach BPD oder BPD-DS sollte halbjährlich bis jährlich der Vitamin-E-Spiegel bestimmt werden. Vitamin-E-Mangel nach BPD/BPD-DS sollte behandelt werden mit 400 I.E. (267 mg) Vitamin E pro Tag. Wenn Vitamin-E-Mangel mit klinischen Symptomen festgestellt ist, sollte 800 bis 1200 I.E. (533 bis 800 mg) Vitamin E pro Tag verabreicht werden, bis die Serumspiegel sich wieder normalisiert haben (Mechanick et al., 2008).

Vitamin-E-Mangel kann sowohl präoperativ als auch postoperativ vorkommen.

Eine Supplementation, die über die Gabe eines Multivitaminpräparats entsprechend der RDA bzw. DACH Referenzwerte hinausgeht, scheint bei asymptomatischen Patienten nicht erforderlich.

Nach BPD oder BPD-DS sollte halbjährlich bis jährlich der Vitamin-E-Spiegel bestimmt werden.

Vitamin K (Phyllochinon)

Präoperativ Coupaye et al. (2009) berichteten über eine präoperative Prothrombinzeit < 80 % bei 5 % von 21 Magenbandpatienten und bei 6 % von 49 Magenbypass-Patienten, was auf eine reduzierte Vitamin-K-Verfügbarkeit hinweist.

Postoperativ Der Vitamin-K-Spiegel ist nach malabsorptiven bariatrischen Eingriffen erniedrigt, die Inzidenz eines Vitamin-K-Mangels steigt mit zunehmender Zeit nach dem Eingriff. So fanden Slater et al. (2004) bei 51 % von 31 BPD/BPD-DS-Patienten ein Jahr postoperativ erniedrigte Vitamin-K-Werte, nach 4 Jahren bei 68 % von 19 Patienten. Bei 42 % der 19 Patienten waren die Serum-Vitamin-K-Konzentrationen trotz verordneter Supplementierung (1 Multivitamintablette + 300 µg Vitamin K/d) nicht mehr messbar (< 1 nmol/l). Es fanden sich allerdings keine dokumentierten Fälle von symptomatischem Vitamin-K-Mangel oder spontanen Blutungen nach bariatrischer Operation. Bei eigenen Patienten stellten die Autoren erhöhte Sensitivität für ein Antikoagulans aus der Gruppe der Coumarine nach BPD/BPD-DS fest, resultierend in spontanen Magenblutungen, die signifikant niedrigere Dosierungen erforderten (Slater et al., 2004).

Ein Vitamin-K-Mangel äußert sich vor allem in erhöhter Blutungsneigung, darüber hinaus wird dieser mit der Entstehung von Osteoporose und Artherosklerose in Verbindung gebracht (Biesalski & Adam, 2002). Veränderte Blutgerinnungsparameter (INR[45] bzw. Quick-Wert[46]) geben einen Hinweis auf einen Vitamin-K-Mangel. Coupaye et al. (2009) berichteten über eine Prothrombinzeit < 80 % 1 Jahr postoperativ nach RYGB bei 12 % vs. 6 % präoperativ, was auf eine reduzierte Vitamin-K-Verfügbarkeit hinweist.

Überdosierung Hohe Dosen von Vitamin K sind für gesunde Erwachsene nicht toxisch (Biesalski & Adam, 2002; Biesalski, 2010).

Empfehlung Eine Supplementation, die über die Gabe eines Multivitaminpräparats entsprechend der RDA bzw. DACH Referenzwerte hinausgeht, scheint bei asymptomatischen Patienten nach Magenband, Schlauchmagen und Magenbypass nicht erforderlich. Nach BPD/BPD-DS wird eine Supplementation von 300 µg Vitamin K (in wasserlöslicher Form) pro Tag empfohlen (Aills et al., 2008; Slater et al., 2004). Halbjährlich bis jährlich sollten die Vitamin-K-Spiegel bestimmt werden. Im Allgemeinen wird ab einem INR von 1,4 eine Supplementation empfohlen (Mechanik et al., 2008). Vitamin K kann je nach Schwere der Symptome oral oder parenteral zugeführt werden. Vitamin K hebt die Wirkung von oralen Antikoagulanzien auf, es darf daher bei Patienten, die diese Medikamente einnehmen, nicht substituiert werden.

Vitamin-K-Mangel kann sowohl präoperativ als auch postoperativ vorkommen. Die Häufigkeit eines Vitamin-K-Mangels steigt mit zunehmender Zeit nach malabsorptiven Verfahren.

Eine Supplementation, die über die Gabe eines Multivitaminpräparats entsprechend der RDA bzw. DACH Referenzwerte hinausgeht, scheint bei asymptomatischen Patienten nach Magenband, Schlauchmagen und Magenbypass nicht erforderlich. Nach BPD/BPD-DS wird eine Supplementation von 300 µg Vitamin K (in wasserlöslicher Form) pro Tag empfohlen, halbjährlich bis jährlich sollten die Vitamin-K-Spiegel bestimmt werden. Ab einem INR von 1,4 wird eine Supplementation empfohlen.

Vitamin K hebt die Wirkung von oralen Antikoagulanzien auf, es darf daher bei Patienten, die diese Medikamente einnehmen, nicht substituiert werden.

---

[45] INR: International Normalized Ratio, Maßzahl bei der Thrombokinasezeit*

[46] Quick-Wert: Verlängerung der Prothrombinzeit. Quick-Test: Bestimmung der Prothrombinzeit durch Zusatz von Kalzium und Thrombokinase zum Plasma. Prothrombinzeit: Zeitspanne, in der das Blutplasma nach dem Zusatz von Thrombokinase gerinnt. Thrombokinase: Faktor III der Blutgerinnung, vor allem in Blutplättchen, aber auch in Gewebszellen vorkommende Kinase, die Prothrombin in Thrombin überführt.*

*Duden Wörterbuch Medizinischer Fachbegriffe. 8. Auflage, 2007

Ausgewählte wasserlösliche Vitamine

Die wasserlöslichen Vitamine sind die Vitamine des B-Komplexes: B_1 (Thiamin), B_2 (Riboflavin), B_3 (Niacin, Nicotinsäureamid und Nicotinsäure), B_5 (Pantothensäure), B_6 (Pyridoxin), B_7 (Biotin), B_9 (Folsäure), B_{12} (Cobalamin) sowie Vitamin C (Ascorbinsäure). Sie werden im Organismus, mit Ausnahme von B_{12}, nicht gespeichert.

Wasserlösliche Vitamine werden im Duodenum und proximalen Jejunum mittels Carriern oder Rezeptoren absorbiert. Vitamin B_2 wird durch passiven Transport aufgenommen, die Absorption von Vitamin B_1, Vitamin B_{12} und Vitamin C erfolgt aktiv. Niacin kann beim Abbau der Aminosäure Tryptophan synthetisiert werden.

Tab. 32 Empfohlene Tagesdosen für Thiamin, Folat und Vitamin B_{12} für Gesunde
(nach Referenzwerte für die Nährstoffzufuhr, 2013)

Alter	Vitamin A [mg]		Folat [µg]	Vitamin B_{12} [µg]
	m	w		
19 bis < 25 Jahre	1,3	1,0	300	3,0
25 bis < 51 Jahre	1,2	1,0	300	3,0
51 bis < 65 Jahre	1,1	1,0	300	3,0
> 65 Jahre	1,0	1,0	300	3,0
Schwangere		1,2	550	3,5
Stillende		1,4	450	4,0

m: Männer; w: Frauen

Thiamin (Vitamin B_1)

Die Resorption von Vitamin B_1 erfolgt nach Dephosphorylierung durch unspezifische Phosphatasen hauptsächlich im proximalen Jejunum, gefolgt von Duodenum und Ileum. Magen und Colon spielen eine sehr untergeordnete Rolle bei der Resorption. Bei niedrigen Konzentrationen (< 2 µmol/l) erfolgt die Resorption durch aktiven Transport, bei höheren Konzentrationen durch passive Diffusion, allerdings nimmt der prozentuale Anteil an resorbiertem Thiamin mit steigender Gesamtdosis ab. Im Unterschied zu den gut wasserlöslichen Thiaminsalzen Thiaminnitrat und Thiaminchlorid werden die lipophilen Allithiamine (z.B. Benfotiamin) dosisproportional über passive Diffusion resorbiert, die Substanzen unterliegen aufgrund ihrer Fettlöslichkeit keiner Sättigungskinetik. Benfotiamin wird nach der Resorption enzymatisch in Thiamin umgewandelt. Die Bioverfügbarkeit von fettlöslichen Thiaminderivaten übersteigt die der wasserlöslichen um ein Vielfaches.

Präoperativ Flancbaum et al. (2006) fanden bei 29 % von 141 Patienten präoperativ niedrige Vitamin-B_1-Spiegel. Allerdings war im Kollektiv die Inzidenz bei den kaukasischen Amerikanern niedriger (6,8 %) als bei den Afro- (31 %) oder den Hispanoamerikanern (47,2 %).

Postoperativ Symptome eines Vitamin-B_1-Mangels nach bariatrischen Eingriffen sind Wernicke-Korsakoff-Enzephalopathie und periphere Neuropathie. Die typische „Triade" der Wernicke-Enzephalopathie (abnorme Augenbewegungen, Haltungs- und Ganganomalien, Verwirrung) wird auch bei Patienten nach bariatrischen Eingriffen beschrieben (Aasheim, 2008). In Fallberichten wurde bei Patienten Muskelschwäche, Sensibilitätsstörungen, Ophthalmoplegie[47], Nystagmus[48], Psychosen und Verwirrung beobachtet (Escalona et al., 2004; Primavera et al., 1993; Salas-Salvado et al., 2000; Singh & Kumar, 2007; Sola et al., 2003). Da bei malabsorptiven Verfahren das Jejunum umgangen wird, kann es zu Thiaminmangelzuständen kommen. Weitere Risikofaktoren sind anhaltendes Erbrechen, inadäquate Nahrungsaufnahme, Anorexie und parenterale Ernährung oder Glucosezufuhr (Primavera et al., 1993; Singh & Kumar, 2007).

Bei Patienten nach bariatrischen Eingriffen findet generell eine radikale Gewichtsreduktion (> 7 kg pro Monat) statt (Primavera et al., 1993; Salas-Salvado et al., 2000; Sola et al., 2003; Escalona et al., 2004). Daher kann die Wernicke-Korsakoff-Enzephalopathie nach allen adipositaschirurgischen Eingriffen vorkommen (Singh & Kumar, 2007). Die Inzidenz der Wernicke-Enzephalopathie ist in den ersten 4-12 Wochen am höchsten, was mit der Halbwertszeit von Thiamin von 10 bis 20 Tagen korreliert (Aasheim, 2008; Singh & Kumar, 2007).

Neurologische Symptome aufgrund eines Vitamin-B_1-Mangels nach bariatrischen Eingriffen sind in der Literatur gut dokumentiert, sowohl zentralneurologische (Wernicke-Korsakoff-Enzephalopathie) (Escalona et al., 2004; Loh et al., 2004; Salas-Salvado et al., 2000; Solá et al., 2003), als auch peripherneurologische Symptome (Angstadt & Bodziner 2005).

Über die Häufigkeit symptomatischen Thiaminmangels existieren unterschiedliche Angaben, die Inzidenz scheint niedrig zu sein (Poitou Bernert et al., 2007). Eine Untersuchung an 1.663 Patienten mit BPD identifizierte 3 bis 5 Monate postoperativ 3 Fälle (0,18 %) einer Wernicke-Enzephalopathie (Primavera et al., 1993). Auch Aasheim

---

[47] Ophthalmoplegie: Augenmuskellähmung*
[48] Nystagmus: Augenzittern, unwillkürliches Zittern des Augapfels in Form von rasch aufeinanderfolgenden horizontalen, vertikalen oder kreisenden Bewegungen*
Duden Wörterbuch Medizinischer Fachbegriffe. 8. Auflage, 2007

(2008) schätzte in seiner systematischen Übersichtsarbeit die Inzidenz von Wernicke-Enzephalopathie durch Thiamindefizite auf 0,2 %. Analysiert wurden 84 Fälle, wovon sich 95 % der Patienten einer Magenbypass- oder restriktiven Operation unterzogen hatten.

Überdosierung Überschüssiges Thiamin wird mit dem Urin ausgeschieden, Überdosierungen sind nicht bekannt (Bässler, 1997; Biesalski & Adam, 2002). Selbst bei sehr hohen Dosen (bis 200-fache des RDA) konnten beim Menschen keine Nebenwirkungen festgestellt werden (Biesalski, 2010).

Empfehlung Thiaminsupplemente, die über die Gabe eines Multivitaminpräparats entsprechend 100 bis 200 % der RDA bzw. DACH Referenzwerte hinausgehen, scheinen bei asymptomatischen Patienten nicht notwendig, allerdings muss bei Auftreten von neurologischen Symptomen, insbesondere in Verbindung mit anhaltendem Erbrechen, immer auch an einen Vitamin-B_1-Mangel gedacht werden (Aills et al., 2008; Pournaras & le Roux, 2009). Bei schwerwiegendem symptomatischem Vitamin-B_1-Mangel sollte die Therapie sofort parenteral begonnen werden. Dazu werden 50-100 mg Thiamin täglich intramuskulär oder intravenös verabreicht, in Einzelfällen können auch höhere Dosen erforderlich sein (Kaidar-Person et al., 2008a; Poitou Bernert et al., 2007). Im Anschluss kann eine orale Weiterbehandlung mit Thiamin 100 mg täglich erfolgen.

In einigen Protokollen wird Patienten mit präoperativ niedrigen Thiaminspiegeln oder starkem postoperativem Erbrechen routinemäßig Vitamin B_1 verabreicht (Kaidar-Person et al., 2008a).

Vitamin-B1-Mangel kann sowohl präoperativ als auch postoperativ vorkommen.
Neurologische Symptome aufgrund eines Vitamin-B1-Mangels nach bariatrischen Eingriffen sind in der Literatur gut dokumentiert, sowohl zentralneurologische (Wernicke-Korsakoff-Enzephalopathie) als auch peripherneurologische Symptome. Die Inzidenz scheint jedoch niedrig zu sein.
Eine Supplementation von Thiamin, die über die Gabe eines Multivitaminpräparats entsprechend 100 bis 200 % der RDA bzw. DACH Referenzwerte hinausgeht, scheint bei asymptomatischen Patienten nicht notwendig, allerdings muss bei Auftreten von neurologischen Symptomen, insbesondere in Verbindung mit anhaltendem Erbrechen, immer auch an einen Vitamin-B1-Mangel gedacht werden. Die Therapie sollte dann sofort parenteral begonnen werden.

Cobalamin (Vitamin B_{12})

Vitamin B_{12} wird aus der Nahrung im sauren Milieu des Magens durch Proteolyse freigesetzt. Die Resorption erfolgt im unteren Dünndarm nach Komplexbildung mit dem „Intrinsic Faktor", einem Glycoprotein, das in den Parietalzellen des Magens gebildet wird. Diese Bindung ist für den aktiven Transport durch die Darmmukosa notwendig.

Pro Mahlzeit können ca. 1,5 µg Vitamin B_{12} aktiv resorbiert werden. Darüber hinaus kann Cobalamin auch unabhängig vom Intrinsic Faktor über passive Diffusion aus dem Magen-Darm-Trakt aufgenommen werden. Dieser Mechanismus spielt bei unphysiologisch hohen Dosen > 10 µg eine Rolle und ist weniger effektiv als der aktive Transport. Nur ca. 1 % der aufgenommenen Dosis wird über diesen Weg resorbiert (Aills et al., 2008; Schweitzer et al., 2008). Cobalamin wird hauptsächlich mit der Gallenflüssigkeit ausgeschieden und teilweise im Darm reabsorbiert (enterohepatischer Kreislauf), bei höheren Dosen gewinnt die Elimination über die Nieren an Bedeutung.

Präoperativ Ernst et al. (2009a) wiesen bei 232 Patienten vor bariatrischer Operation eine Prävalenz von Vitamin-B_{12}-Mangel von 18,1 % nach. Madan et al. (2006) fanden präoperativ bei 13 % der 59 Patienten erniedrigte Vitamin-B_{12}-Spiegel und bei 5 % einen Mangel. Auch Toh et al. (2009) untersuchten 232 Patienten, stellten allerdings nur bei 1,8 % einen Vitamin-B_{12}-Mangel fest. In 25-30 % der Fälle ist ein Vitamin-B_{12}-Mangel anhand von Serumbestimmungen jedoch nicht diagnostizierbar. Ein weiteres Testverfahren, die Messung des TC24–II–gebundenen B_{12} im Serum, welches bei subnormaler Vitamin-B_{12}-Absorption erniedrigt ist, ermöglicht die Erfassung eines frühen Mangels. Eine andere Möglichkeit ist die Bestimmung der Methylmalonsäure und des Homocysteins im Serum, welche bei Vitamin-B_{12}-Mangel erhöht sind (Aills et al., 2008; Biesalski, 2010; Sumner et al., 1996).

Adipöse Patienten leiden häufig an einer Refluxösophagitis, welche mit Protonenpumpenhemmern therapiert wird. Die somit induzierte Reduktion der Magensäureproduktion erhöht das Risiko für einen Vitamin-B_{12}-Mangel, da bei Hypochlorhydrie Pepsinogen kaum in Pepsin umgewandelt wird. Dadurch kann weniger Vitamin B_{12} aus eiweißreicher Nahrung freigesetzt werden (Aills et al., 2008).

Postoperativ In einer Übersichtsarbeit zu neurologischen Komplikationen nach Adipositaschirurgie werden 8 Studien zitiert, bei denen bei durchschnittlich 25 % von 957 Patienten (zwei bis 64 % der Studienpopulation) ein Vitamin-B_{12}-Mangel gemessen wurde (Koffman et al., 2006). Die Häufigkeit wird in anderen Quellen mit bis zu 70 % beziffert, wobei Patienten nach Magenbypass-Operationen häufig betroffen sind (Poitou Bernert et al., 2007; Shah, Simha & Garg, 2006). Die Häufigkeit eines Vitamin-B_{12}-Mangels nimmt mit zunehmendem Abstand zum Eingriff zu. Aufgrund großer hepatischer Cobalamin-Speicher einerseits und verhältnismäßig geringem Bedarf andererseits wird ein Mangel erst nach einer Latenzzeit von Monaten bis Jahren bemerkbar (Aills et al., 2008).

Gastrektomie und streng vegane Ernährung sind wesentliche Risikofaktoren für einen Cobalamin-Mangel. Smith et al. (1993) konnten zeigen, dass nach RYGB die Magensäuresekretion stark reduziert ist und in Folge proteingebundenes Vitamin B_{12}, wie es in der Nahrung vorliegt, nur minimal aufgenommen wird. Die Resorption von freiem Cobalamin war kaum beeinträchtigt. Darüber hinaus scheint die Sekretion des „Intrinsic Faktors" nach Bypass-Operationen reduziert zu sein (Halverson, 1992). Auch bei restriktiven Verfahren wie Sleeve Gastrectomie kann als Folge der Resektion des Magenfundus und eines Großteils des Corpus eine verringerte Produktion von Intrinsic Faktor und Magensäure und somit ein Vitamin-B_{12}-Mangel erwartet werden. Ein Mangel ist sowohl ein als auch drei Jahre postoperativ festgestellt worden (Himpes et al., 2006, Snyder-Marlow, Taylor & Lenhard, 2010).

Vitamin-B_{12}-Mangel manifestiert sich als megaloblastische Anämie (perniziöse Anämie) (Crowley & Olson, 1983) oder in Form von neurologischen und psychiatrischen Störungen wie Kribbeln, Missempfinden, Taubheitsgefühl, Verwirrtheit oder Apathie, allerdings bleiben die meisten Patienten asymptomatisch. Mindestens ein Fallbericht liegt vor von einem gestillten Säugling mit symptomatischer Vitamin-B_{12}-Defizienz. Seine Mutter hatte sich zwei Jahre vor der Geburt einer Magenbypass-Operation unterzogen und einen subklinischen Vitamin-B_{12}-Mangel entwickelt (Aills et al., 2008). Bei den neurologischen Komplikationen nach Adipositaschirurgie spielen periphere Neuropathien eine wichtige Rolle, die bei bis zu 16 % der Patienten auftreten. Die Prognose ist abhängig von einer frühen Diagnose und Therapie in Form von Spiegelbestimmung und Supplementation (Koffman et al., 2006; Menezes et al., 2008).

Überdosierung Symptome einer Überdosierung sind auch nach Verabreichung hoher Dosen nicht bekannt (Bässler, 1997; Biesalski & Adam, 2002).

Empfehlung Vitamin-B_{12}-Mangel ist ein häufiges und gut dokumentiertes Problem nach restriktiven und malabsorptiven bariatrischen Eingriffen (Pournaras & le Roux, 2009). Zur Prophylaxe eines Cobalamin-Mangels kann 300-1000 µg Cyanocobalamin täglich oral oder 1 mg intramuskulär alle 1-3 Monate, je nach Vitamin-B_{12}-Blutspiegel, verabreicht werden (Aills et al., 2008; Shah, Simha & Garg, 2006). Ein Vitamin-B_{12}-Mangel kann trotz Supplementierung entstehen, deswegen ist lebenslange Kontrolle (mindestens jährliche Bestimmungen nach RYGB und BPD/BPD-DS) und Nachsorge bei allen bariatrischen Patienten notwendig (Aills et al., 2008; Mechanick et al., 2008). Bei symptomatischem Mangel kann Cyanocobalamin 1000 µg ein- bis zweimal wöchentlich oder 100 µg täglich parenteral verabreicht werden, um die Speicher zu füllen. Üblicherweise wird Vitamin B_{12} intramuskulär appliziert, kann aber auch subkutan oder intravenös verabreicht werden (ABDA-Datenbank).

Vitamin-B$_{12}$-Mangel kann sowohl präoperativ als auch postoperativ vorkommen. Es ist ein häufiges und gut dokumentiertes Problem nach allen bariatrischen Eingriffen.

Zur Prophylaxe eines Cobalamin-Mangels kann 300 – 1000 µg Cyanocobalamin täglich oral oder 1 mg intramuskulär alle 1 – 3 Monate, je nach Vitamin-B$_{12}$-Blutspiegel, verabreicht werden.

Ein Vitamin-B$_{12}$-Mangel kann trotz Supplementierung entstehen, deswegen ist lebenslange Kontrolle (mindestens jährliche Bestimmungen nach RYGB und BPD/BPD-DS) und Nachsorge bei allen bariatrischen Patienten notwendig.

Folat / Folsäure

Malabsorptive Effekte scheinen bei der Genese eines Mangels eine untergeordnete Rolle zu spielen, als Ursache wird eine verminderte Zufuhr gesehen. Folsäure wird im gesamten Intestinaltrakt resorbiert. Da die Speicher für Folsäure begrenzt sind, stellen auch rein restriktive Verfahren eine Gefahr für Unterversorgung dar.

Nach Aills et al. (2008) fanden Boylan et al. 1988 einen präoperativen Folatmangel bei 56 % der untersuchten RYGB-Patienten.

In einer Untersuchung von adipösen Patienten vor und nach RYGB zeigte sich ein präoperativer Mangel bzw. erniedrigte Serumspiegel bei 2 % bzw. 6 %. Nach erfolgtem Eingriff erhöhte sich die Rate auf 11 % bzw. 8 %. Drei Monate postoperativ traten bereits bei 29 % erniedrigte Folatspiegel auf. Im Verlauf sank der prozentuale Anteil wieder, wobei die nicht konstante Anzahl der Proben, die steigende Nahrungsmenge und die Einnahme von Supplementen hier als verfälschende Parameter mit eingehen. Das gleiche galt für die Patienten mit Folsäuremangel: Präoperativ kam Mangel bei 2 % vor, 3 Monate postoperativ bei 5 %, im weiteren Verlauf nahm auch hier die Prävalenz zunächst ab (Madan et al., 2006). Gehrer et al. (2010) fanden in der Schweiz präoperativ bei 3 % der Patienten Folatmangel und postoperativ in der Schlauchmagengruppe bei 22 % und in der RYGB-Gruppe bei 12 %. Alle Mangelzustände konnten mit oraler Supplementation behoben werden. Auch andere Studien fanden päroperativ bei 2 bis 3 % der Patienten einen Folatmangel (Aasheim et al., 2008; Ernst et al., 2009).

Wichtigste Manifestationen des Folsäuremangels sind die makrozytäre Anämie sowie der Neuralrohrdefekt beim Neugeborenen. Niedrige Folatspiegel stehen im Zusammenhang mit einem erhöhten Risiko für kardiovaskuläre Erkrankungen sowie Colon- und Mamma-Tumoren.

In einem Review von 8 Studien wurde postoperativ bei durchschnittlich 20 % der Studienpopulationen ein Folatmangel identifiziert (Koffman et al., 2006). Die Prävalenz wird nach RYGB und BPD mit 10-35 % angegeben (Mechanick et al., 2008). Andere Quellen sprechen von 63 % nach RYGB (in den achtziger Jahren) trotz empfohlener Supplemente (Multivitaminpräparat) (Bloomberg et al., 2005).

In den USA (seit 1998) und Kanada ist die Folsäureanreicherung von Mehl gesetzlich vorgeschrieben, wodurch die Prävalenz von Neuralrohrdefekten bei Neugeborenen in diesen Ländern zurückgegangen ist (Aills et al., 2008). In Europäischen Ländern werden Lebensmittel (z.B. Getränke, Salz, Cerealien und Milchprodukte etc.) auf freiwilliger Basis mit Folsäure angereichert (Zenger & Ischi, 2006). Möglicherweise ist die im Vergleich zu den Angaben in den achtziger Jahren niedrigere Rate des präoperativen Folsäuremangels bei diesen Untersuchungen in den letzten Jahren auch darauf zurückzuführen.

Überdosierung Symptome einer Überdosierung sind auch nach Verabreichung hoher Dosen nicht bekannt (Bässler, 1997; Biesalski & Adam, 2002; Referenzwerte für die Nährstoffzufuhr, 2013).

Empfehlung Folsäure sollte in einer Dosierung von 400 µg pro Tag zugeführt werden (Mechanick et al., 2008). Diese Dosis ist häufig in Multivitaminpräparaten (1-2 Tabletten) enthalten. Pournaras & le Roux (2009) und Valentino et al. (2011) empfehlen zur Prophylaxe eines Folatmangels eine Supplementierung in Höhe von 150 % der empfohlenen Tagesdosis (400 µg) bei restriktiven Eingriffen (Band, Sleeve, Bypass) bzw. 200 % nach malabsorptiven Eingriffen (BPD/BPD-DS). Höherdosierte Folsäurepräparate (5 mg) sind zur Therapie von Folsäuremangel zugelassen.

Bei Verdacht auf symptomatischen Folsäuremangel (makrozytäre Anämie) muss vor der Folatgabe ein Vitamin-B_{12}-Mangel ausgeschlossen werden, da dieser durch die Folsäuresupplementation maskiert wird. Nach BPD/BPD-DS sollte jede drei bis sechs Monate auf Folsäuremangel kontrolliert werden, abhängig von den Symptomen (Mechanick et al., 2008). Eine andere Quelle empfiehlt jährliche Kontrollen nach allen bariatrischen Operationen (Winckler, 2009).

Folsäure-Mangel kann sowohl präoperativ als auch postoperativ vorkommen. Jedoch ist die präoperative Häufigkeit niedriger als vor 25 Jahren, möglicherweise auch als Folge des gesetzlichen Folsäurezusatzes an Mehl in den USA und in Kanada und der freiwilligen Anreicherung bei Lebensmitteln wie Getränke, Salz, Cerealien und Milchprodukte in Europa.

Folsäure sollte in einer Dosierung von 400 µg pro Tag zugeführt werden. Diese Dosis ist häufig in 1-2 Multivitamintabletten enthalten. Nach BPD/BPD-DS wird auch eine Supplementation bis 800 µg pro Tag empfohlen.

Bei Verdacht auf symptomatischen Folsäuremangel (makrozytäre Anämie) muss vor der Folatgabe ein Vitamin-B_{12}-Mangel ausgeschlossen werden, da dieser durch die Folsäuresupplementation maskiert wird.

Auf Folsäuremangel sollte jährlich kontrolliert werden, nach BPD/BPD-DS jede drei bis sechs Monate, abhängig von den Symptomen.

Sonstige wasserlösliche Vitamine

Präoperativ In den letzten Jahren wurden in einigen Studien bei Patienten vor Adipositaschirurgie erniedrigte Konzentrationen an Vitamin B_2 (Riboflavin), B_6 (Pyridoxin) und C (Ascorbinsäure) nachgewiesen, wobei dies wesentlich häufiger für Vitamin B_6 und C als Vitamin B_2 galt (Aasheim et al., 2008, 2009). Coupaye et al. (2009) fanden bei 43 % der Patienten vor Magenbandanlage und bei 47 % der Patienten vor Magenbypass-Operation erniedrigte Vitamin-C-Konzentrationen. Ernst et al. (2009a) fanden präoperativ bei 5,6 % der Patienten auch einen Vitamin-B_2-Mangel. Die Autoren empfehlen deshalb präoperative Vitaminbestimmungen.

Postoperativ Clements et al. (2006) konnten zeigen, dass nach malabsorptiven bariatrischen Eingriffen auch Vitamin C-, B_2- und B_6-Spiegel reduziert waren. Dieser Mangel hatte jedoch keine klinisch relevanten Konsequenzen. Andere Autoren stellten auch nach Magenband Vitamin-B_6- und Vitamin-C-Mangel fest (Coupaye et al., 2009).

Eine gezielte Supplementation über Multivitaminpräparate hinaus, entsprechend 100-200 % der RDA bzw. DACH Referenzwerte, wird derzeit für asymptomatische Patienten nicht empfohlen (Aills et al., 2008; Mechanick et al., 2008; Poitou Bernert et al., 2007).

Mineralstoffe und Spurenelemente

Es gibt keinen Nachweis signifikanter Mangelerscheinungen nach bariatrischer Chirurgie für Jod, Mangan, Chrom, Molybdän, Nickel, Zinn, Silicium, Vanadium oder Brom (Schweitzer & Posthuma, 2008). Eine gezielte Supplementation über Multivitaminpräparate mit Mineralstoffen hinaus, ggf. entsprechend der RDA bzw. DACH Referenzwerte, wird derzeit für asymptomatische Patienten nicht empfohlen.

Tab. 33 Empfohlene Tagesdosen für Kalzium, Magnesium, Eisen, Zink, Selen und Kupfer für Gesunde (nach Referenzwerte für die Nährstoffzufuhr, 2013)

Alter	Kalzium [mg]	Magnesium [mg]	Eisen [µg]		Zink [mg]		Selen [µg]	Kupfer [mg]
19 bis < 25 Jahre	1000	400	310	10	15	10	7	30-70	1,0-1,5
25 bis < 51 Jahre	1000	350	300	10	15	10	7	30-70	1,0-1,5
51 bis < 65 Jahre	1000	350	300	10	10	10	7	30-70	1,0-1,5
> 65 Jahre	1000	350	300	10	10	10	7	30-70	1,0-1,5
Schwangere	1000	310	30		10		30-70	1,0 -1,5
Stillende	1000	390	20		11		30-70	1,0-1,5

m: Männer; w: Frauen

Kalzium

Kalzium wird vor allem im Duodenum und im proximalen Jejunum resorbiert. Bei einer alimentären Zufuhr von 1.000 mg werden netto ca. 200 mg resorbiert. Eine Hypocalcämie führt zu einer vermehrten neuromuskulären Erregbarkeit (Tetanie). Es treten Parästhesien auf, besonders perioral sowie an Finger- und Zehenspitzen, und es kann zu psychischen Veränderungen (depressive Verstimmung) kommen.

Langfristige Folgen eines nicht therapierten Mangels sind eine Demineralisierung des Skeletts (Osteoporose), Katarakte[49] und Basalganglienverkalkung[50]. Wesentliche Ursache für einen Kalziummangel ist ein Mangel an Parathormon und/oder Vitamin D, die die Kalziumresorption erhöhen und die Ausscheidung vermindern (Biesalski & Adam, 2002).

Bei Patienten nach bariatrischen Eingriffen ist eine Störung des Mineralstoffwechsels hauptsächlich auf einen sekundären Hyperparathyreoidismus, meistens ausgelöst durch einen Mangel an Kalzium, Magnesium und/oder Vitamin D, zurückzuführen. Dies führt zu einem vermehrten Abbau von Knochensubstanz. Hinzu kommen Veränderungen in der intestinalen Fermentation, Darmpassagezeit und Resorptionskapazität. Die Resorptionsorte Duodenum und proximales Jejunum werden bei BPD und BPD-DS umgangen. Bei 25 % der Patienten wurde nach BPD ein erniedrigter Kalzium-Spiegel gemessen (erhöhtes PTH in 52 %). Es zeigte sich kein signifikanter Unterschied nach BPD im Vergleich zu BPD-DS (Schweitzer, 2007).

Bei Patienten nach Sleeve und Magenbypass trat in einer Untersuchung von Gehrer et al. (2010) kein Kalzium-Mangel auf, bei 14 % (Sleeve) bzw. 33 % (Bypass) lag allerdings ein sekundärer Hyperparathyreoidismus vor. Brolin & Leung (1999) beschreiben die geschätzte Häufigkeit von Kalzium-Defiziten nach RYGB mit 3 % und nach BPD mit 16 %.

Untersuchungen zu Knochendichte und Frakturrisiko bei Patienten nach bariatrischen Eingriffen sind widersprüchlich. Scibora (2012) berichtet in einer Übersichtsarbeit von reduzierter Knochendichte, die aber, verglichen mit Alters- und Geschlechtsgenossen, zumeist noch im normalen Bereich lag. Die Kalzium- und Vitamin-D-Supplementation in den zitierten Studien wurde als Confounder genannt.

Allerdings war das Frakturrisiko verglichen mit den erwarteten Frakturen in der Bevölkerung 15 Jahre nach dem Eingriff 2,3-fach erhöht. Der Unterschied in der Frak-

---

[49] Katarakte: Trübung der Augenlinse (verschiedenster Genese)*
[50] Basalganglienverkalkung: Verkalkung der Nervenknoten des Hirnstamms*
*Duden Wörterbuch Medizinischer Fachbegriffe. 8. Auflage, 2007

turinzidenz war in den ersten 5 Jahren weniger deutlich ausgeprägt als in den darauffolgenden 10 Jahren. Vitamin-D-Mangel (aber nicht Kalzium-Mangel) war ebenfalls mit einem erhöhten Frakturrisiko assoziiert (Nakamura, 2014).

Die Art des Eingriffs (restriktiv oder malabsorbtiv) hatte – zumindest im ersten postoperativen Jahr – keinen Einfluss auf das Ausmaß der Abnahme der Knochendichte (Vilarrasa, 2013).

Nach restriktiven Verfahren ist ein ausgeglichener Kalzium-Stoffwechsel hauptsächlich abhängig von den aktiven Vitamin-D-Metaboliten. Bei malabsorptiven Verfahren hingegen ist dieser größtenteils abhängig von der passiven Resorption durch Kalziumrezeptoren, welche wiederum an eine ausreichende Magnesiumzufuhr gebunden ist. Eine optimale Kalziumverwertung ist also nur möglich bei ausreichender Magnesiumresorption.

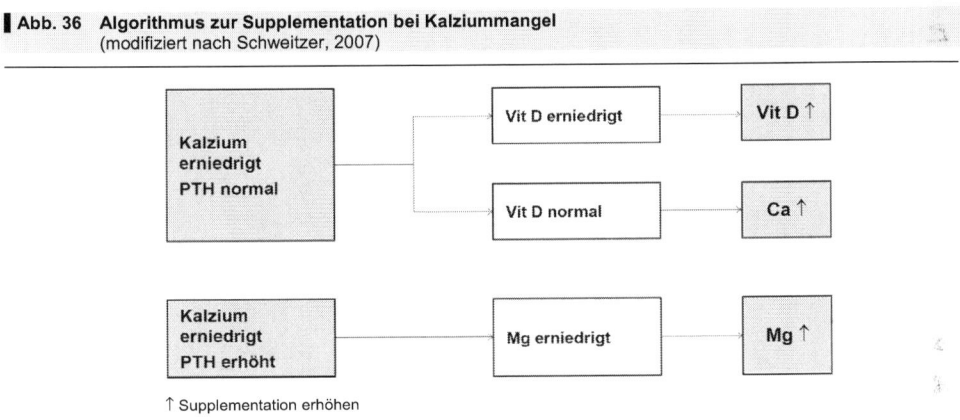

Abb. 36 Algorithmus zur Supplementation bei Kalziummangel
(modifiziert nach Schweitzer, 2007)

↑ Supplementation erhöhen

In Zusammenhang mit dem „Algorithmus zur Supplementation bei Kalziummangel", nach hauptsächlich malabsorptiven Operationen stellt Schweitzer (2007) folgendes Supplementationsschema vor:

- Kalziumcitrat: oral 3-5 Mal pro Tag 1000 mg bei den Mahlzeiten
- Magnesiumoxide oder -citrat oral 3-5 Mal pro Tag 500 mg bei den Mahlzeiten
- Vitamin D_3 oral 3-5 Mal pro Tag 800 I.E. (20 µg)
- Vitamin D_3 (einmalige Stoßtherapie) oral 300.000 I.E. (wenn < 50 nmol/l [< 20 ng/ml] im Serum)

Patienten nach bariatrischen Eingriffen haben ein signifikant erhöhtes Risiko für die Bildung von Kalziumoxalatsteinen, v.a. bei bestehender Fettmalabsorption nach malabsorptiven Verfahren. Zur Prävention sollte regelmäßig das Volumen des 24-Stunden-

Urins kontrolliert werden und der Patient ggf. ermutigt werden, mehr zu trinken (Schweitzer, 2007).

Überdosierung Es kommt zu unspezifischen Symptomen wie u.a. Schwäche, Adynamie[51], depressiver Verstimmung, Appetitlosigkeit, Müdigkeit, Erbrechen, Obstipation, gesteigertem Durst. Neben der übermäßigen Zufuhr insbesondere bei eingeschränkter Nierenfunktion kann eine Hyperkalzämie u.a. auch durch Vitamin A und D Überdosierungen ausgelöst werden (Biesalski & Adam, 2002).

Empfehlung Nach Schlauchmagenbildung und RYGB kann je nach sonstiger Nahrungsaufnahme eine Kalziumsupplementation mit 500-1000 mg Kalzium pro Tag zusammen mit Vitamin D erfolgen (Schweitzer, 2007). Nach malabsorptiven Eingriffen kann eine höhere Dosierung notwendig sein. Aills et al. (2008) empfehlen nach Magenband 1500 mg, nach RYGB 1500 bis 2000 mg und nach BPD/BPD-DS 1800 bis 2400 mg Kalzium über den Tag verteilt (in Dosen von 500-600 mg) und in Abständen von mindestens zwei Stunden nach Multivitamin- oder Eisensupplementation. Dies ist für eine maximale Absorption und eine minimale gastrointestinale Intoleranz notwendig. Mechanick et al. (2008) und Heber (2010) empfehlen 1200 bis 2000 mg Kalziumcitrat pro Tag, wohingegen in anderen Quellen 1200 mg Kalziumcarbonat/Tag auch nach RYGB nicht überschritten wird (Poitou Bernert et al., 2007). Jedoch sollten nach Poitou Bernert et al. (2007) Patienten, wenn sie präoperativ durch eine Knochendichtemessung als Risikopatient für Osteopenie identifiziert worden sind, eine höhere Supplementation und angepasste Follow-up erhalten. In jedem Fall sollte nach bariatrischen Eingriffen in den ersten 12 Monaten mindestens 2- bis 4-mal, nach einem Jahr mindestens 1-mal pro Jahr Kalzium, Phosphat, 25-OH-Vitamin D und Parathormon bestimmt werden (Johnson et al., 2006; Mechanik et al., 2008; Shankar et al., 2010; Slater et al., 2004). Mehrere Autoren/Leitlinien wie Goldner et al. (2009), Johnson et al. (2006), Mechanik et al. (2008), Ernst et al. (2009a) und Tucker, Szornstein & Rosenthal (2007) empfehlen die Bestimmung dieser Parameter jedoch auch schon präoperativ.

Bei nachgewiesenem Mangel können höhere Dosen Kalzium (bis zu fünf Mal pro Tag 1000 mg Kalziumcitrat) oder Magnesium oder Vitamin D erforderlich sein (Schweitzer, 2007). Zubereitungen zur Kalziuminfusion sind ebenfalls verfügbar. Eine Kalziumsupplementation in höheren Dosen sollte unter Überwachung des Kalziumspiegels, von PTH und Nierenfunktion erfolgen.

---

[51] Adynamie: Kraftlosigkeit, Muskel-, Körperschwäche
Duden Wörterbuch Medizinischer Fachbegriffe. 8. Auflage, 2007

Anorganisches Kalziumcarbonat löst sich im sauren Magenmilieu auf. Bei Säuremangel und unter Einnahme säurehemmender Medikamente sind die organischen Kalziumverbindungen (z.B. Kalziumcitrat) hinsichtlich der Löslichkeit und folglich auch der Resorptionsrate überlegen. Bei flüssigen Zubereitungen (Brausetabletten, Lösungen) liegt Kalzium bereits in gelöster Form vor. Kalziumcarbonat in hohen Dosen kann in Kombination mit Natriumhydrogencarbonat (Natron) ein Milch-Alkali-Syndrom, das Burnett-Syndrom, hervorrufen (Schweitzer, 2007). Diese Nebenwirkung scheint bei Dosierungen im Normbereich von untergeordneter Bedeutung zu sein.

Wesentliche Ursache für einen Kalziummangel ist ein Mangel an Parathormon und/oder Vitamin D, wodurch die Kalziumresorption vermindert wird und die Kalziumausscheidung steigt.

Bei Patienten nach bariatrischen Eingriffen ist eine Störung des Mineralstoffwechsels hauptsächlich auf einen sekundären Hyperparathyreoidismus, meist ausgelöst durch einen Mangel an Kalzium, Magnesium und/oder Vitamin D, zurückzuführen. Dies führt zu einem vermehrten Abbau von Knochensubstanz (Osteoporose).

Nach restriktiven Verfahren ist ein ausgeglichener Kalzium-Stoffwechsel hauptsächlich abhängig von den aktiven Vitamin-D-Metaboliten. Nach malabsorptiven Verfahren ist eine optimale Kalziumverwertung nur bei ausreichender Magnesiumzufuhr und -resorption möglich.

Nach BPD und BPD-DS sind erniedrigte Kalziumspiegel festgestellt worden.

Patienten nach bariatrischen Eingriffen haben ein signifikant erhöhtes Risiko für die Bildung von Kalziumoxalatsteinen, v.a. bei bestehender Fettmalabsorption nach malabsorptiven Verfahren.

Nach restriktiven Verfahren kann je nach sonstiger Nahrungsaufnahme eine Kalziumsupplementation mit 500 bis 1500 mg Kalzium pro Tag zusammen mit Vitamin D erfolgen.

Nach malabsorptiven Eingriffen kann eine höhere Dosierung notwendig sein, nach RYGB 1200 bis 2000 mg und nach BPD/BPD-DS 1800 bis 2400 mg Kalzium über den Tag verteilt (in Dosen von 500 bis 600 mg) und in Abständen von mindestens zwei Stunden nach Multivitamin- oder Eisensupplementation, für eine maximale Absorption und eine minimale gastrointestinale Intoleranz.

Eine Kalziumsupplementation in höheren Dosen sollte unter Überwachung des Kalziumspiegels, von PTH und Nierenfunktion erfolgen.

Postoperativ sollte in den ersten 12 Monaten minimal zwei- bis viermal, nach einem Jahr mindestens einmal pro Jahr Kalzium, Phosphat, 25-OH-Vitamin D und Parathormon bestimmt werden. Mehrere Autoren/Leitlinien empfehlen die Bestimmung dieser Parameter jedoch auch schon präoperativ.

Magnesium

Die Resorption von Magnesium findet in Dünn- und Dickdarm statt. Sie erfolgt carriervermittelt und mittels Diffusion. Bei Hypomagnesiämie findet sich häufig auch eine Hypocalcämie, verursacht durch eine Störung der Parathormonwirkung.

Magnesiummangel ist assoziiert mit erhöhten intrazellulären Kalzium- und Natriumgehalten, welche sich in Spasmen der glatten Muskulatur und Hypertonie zeigen (Biesalski & Adam, 2002). Auch chronische kardiovaskuläre Krankheiten, Insulinresistenz, Diabetes mellitus Typ 2 und Hyperlipidämie stehen im Zusammenhang mit einem Magnesiumdefizit (Kaidar-Person et al., 2008b).

Ernst et al. (2009a) fanden präoperativ bei 4,7 % von 232 Patienten ein Defizit an Magnesium. Nach einem Übersichtsartikel von Bloomberg et al. (2005) konnten auch Marceau et al. keine signifikat erniedrigten Magnesium-Spiegel nach BPD finden und zudem stellten Dolan et al. bei ca. 5 % der Patienten postoperativ erniedrigte Magnesium-Spiegel fest. Es gab keinen signifikanten Unterschied zwischen Patienten nach BPD und BPD-DS. Hier findet sich kein Hinweis in der Literatur auf einen signifikanten Magnesiummangel bzw. auf klinische Komplikationen in Zusammenhang mit diesem nach bariatrischen Eingriffen (Bloomberg et al., 2005). Operationsbedingte Komplikationen wie Durchfall und Erbrechen können jedoch zu Verlusten an Magnesium führen, was erniedrigte Spiegel zur Folge hat und einer Supplementation bedarf (Fujioka, 2005). Zu den Symptomen eines Mangels gehören u.a. (Waden-) Krämpfe, Reizbarkeit, Müdigkeit, Kopfschmerzen und Durchblutungsstörungen.

Überdosierung Bei intakter Nierenfunktion und sachgemäßer oraler Einnahme ist eine Hypermagnesämie praktisch ausgeschlossen (Biesalski & Adam, 2002). Magnesiumsalze können Durchfall verursachen, in diesem Fall ist die Dosis zu reduzieren.

Empfehlung Eine Supplementation, die über die Gabe eines Multivitamin- und Multimineralpräparats entsprechend der RDA bzw. DACH Referenzwerte hinausgeht, ist bei einem asymptomatischen Patienten nicht erforderlich. Eine Magnesiumsupplementation sollte der klinischen Situation angepasst werden. Andere Mineralstoffe und Elektrolyte müssen dabei gleichzeitig überwacht werden (Mechanick et al., 2008). Magnesiumsalze unterscheiden sich zum Teil erheblich in ihrer Bioverfügbarkeit. Verglichen mit den anorganischen Magnesiumverbindungen (Magnesiumoxid, -hydroxid, -phosphat) werden organische Verbindungen (Magnesiumcitrat, -aspartat und -glutamat) deutlich besser resorbiert (Eder, 2009). Kalzium und Magnesium sollte im Verhältnis 2 zu 1 gegeben werden und bei Diarrhoe zu Gunsten des Kalziums erhöht werden (Schweitzer, 2007).

Eine Supplementation, die über die Gabe eines Multivitamin- und Multimineralpräparats, entsprechend der RDA bzw. DACH Referenzwerte hinausgeht, ist bei einem asymptomatischen Patienten nicht erforderlich.

Magnesiummangel ist präoperativ festgestellt worden, aber kaum postoperativ nach bariatrischen Eingriffen. Operationsbedingte Komplikationen wie Durchfall und Erbre-

> chen können jedoch zu Verlusten an Magnesium führen, was erniedrigte Spiegel zur Folge hat und einer Supplementation bedarf. Magnesiumsupplementation sollte der klinischen Situation angepasst werden. Andere Mineralstoffe und Elektrolyte sollten dabei gleichzeitig überwacht werden.
>
> *Kalzium und Magnesium sollte im Verhältnis 2:1 gegeben werden und bei Diarrhoe zu Gunsten des Kalziums erhöht werden.*

Eisen

Eisen wird in Form von Hämeisen und in ionisierter Form aufgenommen. Die Resorptionsrate von Hämeisen liegt bei 15-35 % (je nach Eisenstatus), die von ionisiertem Eisen bei 10 %, kann jedoch bei Mangel auf 20-30 % ansteigen (Biesalski & Adam, 2002). Zweiwertiges Eisen (Fe^{2+}) wird im Duodenum resorbiert. Das schwerer lösliche dreiwertige Eisen (Fe^{3+}) wird im sauren Magenmillieu reduziert und somit ebenfalls resorbierbar. Der gleiche Effekt kann durch gleichzeitige Zufuhr von Ascorbinsäure erreicht werden. Dies ist insbesondere von Bedeutung nach restriktiven Verfahren und bei der Einnahme von magensäurehemmenden Arzneimitteln wie Protonenpumpenhemmer (Miller & Smith, 2006).

Eisenmangel ist ein verbreiteter Nährstoffmangel. Es zeigte sich eine signifikante inverse Korrelation zwischen Eisenspiegeln und BMI. Bei Patienten vor Gastric Bypass zeigte sich bei 14 % ein Eisenmangel, bei 16 % abnorme Eisenspiegel. Ferritinmangel bzw. abnorme Ferritinspiegel lagen bei 6 % respektive 9 % vor (Kaidar-Person et al., 2008b).

Vargas-Ruiz et al. (2008) untersuchten Patienten nach RYGB. Alle Patienten erhielten postoperativ ein Multivitaminpräparat mit 18 mg Eisen. Präoperativ zeigten bereits 16 % einen Eisenmangel, zwei der Patienten waren leicht anämisch. Drei Jahre nach dem Eingriff waren 54,5 % defizitär und 63,6 % anämisch.

Eisen und Vitamin B_{12} sind die am häufigsten auftretenden Nährstoffmangel nach bariatrischen Operationen, womit ein hohes Risiko zur Entwicklung einer Anämie verbunden ist (Vargas-Ruiz et al., 2008). Eisenmangel ist die häufigste, jedoch nicht einzige Ursache für Anämie bei bariatrischen Patienten (von Drygalski & Andris, 2009).

Dass bei nahezu allen Patienten nach RYGB eine unzureichende Absorption oraler (Eisen-) Supplemente vorliegt, beschreiben Gesquiere et al., die in ihrer aktuellen Analyse eine Prävalenz von Eisenmangel von 42,3 % vs. 22,0 % (Frauen vs. Männer) angeben (Gesquiere, Lannoo et al. 2014).

Die meisten Anämien werden einem Eisenmangel zugeschrieben. Serum-Ferritin ist ein wichtiger Parameter für die Bestimmung des Körpervorrats an Eisen und zudem notwendig, um eine Eisenmangelanämie von einer Anämie, verursacht durch chronische Entzündungsprozesse, die bei Adipositas eine Rolle spielen können, zu unterscheiden. Bei beiden Anämien sind die Serum-Eisen-Spiegel niedrig und damit nicht unterscheidend. Bei Eisenmangelanämie führen verminderte Körperspeicher an Eisen zu niedrigen Serum-Ferritin-Konzentrationen (≤ 40 ng/ml). Bei Anämie, verursacht durch chronische Entzündungsprozesse, ist das Serum-Ferritin oft erhöht (≥ 200 ng/ml). Serum-Ferritin-Spiegel zwischen 40 und 200 ng/ml, kombiniert mit niedrigen Serum-Eisen-Konzentrationen, benötigen weitere Abklärung und suggerieren eine Koexistenz von beiden Anämien. Weil nur die Eisenmangelanämie gut mit Eisensupplementation zu behandeln ist, könnten chronische Entzündungsprozesse bis zu einem gewissen Grade erklären, warum die Prozentzahl „nicht zu erklärender" Anämien in einige Studien hoch ist (10-50 %), und Anämien nicht auf Eisensupplementation reagieren. Kupfer, wenn defizitär, und Zink, wenn in großen Mengen aufgenommen, können die Eisenaufnahme in einer Weise beeinträchtigen, die noch nicht vollständig geklärt ist und könnten so zur Anämie führen. Die Mechanismen wodurch Vitamin-A-Mangel und Vitamin-E-Mangel zur Anämie beitragen könnten, sind auch noch nicht gut erforscht. Obwohl Eisenmangel die wichtigste Ursache für Anämie bei bariatrischen Patienten ist, verursacht Eisenmangel nicht alle Anämien (von Drygalski & Andris, 2009).

Orale Eisen-Toleranz-Tests können eine große Hilfe sein, Patienten mit schlechter Absorption zu identifizieren. Sie können eine frühe Entscheidung für parenterale Eisensupplementation erleichtern. Bei gesunden Personen resultieren 100-150 mg Fe (Eisensulfat), auf nüchternen Magen mit einer kleinen Menge Orangensaft eingenommen, in einer mehr als 100 %-igen Zunahme im Serum-Eisen-Spiegel, 2 bis 3 Stunden nach der Einnahme. Wenn die Testergebnisse auf eine suboptimale Eisenabsorption deuten, sollte bei niedrigen Ferritin-Spiegel und ausgeschlossenen Entzündungen der parenterale Einsatz von Eisensalzen gewählt werden (von Drygalski & Andris, 2009).

Überdosierung 10-20 mg Eisen pro kg Körpergewicht sind ungefährlich, hingegen sollten Dosen von 20-60 mg pro kg Körpergewicht überwacht werden. Dosen von > 180 mg pro kg Körpergewicht können tödlich sein (Biesalski & Adam, 2002).

Empfehlung Der Eisenstatus und Ferritinspiegel sollte bei allen bariatrischen Patienten, präoperativ und sowohl nach restriktiven als auch malsabsorptiven Verfahren kontrolliert werden (im ersten Jahr halb- bis vierteljährlich, danach mindestens jährlich), da ein hohes Risiko zur Entwicklung von Defiziten besteht. Nach RYGB und BPD oder BPD-DS sollte eine routinemäßige Supplementierung erfolgen, insbesondere bei menstruierenden Frauen (Mechanick et al., 2008).

Zufuhrempfehlungen zur Prophylaxe von Eisenmangelzuständen nach bariatrischen Eingriffen bewegen sich für menstruierende Frauen und Risikopatienten für Anämie zwischen 40 und 100 mg elementarem Eisen pro Tag (Aills et al., 2008; Kushner, 2010; Mechanick et al., 2008; Ziegler et al., 2009). Mechanick et al. (2008) berichten zudem, dass Dosen von 320 mg Eisen(II)–sulfat, Eisen(II)-gluconat oder Eisen(II)-fumarat zweimal täglich notwendig sein können, um bei menstruierenden Frauen nach malabsorptiven bariatrischen Eingriffen Eisenmangel vorzubeugen. Für Männer oder postmenopausale Frauen wird minimal 18 bis 27 mg elementares Eisen pro Tag empfohlen (Aills et al., 2008).

Eine tägliche Gabe von 21 mg Eisen täglich reichte bei einem Großteil der Patienten nicht aus, um einem Eisenmangel vorzubeugen. In der jüngsten Literatur wird eine tägliche Eisenzufuhr von 40 bis 65 mg für Männer und 100 mg für Frauen empfohlen. Eine Zugabe von Vitamin C zur Resorptionssteigerung erscheint sinnvoll (Aarts, van Wageningen et al. 2012).

Bei bestehendem Eisenmangel werden üblicherweise Dosen von 200 mg Eisen pro Tag, aufgeteilt in ein bis zwei Gaben, verabreicht (ABDA-Datenbank; Ziegler et al., 2009). Jedoch können je nach Eisen- und Ferritinspiegel höhere Dosen erforderlich werden. Falls die orale Supplementation nicht ausreicht, bei schlechter Eisenabsorption oder bei schwerer Anämie, können Eisensalze parenteral appliziert werden. Die Dosierung erfolgt nach Körpergewicht sowie in Abhängigkeit vom Grad der Anämie.

Wenn keine schlüssige Ursache für Anämie bei einer ersten Evaluation vorliegt, wird empfohlen, die Bestimmung der Serumspiegel von Kupfer, Zink, Vitamin A und E zu überlegen und ggf. zu supplementieren. Überweisung kann berechtigt sein, um nicht-benigne Ursachen auszuschließen (von Drygalski & Andris, 2009).

Kalzium, Magnesium und Zink aus Nahrung und Supplementen sowie Tannin (schwarzer Tee) vermindern die Resorption von oral zugeführtem Eisen. Es sollte daher zeitlich versetzt (mindestens 1 bis 2 Stunden [nach Aills et al. (2008) ≥ 2 Stunden] und, sofern toleriert, auf nüchternen Magen eingenommen werden. Gleichzeitige Aufnahme von Vitamin C erhöht die Eisenresorption (ABDA-Datenbank). Wenn eine Einnahme auf nüchternen Magen nicht toleriert wird, sollte das Eisenpräparat zum Essen, jedoch nicht mit schwarzem Tee, Kaffee oder Milchprodukten, eingenommen werden. Eisensupplementation nach bariatrischen Eingriffen sollte nicht in Form von magensaftresistenten oder Retardtabletten erfolgen.

Eisenmangel und Ferritinmangel kommen sowohl präoperativ als auch postoperativ vor.

Eisenmangel ist die häufigste, jedoch nicht einzige Ursache für Anämie bei bariatrischen Patienten. Wenn keine schlüssige Ursache für Anämie bei einer ersten Evaluation vorliegt, wird empfohlen die Bestimmung der Serumspiegel von Kupfer, Zink, Vitamin A und E zu überlegen und ggf. zu supplementieren. Überweisung kann berechtigt sein, um nicht-benigne Ursachen auszuschließen.

Der Eisenstatus und Ferritinspiegel sollten bei allen bariatrischen Patienten, präoperativ und postoperativ, kontrolliert werden (im ersten Jahr halb- bis vierteljährlich, danach mindestens jährlich).

Zufuhrempfehlungen zur Prophylaxe von Eisenmangelzuständen nach bariatrischen Eingriffen bewegen sich für menstruierende Frauen und Risikopatienten für Anämie zwischen 40 und 100 mg elementarem Eisen pro Tag. Dosen von 320 mg Eisen(II)–sulfat, Eisen(II)-gluconat oder Eisen(II)-fumarat können zweimal täglich notwendig sein, um bei menstruierenden Frauen nach malabsorptiven bariatrischen Eingriffen Eisenmangel vorzubeugen.

Für Männer oder postmenopausale Frauen werden minimal 18 bis 27 mg elementares Eisen pro Tag empfohlen.

Nach restriktiven Verfahren und bei der Einnahme von magensäurehemmenden Arzneistoffen erhöht eine gleichzeitige Zufuhr von Ascorbinsäure die Eisenresorption von oralen Eisensupplementen.

Kalzium, Magnesium und Zink aus Nahrung und Supplementen sowie Tannin (schwarzer Tee) vermindern die Resorption von oral zugeführtem Eisen. Es sollte daher zeitlich versetzt und, sofern toleriert, auf nüchternen Magen eingenommen werden.

Eisensupplementation nach bariatrischen Eingriffen sollte nicht in Form von magensaftresistenten oder Retardtabletten erfolgen.

Zink

Ca. 15 bis 40 % des mit der Nahrung aufgenommenen Zinks werden resorbiert. Das Jejunum weist zwar die höchste Resorptionskapazität auf, der größte Anteil wird jedoch im Duodenum resorbiert (Biesalski & Adam, 2002).

Da die Zinkresorption stark von der Fettresorption abhängt, tritt ein Mangel vor allem bei malabsorptiven Verfahren auf. Es wurde jedoch auch von Fällen berichtet, bei denen sich nach rein restriktivem Eingriff ein Zinkmangel entwickelte. Die Prävalenz von Zinkmangel nach BPD variiert von 10-50 % (Bloomberg et al., 2005; Davies et al., 2007).

Zink spielt eine Rolle im Stoffwechsel des Fettgewebes, es reguliert die Leptinsekretion und fördert die Freisetzung von freien Fettsäuren und die Glucoseaufnahme. Nach Gewichtsabnahme mit Reduktion der Fettmasse stieg die Plasmakonzentration von Zink bei adipösen Patienten. Der Zinkspiegel ist invers korreliert mit dem Seruminsulinspiegel, was einen Zusammenhang zum metabolischen Syndrom und Hyperinsulinämie deutlich macht (Kaidar-Person et al., 2008b).

Symptome eines Zinkmangels sind unspezifisch und äußern sich durch Appetitlosigkeit, erhöhte Infektanfälligkeit, Hautentzündungen, Haarausfall, Potenzstörungen und Diarrhoe (Biesalski & Adam, 2002). Geschmacksstörungen, wie beispielsweise eine Aversion gegen Fleisch, können ihre Ursache in einem Zinkmangel haben (Aills et al., 2008). Der Einfluss von Zinkmangel nach bariatrischer Chirurgie auf die Mundgesundheit sollte nach Meinung von Weidemann und Heuberger (2013) eine stärkere Beachtung finden. Neben anderen Mikronährstoffdefiziten (Vitamin C, Riboflavin, Niacin, Folsäure und Kalzium) trägt ein Mangel an Zink zu der Entwicklung von parodontalen Erkrankungen bei. Die Inzidenz dieser Erkrankungen nach bariatrischen Eingriffen wird mit > 70 bis 100 % angegeben.

Überdosierung Zink besitzt eine geringe Toxizität. Als niedrigste letale Dosis werden 50 mg/kg Körpergewicht Zinkchlorid ($ZnCl_2$) bzw. 106 mg/kg Zinksulfat ($ZnSO_4$) angegeben (Biesalski & Adam, 2002).

Empfehlung Ein Zinkmangel nach bariatrischen Eingriffen wird mit bis zu 40 % (5 Jahre nach RYGB) angegeben, dennoch gibt es wenige Untersuchungen, die sich explizit mit diesem Nährstoffdefizit beschäftigen (Parrish, 2011).

In welchem Ausmaß eine Zinksupplementation, die über die empfohlene Zufuhr hinausgeht, notwendig ist, ist unklar. Einige Autoren empfehlen eine Dosierung von 220 mg Zinksulfat (entsprechend 50 mg Zink) p.o. einmal täglich (Parrish, 2011).

Von einer unbegründeten hochdosierten (> 50 mg) Zinkzufuhr wird bei einigen Autoren abgeraten, da hierdurch ein Kupfermangel und konsekutiv eine Anämie induziert werden kann (Mechanick et al., 2008; Poitou Bernert et al., 2007). Dennoch empfiehlt die American Society for Metabolic and Bariatric Surgery (ASMBS) eine Supplementation von 60 mg elementarem Zink p.o. zweimal täglich (Parrish, 2011).

Tucker et al. (2007) empfehlen eine Supplementation von 15 mg Zink pro Tag. Eine Zinkzufuhr im Rahmen eines Multivitaminpräparats wird in anderen Quellen empfohlen (Aills et al., 2008; Poitou Bernert et al., 2007; Ziegler et al., 2009). Mechanick et al. (2008) empfehlen nach BPD/BPD-DS routinemäßige jährliche Kontrollen des Zink-Status.

Patienten mit chronischem Durchfall haben ein erhöhtes Risiko für einen Zinkmangel aufgrund erhöhter intestinaler Verluste (Kushner, 2010). Bei Patienten mit längeranhaltendem Haarausfall oder Geschmacksstörungen oder nachgewiesenem Mangel kann mit oralen Zinkpräparaten substituiert werden (Poitou Bernert et al., 2007). Die Bioverfügbarkeit von Nahrungszink wird, wie die von Eisen, durch Phytate, Coffein, Kalzium- und Eisensalze vermindert (ABDA-Datenbank).

> *Zinkmangel kann nach allen bariatrischen Operationen vorkommen.*
>
> *Der Zinkspiegel ist invers korreliert mit dem Seruminsulinspiegel, was einen Zusammenhang zum metabolischen Syndrom und Hyperinsulinämie deutlich macht.*
>
> *Eine Zinksupplementation, die über die Gabe eines Multivitamin- und Multimineralpräparats, entsprechend der RDA bzw. DACH Referenzwerte hinausgeht, ist bei einem asymptomatischen Patienten nicht erforderlich.*
>
> *Nach BPD/BPD-DS sollte der Zink-Status routinemäßig jährlich kontrolliert werden.*
>
> *Patienten mit chronischem Durchfall haben ein erhöhtes Risiko für einen Zinkmangel aufgrund erhöhter intestinaler Verluste. Bei Patienten mit länger anhaltendem Haarausfall oder Geschmacksstörungen oder nachgewiesenem Mangel kann mit oralen Zinkpräparaten substituiert werden. Die Bioverfügbarkeit von Nahrungszink wird, wie die von Eisen, durch Phytate, Coffein, Kalzium- und Eisensalze vermindert*

Selen

Selen wird im Duodenum und im proximalen Jejunum resorbiert. Selen spielt eine wichtige Rolle als Co-Faktor im Glutathionperoxidase-System (Boldery et al., 2007), bei der Produktion der Schilddrüsenhormone (Shankar, Boylan & Sriram, 2010) und ist Bestandteil mehrerer Enzyme. Ein Selenmangel wurde präoperativ bei 32,6 % von 232 Patienten (Ernst et al., 2009a), postoperativ bei 14-22 % Patienten nach RYGB oder BPD/BPD-DS festgestellt (Shankar, Boylan & Sriram, 2010). Es wird daher empfohlen, bei der routinemäßigen präoperativen Kontrolle auch den Selen-Status zu bestimmen (Ernst et al., 2009a).

Ein Symptom des Selenmangels ist die Kardiomyopathie[52]. Boldery et al. (2007) berichteten über eine Patientin mit akutem Herzversagen nach 9 Monaten postoperativ nach BPD (33 Monate zuvor bereits Magenbandanlage, Gewichtsreduktion insgesamt 100 kg). Sie zeigte diverse Vitamin- und Mineralstoffmangel, unter anderem ein schweres Selendefizit. Da ebenfalls verminderte Glutathionperoxidasen-Spiegel festgestellt wurden, war der Selenmangel wahrscheinlich einer der Hauptgründe des lebensbedrohlichen Herzversagens. Die Herzfunktion der Patientin verbesserte sich schnell nach Korrektur der Mangelzustände (Boldery et al., 2007).

Selenmangel ist nach Boldery et al. (2007) mit drei Krankheitsbildern assoziiert: Keshan-Krankheit (Kardiomyopathie), Kashin-Beck-Syndrom (endemische Osteoarthropathie) und hypothyreotem Kretinismus (Mangel an Schilddrüsenhormon). Weitere

---

[52] Kardiomyopathie: meist chronisch verlaufende Herzerkrankung, charakterisiert durch Herzvergrößerung, Störungen im Erregungsablauf und Herzmuskelschwäche (Duden Wörterbuch Medizinischer Fachbegriffe. 8. Auflage, 2007)

Symptome betreffen die periphere Muskulatur in Form von Myositis, Schwäche und Krämpfen (Shankar, Boylan & Sriram, 2010).

Der Case-Report von Boldery et al. beschreibt einen Fall von einer Selenmangel-Kardiomyopathie mit lebensbedrohlichem Herzversagen neun Monate nach bariatrischem Eingriff (bilio-pankreatische Diversion nach Scopinaro). Die Autoren empfehlen ein Screening auf Selenmangel als potentielle Ursache einer Kardiomyopathie speziell bei Patienten mit einem Risiko auf Mangelernährung (Boldery, Fielding et al. 2007).

Überdosierung Eine Zufuhr von > 800 μg Selen pro Tag hat sich als toxisch erwiesen, eine Zufuhr von 400 μg Selen pro Tag sollte vorsichtshalber nicht überschritten werden. Der Selenstatus ist abhängig von Zufuhr, Genetik, Alter, Geschlecht und Gesundheitszustand (Köhrle et al., 2010). Eine ungünstige Kombination dieser Faktoren könnte zu erhöhten Serumspiegeln (> 100 μg/dl) mit toxischer Wirkung führen, mit u.a. gastrointestinalen und neurologischen Symptomen, Haarausfall, Müdigkeit und Reizbarkeit (Kaidar-Person et al., 2008b; Köhrle et al., 2010).

Empfehlung Eine gezielte Selensupplementation, die über die Gabe eines Multivitamin- und Mineralstoffpräparats entsprechend der RDA bzw. DACH Referenzwerte hinausgeht, wird derzeit nur von Pournaras und Shankar empfohlen, und zwar 33 % der RDA (55 μg) für Patienten nach Magenband-, Magenbypass- oder Schlauchmagenoperationen und 66 % der RDA für Patienten nach BPD/BPD-DS zusätzlich (Mechanick et al., 2008; Poitou Bernert et al., 2007; Pournaras & le Roux, 2009; Shankar, Boylan & Sriram, 2010). Bei Patienten nach BPD/BPD-DS sollte der Selen-Status jährlich bestimmt werden oder wenn eine unerklärte Anämie, Müdigkeit, persistierende Diarrhoe, Kardiomyopathie und/oder Osteopathie vorliegen (Mechanick et al., 2008).

Inwieweit Defizite im Mikronährstoffbereich das Risiko für postoperative Komplikationen erhöhen, ist unklar. Dies betrifft besonders die Mikronährstoffe, welche eine Rolle im Wundheilungsprozess spielen wie u.a. Selen. Um diesem potentiellen Risiko zu begegnen, empfehlen die Autoren eine Steigerung der Selenzufuhr zusätzlich zur Empfehlung von 55 μg (0.7 mmol)/d um 33 % nach Banding, Sleeve und RYGB, um 66 % nach BPD und duodenalem Switch (Valentino et al., 2011).

Selenmangel kam in einer aktuellen Studie präoperativ bei 33 % der Patienten vor. Es wird daher empfohlen, bei der routinemäßigen präoperativen Kontrolle auch den Selen-Status zu bestimmen.

Selenmangel kann postoperativ vorkommen. Eine gezielte Selensubstitution, die über die Gabe eines Multivitamin- und Mineralstoffpräparats entsprechend der RDA- bzw. DACH-Referenzwerte hinausgeht, wird derzeit nur von Pournaras und Shankar emp-

fohlen, und zwar 33 % der RDA (55 µg) für Patienten nach Magenband-, Magenbypass- oder Schlauchmagenoperationen und 66 % der RDA für Patienten nach BPD/BPD-DS zusätzlich.

Bei Patienten nach BPD/BPD-DS sollte der Selen-Status jährlich bestimmt werden oder wenn unerklärte Anämie, Müdigkeit, persistierende Diarrhoe, Kardiomyopathie oder Osteopathie vorliegt.

Eine Zufuhr von 400 µg Selen pro Tag sollte vorsichtshalber nicht überschritten werden. Der Selenstatus ist abhängig von Zufuhr, Genetik, Alter, Geschlecht und Gesundheitszustand. Eine ungünstige Kombination dieser Faktoren könnte zu erhöhten Serumspiegeln (> 100 µg/dl) mit toxischer Wirkung führen.

Kupfer

Kupfer ist ein essentieller Co-Faktor bei vielen enzymatischen Reaktionen der hämatologischen, vaskulären, antioxidativen, neurologischen und skelettären Systeme (Griffith et al., 2009). Ca. 20-50 % des mit der Nahrung aufgenommenen Kupfers werden resorbiert, abhängig von Kupferstatus und -angebot. Komplexbildung mit Proteinen, Citraten oder Oxalaten steigert die Resorption, Phytate, Faserstoffe, Kalzium- und Zinkionen verringern sie (Köhrle et al., 2010). Die Resorption findet hauptsächlich im Duodenum statt, jedoch auch im Magen und Ileum (Griffith et al., 2009). Eine gleichzeitig hohe Gabe von Eisen- und Zinksupplementen kann die Resorption beeinträchtigen (Biesalski & Adam, 2002).

Bei Patienten vor adipositaschirurgischen Eingriffen findet sich kein Hinweis auf Kupfermangel, postoperativ jedoch ist ein Mangel zunehmend (Klevay, 2010). Ernst et al. (2010) stellten bei Patienten nach Magenbypass-Operation im Vergleich zu nicht operierten adipösen Kontrollpersonen niedrigere Serum-Kupfer-Spiegel und eine höhere Prävalenz an Kupfermangel fest. Es wird daher empfohlen, diesen Parameter ebenfalls routinemäßig zu kontrollieren. Griffith et al. (2009) beschrieben bei zwei Patienten Ataxie, Anämie und Neutropenie[53] mehrere Jahre (21 bzw. 10) nach Magenbypass-Operation.

Balsa et al. fanden in einem Kollektiv von 141 Patienten eine signifikante Erniedrigung der Kupferspiegel bei Patienten nach BPD, nicht aber nach RYGB. Ausgehend vom Zeitpunkt der OP (0 % Kupfermangel) entwickelten nach BPD bis zu 23,6 % einen Kupfermangel, nach RYGB lediglich 1,9 %. Alle Patienten erhielten 0,9 mg elementares Kupfer, solche mit einem Mangel zusätzlich 1,6 bis 7,5 mg Kupfersulfat täglich (Balsa, Botella-Carretero et al., 2011).

Zu den Symptomen eines chronischen Kupfermangels gehören hämatologische Abnormalien (Anämie, Neutropenie und Leukopenie), Leberfunktionsstörungen und

---

[53] Neutropenie: extreme Verminderung der neutrophilen weißen Blutkörperchen*

-entzündung mit Lipidämie, gestörte Melanin- und Dopaminbiosynthese und Depressionen, Osteopenie und Myeloneuropathie[54] (Griffith et al., 2009; Köhrle et al., 2010). Bei Vorliegen einer Anämie sollte daher auch an einen Kupfermangel gedacht werden, vor allem wenn Messungen von Eisen, B_{12} und Folsäure ohne Befund sind (Mechanick et al., 2008).

Schwerer Kupfermangel nach bariatrischem Eingriff ist assoziiert mit neurologischen und hämatologischen Störungen. Zu beachten ist, dass die (hochdosierte) Gabe von Zinksupplementen einen Kupfermangel induzieren kann: Eine Zinküberdosierung ist die zweithäufigste Ursache der Kupfermyelopathie (Balsa, Botella-Carretero et al. 2011).

Überdosierung Kupfer wird im Vergleich zu anderen Metallen besser resorbiert, ist jedoch weniger toxisch. Die Aufnahme von mehreren Gramm kann jedoch zu Hämolyse, Leber- und Nierenschäden, Koma und letztendlich zum Tod führen. Bei einer oralen Aufnahme liegt die letale Kupfermenge bei < 10 g. Lösliche Kupferionen können bereits im mg-Bereich Erbrechen induzieren (z.B. in Wasser aus kupferhaltigen Rohren oder Gefäßen) (Biesalski & Adam, 2002).

Empfehlung Ernst et al. (2010) empfehlen, diesen Parameter nach bariatrischen Eingriffen routinemäßig zu kontrollieren. Aills et al. (2008) geben die gleiche Empfehlung für Patienten nach RYGB und BPD/BPD-DS mit symptomatischer Neuropathie bei normalen Vitamin-B_{12}-Spiegeln. Supplementation im Rahmen eines Multivitaminpräparates mit Mineralstoffen entsprechend der RDA bzw. DACH Referenzwerte mit einer ausreichenden Menge an Kupfer (2 mg pro Tag) scheint sinnvoll.

Bei schwerem Kupfermangel kann intravenöse Kupfersupplementation notwendig sein (Griffith et al., 2009).

Bei Patienten vor Adipositaschirurgie findet sich kein Hinweis auf Kupfermangel, post OP jedoch zunehmend. Es wird daher empfohlen, diesen Parameter ebenfalls routinemäßig zu kontrollieren, jedenfalls nach RYGB und BPD/BPD-DS mit symptomatischer Neuropathie bei normalen Vitamin-B_{12}-Spiegeln.

Zu den Symptomen eines chronischen Kupfermangels gehören hämatologische Abnormalien (Anämie, Neutropenie und Leukopenie), Leberfunktionsstörungen und -entzündung mit Lipidämie, gestörte Melanin- und Dopaminbiosynthese und Depressionen, Osteopenie und Myeloneuropathie. Bei Vorliegen einer Anämie sollte daher auch an einen Kupfermangel gedacht werden, v.a. wenn Messungen von Eisen, B_{12} und Folsäure ohne Befund sind.

Supplementation im Rahmen eines Multivitaminpräparates mit Mineralstoffen entsprechend der RDA bzw. DACH Referenzwerte mit einer ausreichenden Menge an Kupfer (2 mg pro Tag) scheint sinnvoll.

---

[54] Myeloneuropathie: Myelopathie = Erkrankung des Rückenmarks, Neuropathie = Nervenkrankheit*
*Duden Wörterbuch Medizinischer Fachbegriffe. 8. Auflage, 2007

Worauf ist zu achten?

Übergewichtige haben oft schon präoperativ einen Nährstoffmangel, meist bedingt durch eine einseitige Ernährung bzw. Auswahl von Lebensmitteln mit hoher Energie- statt Nährstoffdichte.

Durch Restriktion, Malabsorption, Aversionen, Intoleranzen und/oder weiterhin schlechte bzw. einseitige Lebensmittelauswahl kann es bei allen Verfahren zu Mangelerscheinungen kommen.

Malabsorptive Verfahren bergen, durch die anatomischen Veränderungen bedingt, das größte Risiko für Nährstoffdefizite.

Hinweise auf einen Nährstoffmangel liefern ausführliche Ernährungsanamnesen ggf. in Kombination mit auftretenden klinischen Symptomen.

Mikronährstoffe müssen regelmäßig laborchemisch bestimmt werden.

Eine konkrete Empfehlung zur Mikronährstoffsupplementation sowie die Abklärung etwaiger Interaktionen mit bestehender Medikation und/oder Supplementation müssen durch den behandelnden Arzt/Apotheker erfolgen.

Literatur

Aarts E, Janssen IM et al. The gastric sleeve: losing weight as fast as micronutrients? Obes Surg 2011; 21(2): 207–211

Aarts E, van Groningen L et al. Vitamin D absorption: consequences of gastric bypass surgery. European Journal of Endocrinology 2011; 164(5): 827–832

Aarts E, van Wageningen B et al. Prevalence of anemia and related deficiencies in the first year following laparoscopic gastric bypass for morbid obesity. Journal of obesity 2012; Epub 13.3.2012

Aasheim ET, Björkman S, Søvik TT, Engström M, Hanvold SE, Mala T et al. Vitamin status after bariatric surgery: a randomized study of gastric bypass and duodenal switch. Am J Clin Nutr 2009; 90(1): 15–22

Aasheim ET, Hofso D, Hjelmesaeth J, Birkeland KI, Bohmer T. Vitamin status in morbidly obese patients: a cross-sectional study. Am J Clin Nutr 2008; 87: 362–369

Aasheim ET. Wernicke encephalopathy after bariatric surgery: a systematic review. Ann Surg 2008; 248: 714–720

ABDA-Datenbank, Wirkstoffdossiers. Retrieved 04/2014

Aills L, Blankenship J, Buffington C, Furtade M, Parratott J. Allied Health Nutritional Guidelines for the Surgical Weight Loss Patient. American Society for Metabolic and Bariatric Surgery. Surg Obes Relat Dis 2008; 4: 73–108

Alexandrou A, Armeni E et al. Cross-sectional long-term micronutrient deficiencies after sleeve gastrectomy versus Roux-en-Y gastric bypass: a pilot study. Surg Obes Relat Dis 2014; 10(2): 262–368

Angstadt J & Bodziner R. Peripheral polyneuropathy from thiamine deficiency following laparoscopic Roux-en-Y gastric bypass. Obes Surg 2005; 15: 890–892

ASMBS: Updated position statement on sleeve gastrectomy as a bariatric procedure. Surg Obes Relat Dis 2010; 6:1–5

Balsa JA, Botella-Carretero JI et al. Copper and zinc serum levels after derivative bariatric surgery: differences between Roux-en-Y gastric bypass and biliopancreatic diversion. Obes Surg 2011; 21(6): 744–750

Bässler K.-H. Vitamin-Lexikon: für Ärzte, Apotheker und Ernährungswissenschaftler; 69 Tabellen. Stuttgart [u.a.]: Fischer [u.a.]; 1997

Biesalski HK & Adam O. Vitamine, Spurenelemente und Mineralstoffe: Prävention und Therapie mit Mikronährstoffen. Stuttgart: Thieme; 2002

Biesalski HK. Vitamine. In: Biesalski HK., Bischoff SC, Puchstein C, (Hrsg). Ernährungsmedizin. Stuttgart: Georg Thieme; 2010

Bischoff-Ferrari HA, Giovannucci E, Willett WC, Dietrich T, Dawson-Hughes B. Estimation of optimal serum concentrations of 25-hydroxyvitamin D for multiple health outcomes. Am J Clin Nutr 2006; 84: 18–28

Bloomberg RD, Fleishman A, Nall JE, Herron DM, Kini S. Nutrtional deficiencies following bariatric surgery: what have we learned? Obes Surg 2005; 15: 145–154

Boldery R, Fielding G, Rafter T, Pascoe AL, Scalia GM. Nutritional deficiency of selenium secondary to weight loss (bariatric) surgery associated with life-threatening cardiomyopathy. Heart Lung Circ 2007; 16: 123–126

Brolin R & Leung M. Survey of vitamin and mineral supplementation after gastric bypass and biliopancreatic diversion for morbid obesity. Obes Surg 1999; 9: 150–154

CAADIP. Deutsche Gesellschaft für Allgemein- und Viszeralchirurgie – Chirurgische Arbeitsgemeinschaft für Adipositastherapie, Deutsche Adipositas-Gesellschaft, Deutsche Gesellschaft für Psychosomatische Medizin und Psychotherapie, Deutsche Gesellschaft für Ernährungsmedizin. S3-Leitlinie „Chirurgie der Adipositas"; 2010

Cable CT, Colbert CY et al. Prevalence of anemia after Roux-en-Y gastric bypass surgery: what is the right number? Surg Obes Relat Dis 2011; 7(2): 134–139

Capoccia D, Coccia F et al. Laparoscopic gastric sleeve and micronutrients supplementation: our experience. J Obes 2012

Carlin AM, Rao DS, Yager KM, Parikh NJ, Kapke A. Treatment of vitamin D depletion after Roux-en-Y gastric bypass: a randomized prospective clinical trial. Surg Obes Relat Dis 2009; 5. 444–449

Chan L. Drug Therapy-Related Issues in Patients Who Received Bariatric Surgery (Part I). Practical Gastroenterology 2010; 26

Clements RH, Katasani VG, Ralepu R, Leeth RR, Leath TD, Roy BP et al. Incidence of vitamin deficiency after laparoscopic Roux-en-Y gastric bypass in a university hospital setting. Am Surg 2006; 72: 1196–1204

Compher CW, Badellino KO, Boullata JI. Vitamin D and the bariatric surgical patient: a review. Obes Surg 2008; 18: 220–224

Coupaye M, Puchaux K, Bogard C, Msika S, Jouet P, Clerici C et al. Nutritional consequences of adjustable gastric banding and gastric bypass: a 1-year prospective study. Obes Surg 2009; 19: 56–65

Crowley L & Olson R. Megaloblastic anemia after gastric bypass for obesity. Am J Gastroenterol 1983; 78: 406–410

Davies DJ, Baxter JM & Baxter JN. Nutritional deficiencies after bariatric surgery. Obes Surg 2007; 17: 1150–1158

Davies DJ, Baxter JM, Baxter JN. Nutritional deficiencies after bariatric surgery. Obes Surg 2007; 17: 1150–1158

Ducloux R, Nobécourt E, Chevallier JM, Ducloux H et al. Vitamin D deficiency before bariatric surgery: should supplement intake be routinely prescribed? Obes Surg 2011; 21: 556–560

Eder K. Magnesium compounds. Pharm Unserer Zeit 2009; 38: 262–267

Elliot K. Nutritional considerations after bariatric surgery. Crit Care Nurs Q 2003; 26: 133–138

Ernst B, Thurnheer M, Schmid SM, Schultes B. Evidence for the necessity to systematically assess micronutrient status prior to bariatric surgery. Obes Surg 2009a, 19: 66–73

Ernst B, Thurnheer M, Schmid SM, Schultes B. Response to the Letter to the Editor "Bariatric Surgery and the Assessment of Copper and Zinc Nutriture" by Leslie M. Klevay. Obes Surg 2010

Ernst B, Thurnheer M, Schmid SM, Schultes B. Seasonal Variation in the Deficiency of 25-Hydroxyvitamin D 3 in Mildly to Extremely Obese Subjects. Obes Surg 2009b; 19: 180–183

Escalona A, Pérez G, León F, Volaric C, Mellado P, Ibáñez L et al. Wernicke's encephalopathy after Roux-en-Y gastric bypass. Obes Surg 2004; 14: 1135–1137

Flancbaum L, Belsley S, Drake V, Colarusso T, Tayler E. Preoperative nutritional status of patients undergoing Roux-en-Y gastric bypass for morbid obesity. J Gastrointest Surg 2006; 10: 1033–1037

Fried M, Hainer V, Basdevant A, Buchwald H, Deites M, Finer N et al. Interdisciplinary European guidelines on surgery of severe obesity. Obesity Facts 2008; 1: 52–59

Fujioka K. Follow-up of nutritional and metabolic problems after bariatric surgery. Diabetes Care 2005; 28: 481–484

Gehrer S, Kern B, Peters Th, Christoffel-Courtin C, Peterli R. Fewer Nutrient Deficiencies After Laparoscopic Sleeve Gastrectomy (LSG) than After Laparoscopic Roux-Y-Gastric Bypass (LRYGB) - a Prospective Study. Obes Surg 2010; 20: 447–453

Gesquiere IM et al. Iron Deficiency After Roux-en-Y Gastric Bypass: Insufficient Iron Absorption from Oral Iron Supplements. Obes Surg 2014; 24(1): 56–61

Goldner WS, Stoner JA, Lyden E, Thompson J, Taylor K, Larson L et al. Finding the optimal dose of vitamin D following Roux-en-Y gastric bypass: a prospective, randomized pilot clinical trial. Obes Surg 2009; 19:173–179

Griffith DP, Liff DA, Ziegler TR, Esper GJ, Winton EF. Acquired copper deficiency: a potentially serious and preventable complication following gastric bypass surgery. Obesity (Silver Spring) 2009; 17: 827–831

Gudzune KA., Huizinga MM et al. Screening and diagnosis of micronutrient deficiencies before and after bariatric surgery. Obes Surg 2013; 23(10): 1581–1589

Halverson JD. Metabolic risk of obesity surgery and long-term follow-up. Am J Clin Nutr 1992; 55: 602S–605S

Hatizifotis M, Dolan K, Newbury L, Fielding G. Symptomatic Vitamin A Deficiency following Biliopancreatic Diversion. Obes Surg 2003; 13: 655–657

Heaney RP, Davies KM, Chen TC, Holick MF, Barger-Lux MJ. Human serum 25-hydroxycholecalciferol response to extended oral dosing with cholecalciferol. Am J Clin Nutr 2003; 77: 204–210

Heber D, Greenway FL, Kaplan LM et al. Endocrine and Nutritional Management of the Post-Bariatric Surgery Patient: An Endocrine Society Clinical Practice Guideline. J Clin Endocrinol Metab 2010; 95(11): 4823–4843

Heymsfield SB, Williams PJ. Nutritional Assessment by clinical and biochemical methods. In: Shils ME, Hrsg. Young Modern Nutrition in Health and Disease. Philadelphia: Lea & Febiger; 1988: 817–860

Himpens J, Dapri G, Cadiere GB. A prospective randomized study between laparoscopic gastric banding and laparoscopic isolated sleeve gastrectomy: results after 1 and 3 years. Obes Surg 2006; 16: 1450–1456

Holick MF. Vitamin D Deficiency. N Engl J Med 2007; 357: 266–281

Huerta S, Rogers LM, Li Z, Heber D, Liu C, Livingston EH. Vitamin A deficiency in a newborn resulting from maternal hypovitaminosis A after biliopancreatic diversion for the treatment of morbid obesity. Am J Clin Nutr 2002; 76: 426–429

Johnson JM, Maher JW, Demaria EJ, Downs RW, Wolfe LG, Kellum JM. The long-term effects of gastric bypass on vitamin D metabolism. Ann Surg 2006; 243: 701–704

Kaidar-Person O, Person B, Szomstein S, Rosenthal RJ. Nutritional deficiencies in morbidly obese patients: a new form of malnutrition? Part A: vitamins. Obes Surg 2008a; 18: 870–876

Kaidar-Person O, Person B, Szomstein S, Rosenthal RJ. Nutritional deficiencies in morbidly obese patients: a new form of malnutrition? Part B: minerals. Obes Surg 2008b; 18: 1028–1034

Klevay LM. Bariatric Surgery and the Assessment of Copper and Zinc Nutriture. Obes Surg 2010; 20(5): 672–673

Klontz KC & Acheson DW. Dietary supplement-induced vitamin D intoxication. N Engl J Med 2007; 357: 308–309

Koffman BM, Greenfield LJ, Ali II, Pirzada NA. Neurologic complications after surgery for obesity. Muscle Nerve 2006; 33: 166–176

Köhrle J, Schomburg L & Schümann K. Spurenelemente und Mineralstoffe. In: Biesalski HK, Bischoff SC, Puchstein C, Hrsg. Ernährungsmedizin. Stuttgart: Georg Thieme; 2010

Kulick D, Hark L & Deen D. The bariatric surgery patient: a growing role for registered dietitians. J Am Diet Assoc 2010; 110: 593–599

Kushner R. Medical management of patients after bariatric surgery, UpToDate, Inc., Clinical Database, Wellesley, MA USA; 2010 Verfügbar unter http://www.uptodate.com/contents/medical-management-of-patients-after-bariatric-surgery?source=search_result&selectedTitle=2%7E68

Ledoux S, Msika S, Moussa F, Larger E, Boudou P, Salomon L et al. Comparison of nutritional consequences of conventional therapy of obesity, adjustable gastric banding, and gastric bypass. Obes Surg 2006; 16: 1041–1049

Lee, W.B., Hamilton, S.M., Harris, J.P., Schwab, I.R. (2005). Ocular complications of hypovitaminosis a after bariatric surgery. Ophthalmology, 112, 1031-1034

Loh Y, Watson WD, Verma A, Chang ST, Stocker DJ, Labutta RJ. Acute Wernicke's encephalopathy following bariatric surgery: clinical course and MRI correlation. Obes Surg 2004; 14: 129–132

Madan AK, Orth WS, Tichansky DS, Ternovits CA. Vitamin and trace mineral levels after laparoscopic gastric bypass. Obes Surg 2006; 16: 603–606

Mahlay NF, Verka LG, Thomsen K, Merugu S, Salomone M. Vitamin D status before Roux-en-Y and efficacy of prophylactic and therapeutic doses of vitamin D in patients after Roux-en-Y gastric bypass surgery. Obes Surg 2009; 19: 590–594

Mechanick JI, Kushner RF, Sugerman HJ, Gonzales-Campoy JM, Collazo-Clavell ML, Guven S et al. Medical Guidelines for Clinical Practice for the perioperative Nutritional, Metabolic, and Nonsurgical Support of the Bariatric Surgery Patient. American Association of Clinical Endocrinologists, The Obesity Society, American Society for Metabolic and Bariatric Surgery. Surgery for Obes Relat Dis 2008; 4: 109–184

Menezes MS, Harada KO, Alvarez G. Painful peripheral polyneuropathy after bariatric surgery. Case reports. Rev Bras Anestesiol 2008; 58: 252–259

Miller AD & Smith KM. Medication and nutrient administration considerations after bariatric surgery. Am J Health Syst Pharm 2006; 63: 1852–1857

Nakamura KM, Haglind EGC, Clowes JA et al. Fracture risk following bariatric surgery: a population-based study. Osteoporosis International 2014; 25(1): 151–158

Padwal R, Brocks D & Sharma AM. A systematic review of drug absorption following bariatric surgery and its theoretical implications. Obes Rev 2010; 11: 41–50

Parrish CR. Severe Micronutrient Deficiencies in RYGB Patients: Rare but Potentially Devastating. Pract Gastroenterol 2011; 13–27

Pereira S, Saboya C et al. Impact of Different Protocols of Nutritional Supplements on the Status of Vitamin A in Class III Obese Patients after Roux-en-Y Gastric Bypass. Obes Surg 2013; 23(8): 1244–1251

Poitou Bernert C, Ciangura C, Coupaye M, Czernickow S, Bouillot JL, Basdevant A. Nutritional deficiency after gastric bypass: diagnosis, prevention and treatment. Diabetes Metab 2007; 33: 13–24

Pournaras DJ & le Roux CW. After bariatric surgery, what vitamins should be measured and what supplements should be given? Clin Endocrinol (Oxf) 2009; 71: 322–325

Primavera A, Brusa G, Novello P, Schenone A, Gianetta E, Marinari G et al. Wernicke-Korsakoff Encephalopathy Following Biliopancreatic Diversion. Obes Surg 1993; 3: 175–177

Pugnale N, Giusti V, Suter M, Zysset E, Héraïef E, Gaillard RC et al. Bone metabolism and risk of secondary hyperparathyroidism 12 months after gastric banding in obese pre-menopausal women. Int J Obes Relat Metab Disord 2003; 27: 110–116

Referenzwerte für die Nährstoffzufuhr (2013). Deutsche Gesellschaft für Ernährung (DGE) www.dge.de, Zugriff in April 2014

Rogers CC, Alloway RR, Alexander JW, Cardi M, Trofe J, Vinks AA. Pharmacokinetics of mycophenolic acid, tacrolimus and sirolimus after gastric bypass surgery in end-stage renal disease and transplant patients: a pilot study. Clin Transplant 2008; 22: 281–291

Salas-Salvadó J, García-Lorda P, Cuatrecasas G, Bonada A, Formiguera X, Del Castillo D, Hernández

M, Olivé JM. Wernicke's syndrome after bariatric surgery. Clin Nutr 2000; 19: 371–373

Schweitzer DH & Posthuma EF. Prevention of vitamin and mineral deficiencies after bariatric surgery: evidence and algorithms. Obes Surg 2008; 18: 1485–1488

Schweitzer DH. Mineral metabolism and bone disease after bariatric surgery and ways to optimize bone health. Obes Surg 2007; 17: 1510–1516

Scibora LM, Ikramuddin S, Buchwald H et al. Examining the link between bariatric surgery, bone loss, and osteoporosis: a review of bone density studies. Obes Surg 2012; 22(4): 654–667

Shah M, Simha V & Garg A. Long-term impact of bariatric surgery on body weight, comorbidities, and nutritional status. J. Clin Endocrinol Metab 2006; 91: 4223–4231

Shankar P, Boylan M, Sriram K. Micronutrient deficiencies after bariatric surgery. Nutrition 2010; 26: 1031–1037

Singh S & Kumar A. Wernicke encephalopathy after obesity surgery: a systematic review. Neurology 2007, 68: 807–811

Slater GH, Ren CJ, Siegel N, Williams T, Barr D, Wolfe D et al. Serum fat-soluble vitamin deficiency and abnormal calcium metabolism after malabsorptive bariatric surgery. J Gastrointest Surg 2004; 8: 48–55

Smith CD, Herkes SB, Behrns KE, Fairbanks VF, Kely KA, Sar MG. Gastric acid secretion and vitamin B12 absorption after vertical Roux-en-Y gastric bypass for morbid obesity. Ann Surg 1993; 218: 91–96

Snyder-Marlow G, Taylor D, Lenhard MJ. Nutrition care for patients undergoing laparoscopic sleeve gastrectomy for weight loss. J Am Diet Assoc 2010; 110: 600–607

Soares PA, Kovacs C et al. Is intake of vitamin D and calcium important for cardiovascular health in elderly obese patients? Obes Surg 2012; 22(3): 437–444

Solá E, Morillas C, Garzón S, Ferrer JM, Martín J, Hernández-Mijares A. Rapid onset of Wernicke's encephalopathy following gastric restrictive surgery. Obes Surg 2003; 13: 661–662

Sumner AE, Chin MM, Abrahm JL, Berry GT, Gracely EJ, Allen RH et al. Elevated methylmalonic acid and total homocysteine levels show high prevalence of vitamin B12 deficiency after gastric surgery. Ann Intern Med 1996; 124: 469–476

Suter PM, Hrsg Checkliste Ernährung. Stuttgart: Georg Thieme; 2008

Toh SY, Zarshenas N & Jorgensen J. Prevalence of nutrient deficiencies in bariatric patients. Nutrition 2009; 25: 1150–1156

Tucker O, Szomstein S & Rosenthal RJ. Nutritional consequences of weight-loss surgery. Medical Clinics of North America 2007; 91: 499–514

Valentino D, Sriram K, Shankar P. Update on micronutrients in bariatric surgery. Current Opinion in Clinical Nutrition and Metabolic Care 2011; 14: 635–641

Vargas-Ruiz AG, Hernández-Rivera G & Herrera MF. Prevalence of iron, folate, and vitamin B12 deficiency anemia after laparoscopic Roux-en-Y gastric bypass. Obes Surg 2008; 18: 288–293

Vieth R. Experimentally observed vitamin D requirements are higher than extrapolated ones. Am J Clin Nutr 2009; 90: 1114–1115

Vilarrasa N, Ruiz de Gordejuela AG, Gómez-Vaquero C et al. Effect of bariatric surgery on bone mineral density: comparison of gastric bypass and sleeve gastrectomy. Obes Surg 2013; 23(12): 2086–2091

von Drygalski A & Andris DA. Anemia after bariatric surgery: more than just iron deficiency. Nutr Clin Pract 2009; 24: 217–226

Weideman T & Heuberger R. The Nutritional Status of the Bariatric Patient and Its Effect on Periodontal Disease. Bariatric Surgical Practice and Patient Care 2013; 8(4): 161–165

Winckler K. Ernährungsmedizinische Nachsorge nach Adipositaschirurgie. Aktuel Ernaehr Med 2009; 34: 33–37

Zenger CA & Ischi L. Rechtsgutachten über die Verfassungsmässigkeit einer "obligaten" Anreicherung von Getreidemehl mit Folsäure zur Verhütung von Spina bifida und zu weiteren gesundheitsbezogenen Zwecken. Ausländische Beispiele, verfassungsrechtliche Grundlagen, Tragweite des Lebensmittelgesetzes und weiterer Gesetze, Verhältnismässigkeit und Grundrechtsprobleme zuhanden des Bundesamt für Gesundheit (Abteilung Lebensmittelsicherheit). Bern: Universität Bern; 2006: 1-146

Ziegler O, Sirveaux MA, Brunaud L, Reibel N, Quilliot D. Medical follow up after bariatric surgery: nutritional and drug issues General recommendations for the prevention and treatment of nutritional deficiencies. Diabetes Metab 2009; 35: 544–557

VI
BARIATRISCHE CHIRURGIE IM KINDES- UND JUGENDALTER

Wieland Kiess, Elena Sergeyev, Madlen Neef, Melanie Adler, Mandy Geserick, Thomas Kapellen, Antje Körner

Bariatrische Chirurgie wurde bei Jugendlichen in Nordamerika bereits in den späten 70er Jahren des letzten Jahrhunderts durchgeführt. Seither hat die Zahl der durchgeführten Operationen weltweit ständig zugenommen. Dies ist insbesondere der Tatsache geschuldet, dass besonders Kinder und Jugendliche mit schwerer Adipositas von konservativen Therapieansätzen kaum profitieren und außerdem die Mehrheit der adipösen Jugendlichen bis in die Erwachsenenzeit hinein adipös bleiben wird (Kiess et al., 2011). Allgemein gilt auf der anderen Seite, dass bariatrische Operationen bei Kindern vor dem Erreichen der Pubertät möglichst nicht durchgeführt werden sollten. Nur in besonders verzweifelten Situationen, wo z.B. aufgrund eines schweren Schlafapnoe-Syndroms bei metabolischem Syndrom bereits im Kindesalter wegen einer Adipositas eine nächtliche Maskenbeatmung durchgeführt werden muss, werden bariatrisch-chirurgische Eingriffe bereits im Kindesalter durchgeführt (Till et al., 2008). Ob adipositaschirurgische Eingriffe im Jugend- oder jungen Erwachsenenalter sinnvoll und für den einzelnen Patienten lebensverlängernd, die Lebensqualität verbessernd oder Folgekrankheiten der Adipositas vermeidend bzw. verringernd sind, ist unklar.

Im Jugendalter werden, falls die Indikation als gegeben erachtet wird, folgende bariatrische Prozeduren durchgeführt: Roux-en-Y-Magenbypass (RYGB), das laparoskopisch adjustierbare Magenband sowie die Anlage eines sogenannten Schlauchmagens (´sleeve gastrectomy´). RYGB ist sowohl eine restriktive als auch eine malabsorbtive Prozedur. Es wird dabei ein kleiner Magenpouch unter der gastroösophagealen Aufzweigung angelegt und schließlich dadurch der Roux-en-Y-Anteil des Jejunums an den Pouch angenäht. Das Magenband ist dagegen eine rein restriktive Operation, während eine Sleeve Gastrectomy (die Anlage eines Schlauchmagens) eine relativ neue Prozedur bei Jugendlichen ist. Dabei werden die Hauptanteile des Magens entfernt und es entsteht so ein Magenschlauch entlang der kleinen Kurvatur, der 85 bis 90 % kleiner ist als die originale Magengröße. Die meisten dieser Operationen werden heutzutage auch bei Jugendlichen laparoskopisch durchgeführt (Zitsman et al., 2014).

Sowohl in den USA (Inge et al., 2014) als auch in Europa (Blüher et al., 2011) sind Kriterien zur Auswahl geeigneter Patienten, die von bariatrischen, d.h. adipositaschirurgischen Eingriffen profitieren, entwickelt worden. Jugendliche mit einem BMI über 35 kg/m^2 mit Komorbiditäten wie Typ-2-Diabetes, moderate bis schwere Schlafapnoe, einem Pseudotumor cerebri, oder einer schweren nicht- alkoholischen Steatohepatitis (NASH) oder einer Fettleber könnten von einem bariatrischen Eingriff profitieren. Bei Jugendlichen mit einem BMI über 40 kg/m^2 mit anderen Komorbiditäten wie Bluthochdruck, Glukoseintoleranz und Fettstoffwechselstörungen kann ebenfalls die Indikation zur Adipositaschirurgie gestellt werden. Es besteht Übereinstimmung in allen Leitlinien, dass die zu operierenden Adoleszenten die Pubertät durchlaufen haben sollten. In der Regel schließt dies mit der zuvor genannten Ausnahme Eingriffe im Kindesalter (präpubertär) aus. Dabei sollten 95 % der zu erwartenden Endlänge eines Jugendlichen erreicht sein und die Jugendlichen sollten in der Lage sein, dass sie Lifestyle- (Lebensstil) Änderungen, die nach dem operativen Eingriff nötig sind, kognitiv und emotional zu verstehen in der Lage sind. Dies schließt damit bereits das Vorliegen von schweren psychologischen oder psychiatrischen Komorbiditäten vor dem Eingriff aus. Ein psychosoziales Assessment sollte die Selbstentscheidung auf eine gute Informationsbasis stellen sowie Kenntnisse über die Risiken und Vorteile von chirurgischen Eingriffen bei Adipositas vermitteln oder helfen zu klären. Außerdem sollten die betroffenen Jugendlichen bezüglich ihres sozialen Kontextes und ihres familiären Hintergrundes Unterstützung und Begleitung während und nach den Eingriffen zur Verfügung haben. Eine Adhärenz bezüglich der prä- und postoperativen Empfehlungen sollte wahrscheinlich sein. Eine vorbestehende schwere Essstörung oder Depression sollte vor dem chirurgischen Eingriff behandelt werden. Es besteht Konsens, dass alle bariatrisch-chirurgischen Eingriffe bei Jugendlichen nur an spezialisierten bariatrischen Zentren und möglichst unter Einschluss der Betroffenen in klinischen Studien oder Katamnese-Untersuchungen vorgenommen werden sollten (Daskalakis et al., 2010; Luca et al., 2014).

Es ist inzwischen klar, dass innerhalb von 1 bis 2 Jahren nach einem bariatrischen Eingriff eine gute Gewichtsabnahme und eine Verbesserung des BMI und, wie im Erwachsenenalter gut beschrieben, auch eine Verbesserung der Stoffwechsellage im Bezug auf das Vorliegen einer Glukoseintoleranz oder eines Typ-2- Diabetes sowie der Lipidstoffwechselstörung erfolgt. Sehr kontrovers werden dagegen die Langzeiteffekte von chirurgischen Eingriffen bei adipösen Adoleszenten diskutiert: In den meisten Fällen wird nach 3 bis 4 Jahren keine weitere Gewichtsabnahme mehr festgestellt, im Gegenteil steigen Gewicht und BMI meistens nach dieser Zeit wieder kontinuierlich an. Abbildung 37 zeigt den typischen Gewichtsverlauf von Adoleszenten nach bariatrisch-chirurgischen Eingriffen, hier am Beispiel von 8 Patienten, die am Adipositaszentrum des Universitätsklinikums Leipzig operiert worden waren. Das Alter dieser Patientinnen und Patienten betrug zwischen 9 und 19 Jahren, der BMI war mit 41,1 bis 56,3 kg/m^2 bei allen Patienten sehr hoch. Nach 2 Jahren hatten alle operierten Patienten sehr deutlich ihr Gewicht und ihren BMI reduziert. Bei Patienten, die eine mindestens 4-jährige Beobachtungszeit durchlaufen haben, liegt aber der 4-Jahreswert wieder deutlich, z.T. auch dramatisch, über dem 2-Jahreswert, was darauf hindeutet, dass auch bariatrisch-chirurgische Eingriffe keine nachhaltige Heilung einer Adipositas im Jugendalter ermöglichen (Abb. 37).

Abb. 37 BMI-Verlauf bei 8 Patientinnen/Patienten mit morbider Adipositas nach adipositaschirurgischen Eingriffen am Adipositas-Zentrum des Universitätsklinikums Leipzig 2008-2013

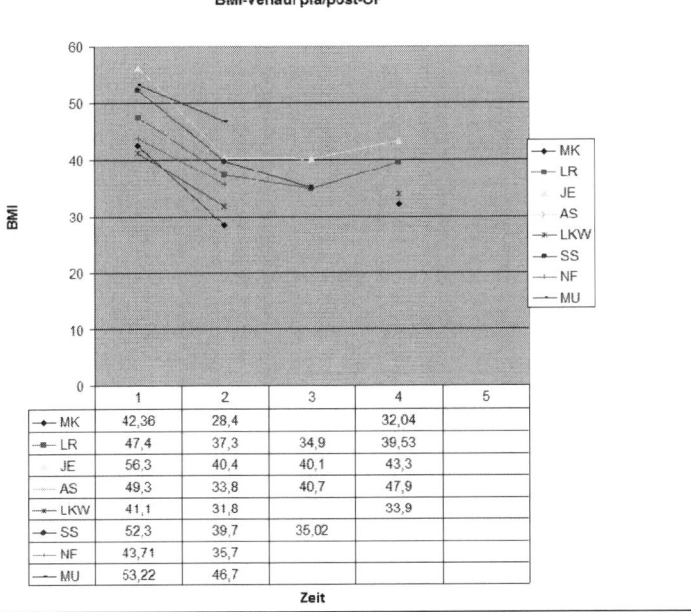

	1	2	3	4	5
MK	42,36	28,4		32,04	
LR	47,4	37,3	34,9	39,53	
JE	56,3	40,4	40,1	43,3	
AS	49,3	33,8	40,7	47,9	
LKW	41,1	31,8		33,9	
SS	52,3	39,7	35,02		
NF	43,71	35,7			
MU	53,22	46,7			

Alle Betroffenen erreichen postoperativ eine deutliche Gewichtsreduktion bzw. BMI-Abfall. Nach dem 2. Beobachtungsjahr stieg der BMI in der Regel allerdings wieder deutlich an.

In einer sehr wichtigen Arbeit, in der 345 Adoleszente und junge Erwachsene, die sich in Deutschland einer bariatrischen-chirurgischen Intervention unterzogen hatten, untersucht wurden, wurde Folgendes herausgefunden (Lennerz et al., 2014): Insgesamt wurden innerhalb eines 6-Jahreszeitraums von Januar 2005 bis Dezember 2010 345 Jugendliche an 58 Krankenhäusern operiert. Dies bedeutet, dass im Durchschnitt pro Krankenhaus in 6 Jahren nur ca. 6 bis 7 adipöse Jugendliche operiert worden waren. Die tatsächliche Expertise der einzelnen Zentren, was die Operation von Jugendlichen angeht, kann damit insgesamt und allgemein mit als nur gering eingeschätzt werden. Nur bei 48 % (167) der Patienten waren Follow-up-Interventionen und die diesbezüglichen Daten vorhanden. Insgesamt betrug die Nachbeobachtungszeit damit im Median 388 Tage, also nur wenig über 1 Jahr.

Meistens wurde zur Gewichtsreduktion ein Magenband verwendet (34,2 %), ein Magenbypass (33,6 %) oder die Anlage eines Magenschlauches (Sleeve Gastrectomy) (22,6 %) wurden ebenfalls häufig eingesetzt. Bei allen Prozeduren traten akute intraoperative oder postoperative Komplikationen auf, die Häufigkeit dieser Akutkomplikationen variierte zwischen 1 % und 10 %. Beim Magenband wurde weniger BMI- und

Gewichtsreduktion erreicht als beim Magenbypass oder nach der Anlage eines Schlauchmagens. Die Ergebnisse waren bei Jugendlichen unter 18 Jahren nicht anders als bei Patienten, die bereits über 18 Jahre alt waren.

Im Rahmen des Verbundprojektes des BMBF-Kompetenznetzes Adipositas mit dem Titel „Sicherheit und Wirksamkeit einer bariatrisch-chirurgischen Maßnahme bei Jugendlichen mit extremer Adipositas im Rahmen eines strukturierten prä- und postoperativen Betreuungsprogramms – Beobachtungsstudien" werden die medizinischen und psychosozialen Folgen der extremen Adipositas bei Jugendlichen nach einer strukturierten Versorgung, die bariatrische Chirurgie involviert, untersucht. Im Rahmen dieser Studie wurde bereits ein Manual zur Vorbereitung und Nachsorge von Jugendlichen bei bariatrischer Chirurgie entwickelt (Lennerz et al., 2014). Insgesamt werden zur Vorbereitung 3 Module eingesetzt: eines, das eine medizinische Information beinhaltend, ein zweites, eine ausgedehnte Ernährungsschulung vorhaltend und ein drittes Modul zur kritischen Auseinandersetzung mit der Adipositaschirurgie durch Psychologen und Psychiater. Zur Operationsvorbereitung gehört auch eine diagnostische Empfehlung, zu der ein Minimalprogramm der Erstellung von medizinischen Gutachten zur Operationsindikation erarbeitet wird. Insbesondere auch psychologische und kinder- und jugendpsychiatrische Aspekte müssen außerdem erfasst und dokumentiert werden. Schließlich ist die Vorstellung beim bariatrischen Chirurgen, der den Eingriff vornehmen wird, angezeigt. Nur der Chirurg kann schlussendlich die Operationsindikation stellen, die Aufklärung und Einwilligung der Jugendlichen und ihrer Erziehungsberechtigten durchführen und ggf. weitere operationsrelevante Diagnostik nach Vorgaben, die die Chirurgie bzw. Anästhesiologie vorgeben, einleiten. Zu diesen Vorgaben gehören in manchen Zentren die Messung der Lungenfunktion oder eine Gastroskopie. Eine Ernährungsumstellung vor der Operation und der Nahrungsaufbau nach der Operation nach den Empfehlungen der Operationszentren, die strukturiert in Standard Operating Procedures (SOP) vorliegen sollten, sind wichtig. Ein Nahrungsaufbau nach der Operation schließt Ernährungsempfehlungen, Flüssigkeitszufuhr, Nahrungsergänzungsmittel sowie ein Bewegungsprogramm mit ein und unterscheidet sich diesbezüglich nicht von dem bei erwachsenen Patienten. Eine Schulung nach bariatrisch-chirurgischen Eingriffen soll wiederum strukturiert mehrere Module (medizinische Information, Ernährungsschulung, Schulung körperlicher Bewegung und schließlich psychologische Schulung) enthalten.

Wenn konservative Optionen bei extrem adipösen Jugendlichen versagen und insbesondere, wenn schwere Komorbiditäten oder sogar lebensbedrohliche (Schlafapnoe-Syndrom) Komplikationen auftreten, kann und soll ein bariatrisch-chirurgischer Eingriff auch bereits bei Jugendlichen in Betracht gezogen werden. Die Indikation zur Operation muss streng gestellt werden. Die Indikation ist aber immer als Einzelfallindikation zu sehen und bedarf auch der Anmeldung und Kooperation mit den Kostenträgern. Eine adipositaschirurgische Operation bei Jugendlichen muss an einem zertifizierten Zentrum durchgeführt werden, und die Jugendlichen müssen in einem multidisziplinären Team vor- und nachbetreut werden (Wabitsch et al., 2012). Um dies zu erreichen, sind Jugendliche in Programme oder Studien einzuschließen, in denen strukturiert gearbeitet wird und eine konsequente Nachsorge und eine langfristige, zu dokumentierende Nachbetreuung vorgesehen und garantiert wird. Die Registrierung der Patienten im deutschlandweiten Register für bariatrische Eingriffe ist zwingend erforderlich.

Wie bei Erwachsenen hat die bariatrische Chirurgie auch im Jugendalter relativ niedrige, kurzfristige Komplikationsraten und erreicht tatsächlich innerhalb kurzer Zeit einen ausgeprägten Gewichtsverlust bzw. eine Reduktion des BMI. Langzeitstudien und Langzeitbeobachtungen nach bariatrischen Eingriffen im Jugendalter fehlen dagegen fast vollständig, sodass über die tatsächliche Effektivität und Sicherheit der Eingriffe wenig gesagt werden kann. Entsprechend sind klinische Studien mit strukturierten prä- und postoperativen Programmen und zu Mechanismen, die Patientenadhärenz und Compliance sowie Empowerment ermöglichen, unbedingt wichtig, damit Follow-up-Daten erhoben werden können und in Zukunft die Sicherheit der Eingriffe gewährleistet werden kann.

Literatur

Blüher S, Till H, Kiess W. Bariatric surgery in extremely obese children and adolescents. Bundesgesundheitsblatt Gesundheitsforschung Gesundheitsschutz 2011; 54: 577–83

Daskalakis M, Till H, Kiess W, Weiner RA. Roux-en-Y gastric bypass in an adolescent patient with Bardet-Biedl syndrome, a monogenic obesity disorder. Obes Surg 2010; 20: 121–5

Inge TH, Zeller MH, Jenkins TM, Helmrath M, Brandt ML, Michalsky MP, Harmon CM, Courcoulas A, Horlick M, Xanthakos SA, Dolan L, Mitsnefes M, Barnett SJ, Buncher R, Teen-LABS Consortium. Perioperative outcomes of adolescents undergoing bariatric surgery: the Teen-Longitudinal Assessment of Bariatric Surgery (Teen-LABS) study. JAMA Pediatr 2014; 168: 47–53

Kiess W, Sergejev E, Körner A, Hebebrand J. Is it possible to treat obesity in children and adolescents?. Bundesgesundheitsblatt Gesundheitsforschung Gesundheitsschutz 2011; 54: 527–32

Lennerz BS, Wabitsch M, Geisler A, Hebebrand J, Kiess W, Moss A, Mühlig Y, Singer V, Uysal Y, Wiegand S, Reinehr T. Manual-basiertes Vorgehen zur Vorbereitung und Nachsorge von bariatrisch-chirurgischen Eingriffen bei Jugendlichen. Adipositas 2014; 8: 12–17

Lennerz BS, Wabitsch M, Lippert H, Wolff S, Knoll C, Weiner R, Manger T, Kiess W, Stroh C. Bariatric surgery in adolescents and young adults--safety and effectiveness in a cohort of 345 patients. Int J Obes (Lond) 2014; 38: 334–40

Luca P, Dettmer E, Langer JC, Hamilton JK. Adolescent bariatric surgery: current status in an evolving field. In: Kiess W, Wabitsch M, Maffeis C, Sharma A, Hrsg. Obesity in childhood and adolescence. Karger Verlag, Basel; 2014 (in press)

Till HK, Muensterer O, Keller A, Körner A, Blueher S, Merkle R, Kiess W. Laparoscopic sleeve gastrectomy achieves substantial weight loss in an adolescent girl with morbid obesity. Eur J Pediatr Surg 2008; 18: 47–9

Zitsman JL, Inge TH, Reichard KW, Browne AF, Harmon CM, Michalsky MP. Pediatric and adolescent obesity: management, options for surgery, and outcomes. J Pediatr Surg 2014; 49: 491–4

VII

PHARMAKOKINETIK NACH BARIATRISCHEN EINGRIFFEN

Roberto Frontini, Katrin Heinitz

Grundlagen der Pharmakokinetik

Konsequenzen für die Praxis

Empfehlungen

Grundlagen der Pharmakokinetik

Sämtliche Prozesse, denen ein Arzneistoff nach Applikation im Organismus unterliegt, werden in der Pharmakokinetik zusammengefasst.

Dazu gehört die Freisetzung des Arzneistoffs aus der Arzneiform (*Liberation*), die Aufnahme des Wirkstoffs in die Blutbahn (*Absorption*), die Verteilung in verschiedene Kompartimente (*Distribution*), die Biotransformation (*Metabolismus*) und schließlich die Ausscheidung aus dem Organismus (*Elimination*). Diese Prozesse werden als LADME-Modell bezeichnet (Abb. 38).

Abb. 38   LADME-Modell

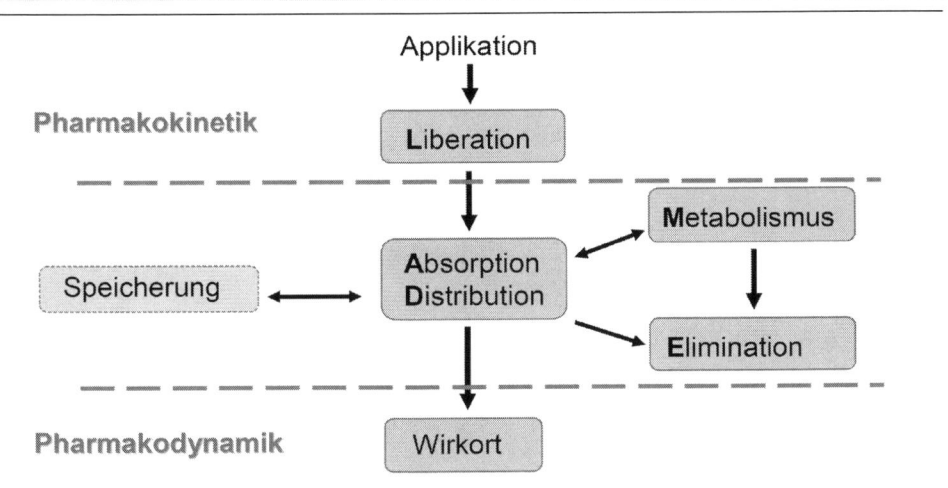

Liberation

Nach Applikation eines Arzneimittels muss zunächst der Arzneistoff aus der Arzneiform freigesetzt werden. Nur freie und gelöste Wirkstoffmoleküle können vom Organismus aufgenommen werden. Beeinflusst wird die Liberation vor allem von der Galenik des Arzneimittels. Retardarzneiformen beispielsweise setzen enthaltene Wirkstoffe verzögert frei, sodass eine Anflutung im Blut nur langsam erfolgt und gleichmäßigere Wirkspiegel erreicht werden. Schnell freisetzende Arzneiformen dagegen zerfallen unverzüglich in Hilfs- und Wirkstoffe und haben einen schnellen Wirkungseintritt.

Andere Arzneiformen sind so konzipiert, dass die enthaltenen Arzneistoffe nur unter bestimmten Umgebungsbedingungen freigesetzt werden: Magensaftresistente Tabletten und Kapseln zum Beispiel passieren das saure Milieu des Magens unbeschadet, erst im basischen Milieu des Dünndarms beginnt die Liberation der Wirkstoffe.

Das Vorhandensein bestimmter Umgebungsbedingungen (ausreichend Flüssigkeit, pH-Wert, Temperatur) ist neben der Galenik entscheidend für Freisetzung und Auflösung der Arzneistoffe.

Nach allen bariatrischen Operationen, bei denen das Volumen des Magens reduziert wird (Gastric Banding, Roux-en-Y-Magenbypass, Biliopankreatische Diversion mit Duodenalswitch), stehen zur Freisetzung der Arzneistoffe geringere Mengen an Flüssigkeit zur Verfügung. Durch die Magenvolumenreduktion erhöht sich zusätzlich der pH-Wert über den physiologischen Wert von ca. pH 1-3 auf über pH 4 hinaus. Beide Faktoren haben erheblichen Einfluss auf die Liberation, wobei ersterer alle Arzneimittel betrifft, während der zweite von den spezifischen Eigenschaften der Wirkstoffe abhängt. So lösen sich saure Substanzen wie einige Schmerzmittel (z.B. Diclofenac, Ibuprofen) im basischeren Magenmilieu schneller und können dadurch einen Ulkus verursachen.

Das grundsätzliche Problem des geringeren Volumens nach bariatrischer Chirurgie kann kompensiert werden, indem man flüssige Arzneiformen wie Tropfen und Säfte verwendet, in denen der Wirkstoff bereits gelöst vorliegt. Es muss aber beachtet werden, dass nicht alle Arzneistoffe in für Erwachsenen adäquaten Dosierungen vorliegen. Alternativ können auch Tabletten suspendiert werden. Jedoch nicht alle festen Arzneiformen sind dafür geeignet. Zuvor sollte unbedingt ein Apotheker gefragt werden, um negative Folgen für die Patienten zu vermeiden. So besteht die Gefahr, dass durch Zerkleinerung von Retardarzneiformen die gesamte Wirkstoffmenge auf einmal statt portionsweise freigesetzt wird und dadurch erhebliche Überdosierungen entstehen.

Weitere Alternativen sind Arzneiformen, die nicht über den Magen verabreicht werden, wie wirkstoffhaltige Pflaster (z.B. bei Schmerzmitteln), parenterale Zubereitungen und Zäpfchen, wobei die Akzeptanz der letzteren nicht immer gegeben ist.

Absorption

In Abhängigkeit von der Arzneiform findet die Absorption (auch als Resorption bezeichnet) an verschiedenen Stellen des Organismus statt. Orale Arzneiformen werden im Magen-Darm-Trakt resorbiert, wobei Hauptresorptionsorte die Dünndarmabschnitte Duodenum und Jejunum sind. Nur wenige Arzneistoffe werden im Magen absorbiert.

Für die Aufnahme der Wirkstoffe in die Blutbahn sind verschiedene Transportmechanismen verantwortlich. Zahlreiche Arzneistoffe treten aufgrund eines Konzentrationsgradienten durch passive Diffusion ins Blut über. Viele Wirkstoffe werden jedoch mit

Hilfe von Transportproteinen (z.B. PepT1[55], OATP[56], OCT[57]) aktiv in die Blutbahn überführt. Andere Transporter wiederum z.B. P-Glykoprotein dienen zur Entgiftung und befördern Arzneistoffe aus dem Blut zurück ins Darmlumen.

Absorptionsquote und -geschwindigkeit hängen von vielen Faktoren ab. Neben den Eigenschaften des Arzneistoffs (Molekülgröße, Hydrophilie/Lipophilie) beeinflussen die Kontaktzeit und Bedingungen am Resorptionsort (Oberfläche, Durchblutung, Membranintegrität, pH-Wert) die Absorption.

Beim Roux-en-Y-Magenbypass und der Biliopankreatischen Diversion mit Duodenalswitch stehen die für die Resorption von Arzneistoffen wichtigen Abschnitte des Dünndarmes Duodenum und Jejunum nicht mehr zur Verfügung. Dadurch ist eine erhebliche Reduktion der Absorption zu erwarten. Diese wird allerdings zum Teil dadurch kompensiert, dass gleichzeitig die Motilität des Dünndarmes nach Operationen reduziert wird und folglich mehr Zeit zur Absorption zur Verfügung steht.

So wird z.B. das häufig bei adipösen Patienten verwendete Antidiabetikum Metformin aktiv durch den Transporter OCT im oberen Dünndarm absorbiert. Nach Roux-en-Y-Magenbypass wäre daher eine erhebliche Reduktion der Absorption zu erwarten und die Dosis des Medikamentes zu erhöhen. Klinisch wurde aber das Gegenteil festgestellt und die Dosierung musste bei den meisten Patienten reduziert werden. Das wird dadurch erklärt, dass sich die OCT-Transporter Aktivität kompensatorisch erhöhte und gleichzeitig Metformin durch die geringere Motilität länger im Dünndarm verweilte (Padwal et al., 2011).

Distribution

Mit dem Blut werden die Wirkstoffe in verschiedene Kompartimente des Organismus transportiert. Dabei werden viele Arzneistoffe an Plasmaproteine gebunden. Zahlreiche Faktoren beeinflussen die Distribution: Molekülgröße des Wirkstoffs, Durchblutung, Membranpermeabilität, Konzentrationsgefälle und pH-Wert haben Einfluss auf Verteilungsvorgänge im Körper. Arzneistoffe mit großer Lipophilie verteilen sich z.B. bevorzugt ins Fettgewebe und werden von dort nur verzögert freigesetzt. Ziel jedes Arzneistoffs sollte der Wirkort sein wie Rezeptoren, Enzyme, Transportsysteme oder auch körperfremde Mikroorganismen wie Viren oder Bakterien. Oftmals erreicht aber nur ein

---

[55] PepT1 ist ein Peptidtransporter der durch Protonen angetrieben wird und in der Zellmembran von intestinalen Mukosazellen für die Resorption von Di- und Tripeptiden aus dem Darmlumen zuständig ist. Daneben können auch Arzneimittel transprotiert werden.

[56] OATP sind in der Plasmamembran von Zellen lokalisierte Proteine, die körperfremde Stoffe vom Blut in die Zelle einschleusen.

[57] OCT sind Transportproteine, die organische Kationen durch die Zellmembran transportieren.

Bruchteil des applizierten Wirkstoffs den Wirkort. Viele Wirkstoffmoleküle werden gar nicht absorbiert oder zuvor durch Biotransformation in inaktive Metaboliten umgewandelt und aus dem Organismus ausgeschieden.

Die Geschwindigkeit und das Ausmaß, mit der ein Wirkstoff aus seiner Arzneiform resorbiert wird und am Wirkort vorliegt, bezeichnet man als Bioverfügbarkeit.

Unmittelbar nach bariatrischen Operationen sind keine Veränderungen der Verteilung von Arzneistoffen zu erwarten. Ziel der Operationen ist aber eine Reduktion der Fettmasse des Patienten, sodass sich nach einigen Monaten postoperativ das Verhältnis zwischen lipophilen und hydrophilen Kompartimenten verschieben kann.

Lipophile Substanzen – wie z.B. Vitamin D – werden nach Reduktion des Fettgewebes vermehrt ins Blut abgegeben und weisen höhere Wirkspiegel auf.

Direkt nach bariatrischen Operationen ist die Absorption von Vitamin D jedoch erheblich verschlechtert und eine Dosiserhöhung notwendig. Diese kann nach Gewichts- und Fettreduktion des Patienten wieder normalisiert werden (Aarts et al., 2011).

Metabolismus

Um Fremdsubstanzen, wie Arzneistoffe, aus dem Körper zu eliminieren, müssen sie in hydrophile, leicht ausscheidbare Verbindungen umgewandelt werden. Dies geschieht hauptsächlich in der Leber, aber auch in anderen Organen wie Haut, Niere, Milz, Lunge oder im Darm können solche Metabolisierungsvorgänge stattfinden.

Dabei werden die Arzneistoffe durch körpereigene Enzyme, z.B. durch die sogenannten Cytochrom-P450-Enzyme, in einer ersten Phase so oxidiert, reduziert oder hydrolysiert, dass in einer zweiten Phase verschiedene funktionelle Gruppen (wie z.B. Glucuronsäure, Sulfat, Glycin) angekoppelt werden können, die eine Ausscheidung aus dem Organismus erleichtern.

Einige Arzneistoffe werden erst im Körper durch Biotransformation in aktive Metaboliten umgewandelt. Sie werden als Prodrugs bezeichnet.

Interessanterweise nimmt die Konzentration des Cytochrom-P450-Systems im Verlauf des Dünndarmes zu. Dieser Gradient bedingt nach Roux-en-Y-Magenbypass und Biliopankreatischer Diversion mit Duodenalswitch, dass eine Vorhersage der Metabolisierung sehr schwierig ist.

Hinzu kommt, dass der Efflux-Transporter P-Glykoprotein, der Arzneistoffe aus dem Blut zurück in den Darm befördert und somit zur Entgiftung dient, im Dünndarm einen entgegengesetzten Gradienten besitzt. Diese Komplexität von Transport- und Metabolismus-Vorgängen bedingt, dass nur experimentelle Daten theoretische Überlegungen bestätigen können.

Ein Beispiel ist der Lipidsenker Atorvastatin. Diese durch aktiven Transport resorbierte und durch Cytochrom-P450 metabolisierte Substanz braucht nach Roux-en-Y-Magenbypass keine Dosisanpassung, da die geringere Aktivität des Cytochrom-P450-Systems durch die höhere des P-Glykoproteins kompensiert wird.

Nach Biliopankreatischer Diversion mit Duodenalswitch wirkt sich die praktische Ausschaltung des Cytochrom-P450-Systems allerdings derart aus, dass die Bioverfügbarkeit von Atorvastatin wesentlich höher ist. Studien konnten zeigen, dass hier die interindividuelle Varianz sehr ausgeprägt ist (Edwards & Ensom, 2012).

Elimination

Die Ausscheidung vieler Arzneistoffe und deren Metaboliten erfolgt mit dem Urin durch die Niere. Neben den Substanzeigenschaften spielen patientenspezifische Parameter eine große Rolle. Ist die Nierenfunktion beeinträchtigt, wie oftmals bei hochbetagten Patienten, werden neben körpereigenen Substanzen auch Arzneistoffe vermindert ausgeschieden. Diese Kumulation im Organismus kann toxische Effekte verursachen.

Weiterhin können Wirkstoffe mit dem Stuhl über Leber und Galle eliminiert werden oder seltener über Lunge, Haut und Schleimhäute.

Abgesehen von Komorbiditäten, ist eine relevante Veränderung der Elimination nach bariatrischen Operationen nicht zu erwarten.

Konsequenzen für die Praxis

In der Literatur sind Modelle für die Berechnung der Bioverfügbarkeit nach bariatrischen Operationen vorgestellt worden, welche die komplexen Zusammenhänge des LADME-Modells verwenden. Diese Modelle setzen allerdings die Kenntnis der kinetischen Konstanten voraus, die kaum experimentell bestimmt werden können. Daher ist deren Verwendung in der Praxis für die Vorhersage einer angepassten Dosierung nach bariatrischer Chirurgie von geringem Nutzen.

Klinische Untersuchungen wurden in den letzten Jahren eher spärlich durchgeführt. Die Ergebnisse sind zum Teil unklar und lassen nur für wenige Wirkstoffe eine sichere Aussage zu.

So konnte z.B. festgestellt werden, dass nach Roux-en-Y-Magenbypass eine Dosierung von 375 mg Linezolid im Blut die gleiche Konzentration wie 600 mg des Antibiotikums vor der Operation erreicht (Hamilton et al., 2013). Nach gleicher Operation ist die Absorption von kontrazeptiven Hormonen unsicher und eine zusätzliche Verhütung wird empfohlen. Jedoch zeigen einige wenige Daten, dass unter Umständen dies nicht notwendig sei (Victor et al., 1987; Paulen et al., 2010).

Interessant ist auch die Feststellung, dass drei Jahre nach einer bariatrischen Operation die Dosierung von Opioiden höher sein muss als vor Operation. Eine eindeutige Ursache konnte nicht festgestellt werden (Raebel et al., 2013).

Insgesamt lässt sich sagen, dass in der Pharmakokinetik nach bariatrischen Operationen noch sehr viel geforscht werden muss, um die Zusammenhänge besser verstehen und Dosisanpassungen zuverlässiger treffen zu können. Daher können zurzeit nur sehr wenige allgemeingültige Empfehlungen gegeben werden.

Empfehlungen

Nach bariatrischen Operationen sollten flüssige, transdermale oder parenterale Arzneimittel bevorzugt werden.

Nach bariatrischen Operationen ist die Aufnahme von Vitaminen, Spurenelementen und Mineralstoffen reduziert und daher eine Substitution notwendig.

Nach bariatrischen Operationen ist mit einer veränderten Bioverfügbarkeit von Arzneistoffen zu rechnen und daher sollten kritische Arzneimittelgruppen, wie orale Antidiabetika, in ihren Dosierungen sorgfältig überprüft werden.

Literatur

Aarts E, van Groningen L, Horst R, Telting D, van Sorge A, Janssen I, Boer H de. Vitamin D absorption: consequences of gastric bypass surgery. Eur J Endocrinol 2011; 164(5): 827–832

Aberle J, Reining F, Dannheim V, Flitsch J, Klinge A, Mann O. Metformin after bariatric surgery - an acid problem. Exp Clin Endocrinol Diabetes 2012; 120(3): 152–153

Brocks DR, Ben-Eltriki M, Gabr RQ, Padwal RS. The effects of gastric bypass surgery on drug absorption and pharmacokinetics. Expert Opin. Drug Metab. Toxicol 2012; 8(12): 1505–1519

Cheymol G. Effects of obesity on pharmacokinetics implications for drug therapy. Clin Pharmacokinet 2000; 39(3): 215–231

Darwich AS, Henderson K, Burgin A, Ward N, Whittam J, Ammori BJ et al. Trends in oral drug bioavailability following bariatric surgery: examining the variable extent of impact on exposure of different drug classes. Br J Clin Pharmacol 2012; 74(5): 774–787

Edwards A, Ensom MH. Pharmacokinetic Effects of Bariatric Surgery. Ann Pharmacother 2012; 46(1): 130–136

Erstad BL. Dosing of medications in morbidly obese patients in the intensive care unit setting. Intensive Care Med 2004; 30(1): 18–32

Hamilton R, Thai XC, Ameri D, Pai MP. Oral bioavailability of linezolid before and after Roux-en-Y gastric bypass surgery: is dose modification necessary in obese subjects? J Antimicrob Chemother 2013; 68(3): 666–673

Malone M. Altered drug disposition in obesity and after bariatric surgery. Nutr Clin Pract 2003; 18(2): 131–135

Miller AD, Smith KM. Medication and nutrient administration considerations after bariatric surgery. Am J Health Syst Pharm 2006; 63(19): 1852–1857

Padwal RS, Gabr RQ, Sharma AM, Langkaas LA, Birch DW, Karmali S, Brocks DR. Effect of Gastric Bypass Surgery on the Absorption and Bioavailability of Metformin. Diabetes Care 2011; 34(6): 1295–1300

Paulen ME, Zapata LB, Cansino C, Curtis KM, Jamieson DJ. Contraceptive use among women with a history of bariatric surgery: a systematic review. Contraception 2010; 82(1): 86–94

Pihlajamäki J, Grönlund S, Simonen M, Käkelä P, Moilanen L, Pääkkönen M et al. Cholesterol absorption decreases after Roux-en-Y gastric bypass but not after gastric banding. Metabolism 2010; 59(6): 866–872

Raebel MA, Newcomer SR, Reifler LM, Boudreau D, Elliott TE, DeBar L et al. Chronic Use of Opioid Medications Before and After Bariatric Surgery. JAMA 2013; 310(13): 1369

Romy S, Donadini A, Giusti V, Suter M. Roux-en-Y Gastric Bypass vs Gastric Banding for Morbid Obesity. Arch Surg 2012; 147(5): 460–466

Seaman JS, Bowers SP, Dixon P, Schindler L. Dissolution of common psychiatric medications in a Roux-en-Y gastric bypass model. Psychosomatics 2005; 46(3): 250–253

Silverman JB, Catella JG, Tavakkolizadeh A, Robinson MK, Churchill WW. Bariatric Surgery Pharmacy Consultation Service. Obes Surg 2011; 21(9): 1477–1481

Smet J de, van Bocxlaer J, Boussery K. The Influence of Bypass Procedures and Other Anatomical Changes in the Gastrointestinal Tract on the Oral Bioavailability of Drugs. J Clin Pharmacol 2013; 53(4): 361–376

Smith A, Henriksen B, Cohen A. Pharmacokinetic considerations in Roux-en-Y gastric bypass patients. Am J Health Syst Pharm 2011; 68(23): 2241–2247

Victor A, Odlind V, Kral JG. Oral contraceptive absorption and sex hormone binding globulins in obese women: effects of jejunoileal bypass. Gastroenterol Clin North Am 1987; 16(3): 483–491

Yska JP, Linde S, Tapper VV, Apers JA, Emous M, Totté ER et al. Influence of Bariatric Surgery on the Use and Pharmacokinetics of Some Major Drug Classes. Obes Surg 2013; 23(6): 819–825

VIII

INTERDISZIPLINÄRE VORBEREITUNG UND NACHSORGE

Birgit Schilling-Maßmann

Präoperative Patientenauswahl und Vorbereitung

Postoperative Nachsorge

Derzeit ist die Adipositaschirurgie die einzige therapeutische Maßnahme, die von sich behaupten kann, nachhaltig einen Gewichtsverlust zu erzeugen sowie Komorbiditäten zu stoppen oder gar zurückzuführen und somit die Mortalität bei Patienten mit morbider Adipositas zu senken. Die verminderte Sterblichkeit ist im Wesentlichen bedingt durch das reduzierte Risiko, an Komplikationen des Diabetes mellitus, Herzkreislauferkrankungen oder Malignomen zu versterben. Die erzielten Ergebnisse sind stark abhängig von einer geeigneten Patientenauswahl und einem entsprechenden Follow-up. Erfolgreicher Gewichtsverlust nach Adipositaschirurgie wird in der Regel definiert als mindestens 50 % Verlust des überschüssigen Körpergewichtes bzw. 20 bis 35 % des ursprünglichen Körpergewichts.

Adipositaschirurgische Maßnahmen stellen jedoch weitreichende Eingriffe dar, die nur durch das dauerhafte aktive Mitwirken des Betroffenen zu einem langfristigen Erfolg führen können. Neben dem rein chirurgischen Vorgehen sind weitere Schwerpunkte in der Ernährungsmedizin und ggf. auch der Diabetologie, der Ernährungstherapie, dem Verhaltenstraining und anderen unterstützenden Einrichtungen zu finden (Buchwald et al., 2011; Leong, Taheri, 2014).

Präoperative Patientenauswahl und Vorbereitung

Bevor adipöse Patienten sich einer chirurgischen Maßnahme unterziehen, sind realistische Erwartungen gemeinsam zu diskutieren. Präoperative und postoperative Beratungen dienen der Wissensvermittlung und -vertiefung: Betroffene müssen wissen, dass weder die bariatrische Operation als „single shot" zu sehen ist, noch die postoperative Gewichtsabnahme problemlos und ohne persönlichen Einsatz erfolgt. Den Patienten ist nahe zu bringen, dass chirurgische Eingriffe sie nicht zu ihrem Idealgewicht (nach BMI) zurückbringen können, sondern, dass es das primäre Ziel der chirurgischen Maßnahme ist, ihre Risiken für Morbidität und Mortalität zu senken. Es bedarf einer ausführlichen Aufklärung der möglichen negativen Auswirkungen dieser Verfahren sowie anstehenden Ernährungs- und Verhaltensänderungen, die mit der Operation einhergehen.

Viele adipöse Patienten haben extreme Schuldgefühle, wenn sie eine adipositaschirurgische Maßnahme in Erwägung ziehen. Hier ist es wichtig, diesen Patienten zu erläutern, dass Adipositaschirurgie ein erhebliches Engagement von ihnen einfordert, das dramatische Lebensstiländerungen beinhaltet. Die Wahl des operativen Weges zieht ein weit höheres Risiko nach sich und erfordert mehr Mut als die übrigen Maßnahmen zur Gewichtsreduktion. Hat sich ein Adipöser für eine adipositaschirurgische Intervention entschieden, so sind folgende Voruntersuchungen erforderlich (vgl. Abb. 39):

- Erstgespräch bei einem Ernährungsmediziner oder in der Adipositastherapie erfahrenem Arzt
  - Allgemeines Risikoscreening: Labor mit allgemeinen Risikoparametern und endokrinologischen Parametern (TSH; Cortisol; ACTH), EKG, Blutdruckmessung, ggf. Schlaf-Apnoe-Screening, ggf. Vorstellung bei anderen Fachärzten abhängig von den Komorbiditäten
- Erste medizinische Einschätzung für/ gegen eine bariatrische Operation
- Compliance-Testung oder BMI-Zirkel
- Überweisung zur Erstellung eines psychiatrischen/psychosomatischen Gutachtens
- Somatische Voruntersuchungen (Labor, Sonografie Abdomen, Gastroskopie, Bioelektrische Impedanzanalyse)
- Vorstellung bei einem in der Adipositaschirurgie erfahrenen Chirurgen

Für Patienten ohne Indikation für eine Operation oder mit Kontraindikationen für einen bariatrischen Eingriff werden Alternativlösungen entwickelt (z.B. DOC WEIGHT®- Patientenschulung, individuelle Diättherapie/Ernährungsberatung, stationäre REHA-Maßnahme in geeigneter Einrichtung).

Compliance-Testung

Diese Phase dient der Beantwortung der Frage, ob der Patient nach einer bariatrischen Operation voraussichtlich in der Lage sein wird, den notwendigen Anforderungen in der Nachsorge Folge zu leisten.

- Vorbereitungsphase mit mind. 5-maliger Ernährungsberatung, REHA-Sport (50 Einheiten; 2-mal pro Woche, möglichst im Wasser) und ggf. Psychotherapie

- Regelmäßiger Besuch einer Adipositas-Selbsthilfegruppe (mind.1 mal pro Monat)

- Monatliche Gewichtskontrollen beim Hausarzt. Das Gewicht sollte in der Betreuungszeit nicht steigen.

- Alle drei Monate Beratungsgespräch in der betreuenden Schwerpunktpraxis oder dem Adipositaszentrum mit Vorlage eines Kontroll-Ernährungsprotokolls und des Bewegungstagebuchs

Werden Termine mehrfach nicht eingehalten oder deutliche Gewichtszunahmen verzeichnet, so wird empfohlen, die Vorbereitungszeit zu verlängern oder ggf. zu dem Zeitpunkt zunächst nicht operative Therapien anzustreben.

Abb. 39 BDEM-Behandlungspfad ADIPOSITAS
(nach Schilling-Maßmann, Winckler, Stand: 01.03.2013)

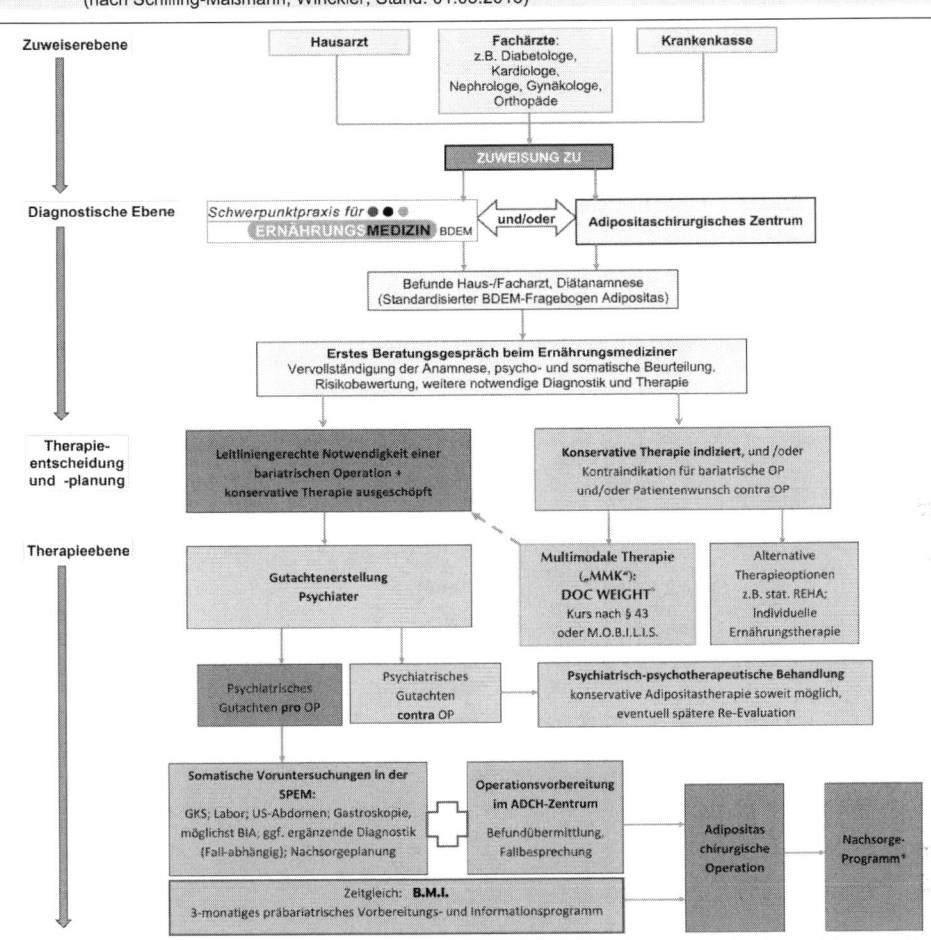

*) Standardisiertes Nachsorgeprogramm in der Schwerpunktpraxis Ernährungsmedizin *BDEM*
Neben der chirurgischen Nachsorge wird hier ein interdisziplinäres Nachsorgeprogramm über einen Zeitraum von zwei Jahren vorgestellt und über die Schwerpunktpraxen angeboten:
  a. Ernährungsmedizinische Nachuntersuchungen (4 x im 1. Jahr, 2 x im 2. Jahr) mit körperlicher u. laborchemischer Untersuchung, BIA, Überwachung der Supplementation, ausführliche Beratung, Beurteilung des Verlaufs
  b. Curriculäre, 12 Einheiten umfassende Ernährungstherapie gemäß VDD-Beratungsstandard „Ernährung im Kontext der bariatrischen Chirurgie"
  c. Bewegungstherapie als REHA-Sport (50 Einheiten in 18 Monaten)
  Psychotherapeutische Unterstützung einzelfallabhängig.

Bariatrisches multimodales Informationsprogramm (b.m.i.-ZIRKEL)

Diese umfassende Schulung vor einem adipositaschirurgischen Eingriff vermittelt nach erfolgter Indikationsstellung und in der Phase der OP-vorbereitenden Untersuchungen standardisierte, gebündelte und strukturierte Informationen rund um die OP und im weiteren Leben unter Einbeziehung der Patienten in ihre Therapie zur Stärkung der (langfristigen) Compliance. Es dient der Sensibilisierung für mögliche Probleme nach der OP und Schärfung des Verständnisses für die Notwendigkeit der lebenslangen

Nachsorge und Supplementation. Der BMI-Zirkel ist somit kein Ersatzprogramm für eine multimodale konservative Adipositastherapie.

Postoperative Nachsorge

Gemäß der S3-Leitlinie bedürfen Patienten nach adipositaschirurgischen Eingriffen einer regelmäßigen Nachsorge durch einen in der Adipositastherapie erfahrenen Arzt und eine ausgebildete Ernährungsfachkraft. Im ersten postoperativen Jahr sollte eine engmaschige Nachsorge und ärztliche Betreuung angeboten werden. Allerdings beginnt die Nachsorge nach Auffassung der Autoren bereits präoperativ im Rahmen der Ernährungsumstellung zur Vorbereitung auf das sich verändernde Essverhalten nach dem Eingriff. Außerdem muss aufgeklärt werden über Veränderungen durch den bariatrischen Eingriff, deren unerwünschte Wirkungen und Beschwerden, sowie über mögliche Komplikationen bei „Verstößen". Insbesondere bei Diabetikern gilt es, bereits im Vorfeld die Medikation anzupassen (orale Antidiabetika/Insulindosis) (CAADIP, 2010).

Die Nachsorge muss fachkompetent erfolgen und beinhaltet die Behandlung von Komorbiditäten sowie die Vorbeugung von Mangelsituationen. In der postoperativen Langzeitbetreuung werden Ernährungsverhalten und Supplementation kontrolliert. Bei einem präoperativ besonders hohen Ausgangsgewicht ist auch nach erfolgtem adipositaschirurgischem Eingriff die Fortsetzung einer konservativen Adipositastherapie erforderlich. Die ernährungsmedizinische Betreuung erfolgt im ersten postoperativen Jahr vierteljährlich, im zweiten Jahr halbjährlich und ab dem dritten Jahr jährlich. Sofern Beschwerden auftreten, müssen die Betreuungsintervalle verkürzt werden. Es wird der Ernährungsstatus, insbesondere die Eiweißversorgung, sowie die Vitamin- und Mineralstoffversorgung beurteilt und bedarfsgerecht substituiert. Daneben wird das Bewegungsverhalten analysiert und die psychische Situation der Patienten beobachtet. Bei psychischen Auffälligkeiten ist eine begleitende Verhaltenstherapie anzustreben.

Eine standardisierte Checkliste für die Nachsorge dient zur Exploration sowohl somatischer als auch psychischer Variablen. Neben der körperlichen Untersuchung (bes. Hautbild) erfolgen Laborkontrollen, die bei klinischen Auffälligkeiten entsprechend erweitert werden müssen. Die Verlaufsbeurteilung der Zusammensetzung der Körperkompartimente mittels bioelektrischer Impedanzanalyse kann auch für die Patientenmotivation von großer Bedeutung sein (Abnahme der Körperfettmasse). Sie dient im Wesentlichen der Beurteilung der Körperzusammensetzung im Hinblick auf die Aufrechterhaltung der fettfreien Körpermasse und Reduktion des Körperfettanteils. Um intraabdominelle Veränderungen (u.a. Gallensteinbildung) festzustellen, empfiehlt es sich, mindestens einmal jährlich eine Sonographie der Oberbauchorgane durchzuführen. Alle erhobenen Befunde sind in einem aussagekräftigen Nachsorgepass zu dokumentieren (Abb. 40).

Abb. 40 Beispiel zur Dokumentation in einem Nachsorgepass

Postoperative Beschwerden	Jahr 1					Jahr 2		Jahr 3	Jahr 4	Jahr 5
	4.-6. Woche	Monat 3	Monat 6	Monat 9	Monat 12	Monat 18	Monat 24	Monat 36	Monat 48	Monat 60
Dumping-Syndrom										
Reflux/Sodbrennen										
Regurgitation										
Obstipation										
Diarrhoe										
Steatorrhoe										
Flatulenz										
Hypoglykämie										
Schwindel										
Kopfschmerzen										
Hautprobleme										
Nagelprobleme										
Haarausfall										
Gefühlsstörungen an den Händen										
Beschwerden im rechten Oberbauch										
Gallensteine										
Nierensteine										
Sonstiges										

Neben Dumping-Syndrom und Verdauungsstörungen, die durch Diarrhoen oder auch Obstipation gekennzeichnet sein können, zeigt sich bei den Patienten häufig Haarausfall und Erbrechen/Würgen (Cave: Vitamin B_1-Verlust).

Nahrungsmittelunverträglichkeiten können sich sowohl subjektiv als auch objektiv entwickeln. Häufig entsteht durch Erwürgen von Nahrung eine Aversion gegenüber bestimmten Lebensmitteln, die deutlich von einer Intoleranz abzugrenzen ist. Das Erwürgen kann u.a. durch schnelles und hastiges Essen oder beispielsweise durch unzureichendes Kauen der Speisen hervorgerufen werden. Besonders nach einer Schlauchmagenoperation werden Refluxbeschwerden von den Patienten geschildert. Neue und/oder alte psychische Probleme oder auch Essstörungen treten häufig auf. Folge des massiven Gewichtsverlusts ist fast regelhaft das Herabhängen von Hautfalten, was zu entsprechenden pflegerischen Problemen bis hin zu schwerwiegenden dermatologischen Erkrankungen führen kann.

Die postbariatrische Nachsorge ist zwingend interdisziplinär zu gestalten (Tab. 34). Neben der ernährungsmedizinischen/diabetologischen Betreuung ist eine fachkompetente Ernährungstherapie eine Conditio sine qua non[58]. Diättherapeuten mit Zusatzqualifikationen zur Behandlung adipositaschirurgischer Patienten sind die größte Stütze für die Betroffenen in den ersten Betreuungsmonaten und -jahren. Wünschenswert wäre ein Therapieumfang von 12 diättherapeutischen Einheiten in zwei Jahren von jeweils 60-minütiger Dauer. Davon sollten im Jahr der bariatrischen Operation 8 Einheiten (davon wenigstens 1 Termin präoperativ und 5 Einheiten im ersten postoperativen Halbjahr) und im zweiten postoperativen Jahr 3 Einheiten stattfinden. Neben der Unterstützung bei der Ernährungsumstellung erfolgt auch eine Anleitung der Supplementation (Tab. 35). Die Beratungen erfolgen in enger Kooperation mit einem Hausarzt/ Ernährungsmediziner, ggf. Diabetologe und Chirurg. Auch verhaltenstherapeutische Interventionen werden im Einzelfall notwendig. Hier sind die Psychotherapeuten, die den Patienten ggf. schon vor der Intervention behandelt haben, zu involvieren. Eine Anleitung zur Bewegungstherapie kann im Rahmen einer Verordnung von REHA-Sport einmalig erfolgen. Danach sollte der Bereich der Bewegung in die Eigenverantwortung übergeleitet werden.

Tab. 34 Empfehlungen zur routinemäßigen Nachsorge
(eigene Darstellung nach Freddhoff & Sharma, Mechanik et al., 2008; 2012; Winckler, 2013)

	Monat postoperativ						Jähr-lich
	3	6	9	12	18	24	
Gewicht/BMI	x	x	x	x	x	x	x
EWL	x	x	x	x	x	x	x
Bauch-/Hüftumfang	x	x	x	x	x	x	x
Körperliche Untersuchung	x	x	x	x	x	x	x
Ultraschall Abdomen							
Hautstatus							
Ernährung/Supplementation	x	x	x	x	x	x	x
Psychologischer Status	x	x	x	x	x	x	x
Bewegung	x	x	x	x	x	x	x
Messung Körperzusammensetzung (BIA)	x			x		x	x
Laborkontrollen							
Blutbild, Elektrolyte	x	x	x	x	x	x	x
Serumchemie (BZ/HbA$_{1C}$, GOT, GPT, GGT, AP, anorg. Phosphat, Kreatinin, Harnsäure, Kalzium, Blutfette)	x	x	x	x	x	x	x
Eisen, Ferritin, Albumin		x		x	x	x	x
25-OH-Vitamin D, Parathormon		(x)		x	x	x	x
Vitamin B$_{12}$, Folsäure				x	x	x	x
Zink				x	x	x	x
Fettlösliche Vitamine bei malabsorptiven Eingriffen	(x)	x	(x)	x	x	x	x

Die häufigste unerwünschte Wirkung ist die erneute rasche Gewichtszunahme bei oftmals unzureichender Compliance des Patienten (Compher et al., 2012). Daher ist es notwendig, im Vorfeld des Eingriffs zur Gewichtsreduktion den Patienten zu verdeutli-

---

[58] Conditio sine qua non [*lat.*]: Bedingung, ohne die nicht

chen, dass ein bariatrischer Eingriff lediglich ein Hilfsmittel darstellt, um von einem hohen Ausgangsgewicht zu einem niedrigeren Gewicht zu gelangen, dieses jedoch nur durch den veränderten aktiven Lebensstil (Ernährung, Bewegung und Verhalten) bestehen bleibt. Ein langfristiger und nachhaltiger Erfolg bedarf derartiger Lebensstilveränderungen.

Abb. 41 Übliche Gewichtsentwicklung
(eigene Darstellung)

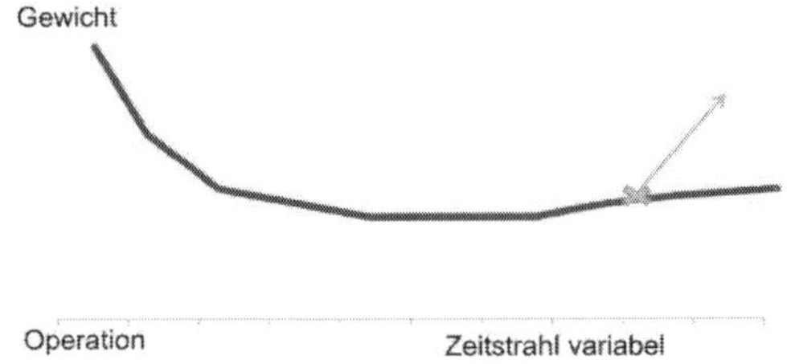

Supplementation in der Routine

Aufgrund der reduzierten Kalorienzufuhr und der malresorptiven Auswirkungen des bariatrischen Eingriffs sind die Patienten lebenslang auf eine adaptierte Zufuhr von Vitaminen und Mineralien angewiesen.

Tab. 35 Angaben zur Präventivgabe von Vitaminen und Mineralstoffen
(nach Ails et al., 2008)

	Magenband	Schlauchmagen	Magenbypass	BPD/BPD-DS
Protein	60 (– 90) g/Tag	60–90 g/Tag	60–90 g/Tag	(60–) 90 g/Tag
Multivitamin A-Z	RDA* 100 %	RDA[1] 100 %	RDA[1] 200 %	RDA[1] 200 %
Kalzium und Vitamin D$_3$	1.500 Ca^{2+} 800 IE D_3‡	1.500 Ca^{2+} 800 IE D_3‡	1.500–2.000 Ca^{2+} 800–1.200 IE D_3‡	1.800–2.400 Ca^{2+} 1.000–2.000 IE D_3‡
Vitamin B$_{12}$	—	Ggf. 1000 µg alle 3 Monate		
Weitere†	—	—	—	—

* RDA = Recommended Daily Allowance = Tagesbedarf
‡ gemäß DGE-Stellungnahme (http://www.dge.de/pdf/ws/DGE-Stellungnahme-VitD-111220.pdf)
† Zink nur nach Laborkontrolle, erhöhte Zufuhr ist schädlich; Folsäure im Multivitamin ausreichend; Vitamin D bei Malabsorption, wenn präventiv nicht ausreichend Anpassung der Dosierung, ggf. parenteral Substitution, Kontrolle von Parathormon, ggf. Ausgleich Ca^{2+}-Mangel; Vitamin A nur bei nachgewiesenem Mangel; Eisen bei nachgewiesenem Mangel

Durch die regelmäßige Einnahme obiger Vitamine und Mineralien kann oftmals ein Mangel verhindert werden. Insbesondere menstruierende Frauen haben jedoch ein hohes Risiko, einen Eisenmangel zu entwickeln. Bei der Therapie ist zu beachten, dass nicht in jedem Fall Eisen ausreichend auf oralem Weg resorbiert wird. Sollte eine orale Therapie scheitern, ist bei sich leerendem Eisenspeicher (Ferritin unter 20) eine parenterale Gabe geeigneter Eisenpräparate erforderlich. Blutspenden sollten im weiteren Verlauf des Lebens nicht erfolgen.

Ein weiterer kritischer Parameter ist der Vitamin-D-Haushalt. Bariatrische Patienten haben oftmals einen sehr hohen Bedarf, dem die orale Gabe entsprechend anzupassen ist. Nur in Ausnahmefällen ist auch hier eine parenterale Gabe zum Auffüllen leerer Vitamin-D-Speicher bei nachgewiesenem sekundärem Hyperparathyreoidismus erforderlich. In der Tabelle 35 sind Angaben zur Präventivgabe zu finden:

Hinweise zu Medikamenten nach Adipositas-Operationen aus hausärztlicher Sicht

Schmerz-/Rheumamittel: (Diclofenac, Ibuprofen, Voltaren, Naproxen, Piroxicam u.a.) sollten nicht in Tablettenform eingenommen werden. Zäpfchen und Injektionen sind sicherer und schädigen nicht den Darm. Bevorzugt zum Einsatz kommen Paracetamol oder Novaminsulfon.

Tab. 36 Geeignete und ungeeignete Schmerzmittel für Patienten nach bariatrischen Eingriffen

	geeignet	ungeeignet
Leichte Schmerzen	Paracetamol	Aspirin/ASS
Mittelgradige Schmerzen	Novaminsulfon / Novalgin	Ibuprofen, Naproxen, Diclofenac, Piroxicam = alle nichtsteroidalen Antirheumatika
Schwere bis schwerste Schmerzen	Tramadol, Tilidin, Morphine	

Acetylsaliyclsäure: (ASS; Aspirin) sollte nach bariatrischen Operationen nicht zum Einsatz kommen.

Antikontrazeptiva: Die Wirksamkeit von Medikamenten, wie auch der „**Pille**" zur Schwangerschaftsverhütung, kann eingeschränkt sein. Frauen im gebärfähigen Alter müssen hierzu explizit aufgeklärt werden und mit ihrem Frauenarzt Alternativen erörtern.

Die Aufnahme von Medikamenten in den Körper wird durch eine Magenbypass-Anlage oder einen BPD/BPD-DS verändert. Daraus ergibt sich, dass behandelnde Ärzte über den Magenbypass informiert sein müssen, da sonst unter Umständen Medikamente verordnet werden, die nicht aufgenommen werden können.

Sofern Beschwerden nach einem bariatrischen Eingriff auftreten, sind nachfolgende Medikamente (Tab. 37) im Komplikationsmanagement zu empfehlen. Zu beachten ist, dass bei langanhaltenden Beschwerden die Ursache abklärt werden muss.

Tab. 37 Medikamentöses Komplikationsmanagement

Beschwerden	Medikament	Hinweise
Sodbrennen Reflux	PPI (Pantozol, Antra Mups, Nexium etc.) evtl. erneut ansetzen oder erhöhen	Max. Dosis: 40 mg (1-0-1) CAVE: bei Gestation absetzen
Übelkeit	Iberogast	~ 30 gtt Ursache klären
Erbrechen	Iberogast	Ursache klären
Obstipation	Movicol, kann auf bis zu 6 Beutel am Tag erhöht werden. Beginn mit 1-0-1	Movicol darf nicht gleich abgesetzt werden, wenn Stuhlgang wieder funktioniert
Flatulenz	Evtl. Espumisan	Ursache klären
Diarrhoe	Meist nicht medikamentös behandlungswürdig, ggf. Loperamid	Ursache klären
Gallensteine	Prophylaktisch: Ursodesoxycholsäure	

Psychologische Auswirkungen aus ärztlicher Sicht

Die psychische Stabilität von Menschen, die sich einer adipositaschirurgischen Maßnahme unterziehen wollen, ist bereits präoperativ zu beurteilen. Es gilt festzustellen, ob Bereitschaft und persönliche Fähigkeiten für die postoperativen Veränderungen ausreichen. Einige Patienten nutzen ihr Gewicht bewusst oder unbewusst als Mittel, um aus sozialen Interaktionen zurückzutreten oder um Intimität zu vermeiden. Starker Gewichtsverlust kann für einige Patienten in der Folge sehr belastend sein.

Es ist bekannt, dass die Suizidalität in der postbariatrischen Gruppe höher ist als bei einer konservativ behandelten Klientel. Dennoch ist es nachgewiesen, dass sich die psychische Gesundung und der psychosoziale Status, einschließlich sozialer Beziehungen und Beschäftigungschancen, für die Mehrheit der Menschen nach Adipositaschirurgie deutlich verbessern, und sie somit einen positiven Beitrag zur Lebensqualität leistet. Adipositaschirurgie wirkt sich auch positiv auf affektive und Angst-Störungen aus.

Obwohl die meisten Studien optimistische Ergebnisse zeigen und von erheblichen psychosozialen Verbesserungen berichten, profitiert eine Minderheit der Patienten psychologisch nicht von der Operation. Zwischen 5 und 10 % der operierten Patienten trennen sich nach der Operation von ihrem Partner. Partnerschaftskonflikte tauchen auf, die oftmals mit dem Stress der neuen Lebenssituation in Verbindung gebracht werden können.

Auch ein Wiederauftreten von Suchterkrankungen wurde festgestellt, darunter Glücksspiel, Alkoholismus und Drogenkonsum. Patienten mit Suchtanamnese müssen daher schon im Vorfeld sorgfältig beraten und postoperativ ausreichend überwacht werden. Die hier geschilderten Probleme sollten bereits präoperativ im Explorationsgespräch von den entsprechenden Experten angesprochen werden. Eine fortgesetzte Beratung und der Besuch von Selbsthilfegruppen sind oft sehr hilfreich.

In Kapitel VIII werden die psychologischen Aspekte näher betrachtet.

Literatur

Aills L, Blankenship J, Buffington C, Furtade M, Parratott J. Allied Health Nutritional Guidelines for the Surgical Weight Loss Patient. American Society for Metabolic and Bariatric Surgery. Surg Obes Relat Dis 2008; 4: 73–108

Buchwald H, Ikramuddin S, Dorman RB, Schone JL, Dixon JB. Management of the metabolic/bariatric surgery patient. Am J Med 2011; 124(12):1099–1105

CAADIP. Deutsche Gesellschaft für Allgemein- und Viszeralchirurgie – Chirurgische Arbeitsgemeinschaft für Adipositastherapie, Deutsche Adipositas-Gesellschaft, Deutsche Gesellschaft für Psychosomatische Medizin und Psychotherapie, Deutsche Gesellschaft für Ernährungsmedizin. S3-Leitlinie „Chirurgie der Adipositas"; 2010

Compher CW, Hanlon A, Kang Y, Elkin L, Williams NN. Attendance at clinical visits predicts weight loss after gastric bypass surgery. Obes Surg 2012; 22(6): 927–934

Freedhoff Y, Sharam AM, Hrsg. Best Weight – ein Leitfaden für das Adipositas-Management. Aus dem Engl. übers. und bearb. von Hellbardt M, Schilling-Maßmann B, Haberl P. Lengerich, Berlin, Bremen, Miami, Riga, Viernheim, Wien, Zagreb: Pabst; 2012

Leong WB, Taheri S. Challenges Faced by Baristric Multidisiplinary Team. In: Haslam DW, Sharma AM, le Roux CW, Hrsg. Ontroversies in Obesity. London: Springer; 2014: 245–252

Mechanick JI, Kushner RF, Sugerman HJ, Gonzales-Campoy J.M, Collazo-Clavell ML, Guven S et al. Medical Guidelines for Clinical Practice for the perioperative Nutritional, Metabolic, and Nonsurgical Support of the Bariatric Surgery Patient. American Association of Clinical Endocrinologists, The Obesity Society, American Society for Metabolic and Bariatric Surgery. Surg Obes Relat Dis 2008; 4: 109–184

Winkcler K. Baraitrische chirurgie – Nachsorge. In: Wirth A, Hauner H, Hrsg. Adipositas. Berlin; Heidelberg: Springer; 2013: 341–348

IX PSYCHOLOGISCHE ASPEKTE

Almut Rudolph, Anja Hilbert

Psychologische Aspekte vor bariatrischen Eingriffen

Psychologische Aspekte nach bariatrischen Eingriffen

Psychosoziale und verhaltenstherapeutische Interventionen

Psychologische Aspekte vor bariatrischen Eingriffen

Bariatrische Patienten leiden unter einer Reihe von medizinischen Erkrankungen und gravierenden psychosozialen Einschränkungen. Dieses Kapitel gibt einen Überblick über psychologische Aspekte vor und nach bariatrischen Eingriffen und deren Zusammenhänge mit postoperativem Behandlungserfolg. Abschließend werden Implikationen für psychosoziale und verhaltenstherapeutische Interventionen vorgestellt.

Öffentliche gewichtsbezogene Stigmatisierung und Selbststigmatisierung

Neben dem erhöhten Körpergewicht und dessen medizinischen Folgeerkrankungen leiden adipöse Menschen häufig unter öffentlicher gewichtsbezogener Stigmatisierung. Die öffentliche Stigmatisierung der Adipositas umfasst abwertende Eigenschaften, die adipösen Menschen zugeschrieben werden (vgl. Abb. 42). Diese Vorurteile sind in vielen Lebensbereichen (z.B. Familie, Beruf) präsent und können zu einer tatsächlichen Ungleichbehandlung adipöser Menschen führen (Hilbert, in Druck). Auch im Gesundheitswesen ist öffentliche gewichtsbezogene Stigmatisierung weit verbreitet. Beispielsweise schätzten Ärzte adipöse Patienten ungesünder und weniger diszipliniert ein als normalgewichtige Patienten. Außerdem waren sie weniger motiviert, adipösen Patienten zu helfen (Hilbert & Geiser, 2012). Aber Stigmatisierung ist nicht nur auf Meinungen und Reaktionen anderer Menschen begrenzt. Ein Großteil der adipösen Menschen selbst teilt die öffentliche gewichtsbezogene Stigmatisierung und verinnerlicht diese auch (Hilbert et al., 2014a). Der Prozess der Selbststigmatisierung beinhaltet, dass adipöse Menschen sich aufgrund ihres Gewichts negative Eigenschaften zuschreiben, ihrer eigenen Person gegenüber Vorurteile und benachteiligendes Verhalten zeigen (vgl. Abb 42).

Abb. 42 Beispiele für gewichtsbezogene Stigmatisierung (nach Corrigan, 2005)

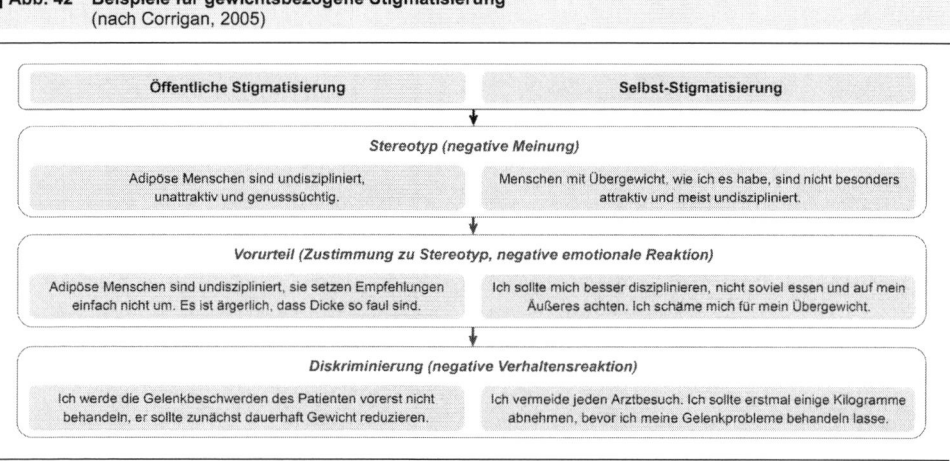

Sowohl das Erleben öffentlicher gewichtsbezogener Stigmatisierung als auch die Selbststigmatisierung sind mit höherem Körpergewicht, mehr depressiven und ängstlichen sowie essstörungsspezifischen Symptomen, einer größeren Unzufriedenheit mit dem eigenen Körper und einer verringerten Lebensqualität verbunden (Hilbert et al., 2013; Hilbert et al., 2014b). Aufgrund der Relevanz von öffentlicher gewichtsbezogener Stigmatisierung und Selbststigmatisierung für die Psychopathologie, ist bei der Behandlung von Patienten mit Adipositas ein sensibler Umgang mit Figur und Gewicht geboten (Hilbert & Geiser, 2012; siehe auch www.adipositasstigma.de).

Psychische Störungen

In der Allgemeinbevölkerung sind adipöse Menschen häufiger als normalgewichtige Menschen an psychischen Störungen wie beispielsweise Depressionen, Angststörungen oder Essstörungen erkrankt. Herpertz und Kollegen (2006) untersuchten Lebenszeitprävalenzen psychischer Störungen von normalgewichtigen Personen, adipösen Personen vor bariatrischem Eingriff und adipösen Kontrollpersonen, die zum Zeitpunkt der Untersuchung kein Gewicht zu reduzieren versuchten. Mit Hilfe strukturierter klinischer Interviews wurde bei mehr als der Hälfte der adipösen präbariatrischen Personen mindestens eine psychische Störung in der Lebensspanne diagnostiziert (vgl. Tab. 38).

Tab. 38 Lebenszeitprävalenzen psychischer Störungen in Deutschland (nach Herpertz et al., 2005)

	Normalgewichtige Individuen (N=174)	Adipöse Kontrollindividuen (N=128)	Adipöse Individuen vor Bariatrie (N=146)
Psychische Störung (gesamt)	38,5 %	48,4 %	54,3 %
Depressive Störungen	16,1 %	14,8 %	22,9 %
Angststörungen	8,6 %	16,4 %	13,1 %
Posttraumatische Belastungsstörung	2,3 %	3,9 %	7,8 %
Essstörungen	5,7 %	7,0 %	11,1 %
Alkoholmissbrauch/-abhängigkeit	4,6 %	4,7 %	9,2 %

Eine aktuelle, internationale Übersichtsarbeit zu psychischen Störungen bei präbariatrischen Patienten unterstreicht die Ergebnisse, wonach Depressionen, Angststörungen und Essstörungen zu den häufigsten Komorbiditäten zählen (Malik et al., 2013). Weitere Studien fanden einen positiven Zusammenhang zwischen dem Grad der Adipositas und der Psychopathologie: Je stärker die Adipositas ausgeprägt ist, desto höher sind die Raten von Depressionen (Onyike et al., 2003) oder Binge Eating-Störungen (Yanovski, 2003). Da Essstörungen häufig im Zusammenhang mit Adipositas und bariatrischen Eingriffen diskutiert werden, sollen diese im Folgenden näher erläutert werden.

Die Binge Eating-Störung (BES) zählt zu den häufigsten Essstörungen bei Patienten vor bariatrischer Chirurgie. Die BES (vgl. Tab. 39) ist gekennzeichnet durch wiederholte Episoden von Essanfällen, in denen die Betroffenen innerhalb kurzer Zeit eine große Nahrungsmenge zu sich nehmen und dabei das Gefühl haben, die Kontrolle über das Essen zu verlieren (zusammenfassend siehe Hilbert, 2012). Die Lebenszeitprävalenzen der BES bei präbariatrischen Patienten sind im Vergleich zur Allgemeinbevölkerung deutlich erhöht (Kessler et al., 2013). Die Häufigkeit der mittels Fragebogen erfassten BES variiert zwischen 18 % und 57 % (Meany et al., 2014), während im strukturieren klinischen Interview 10 % bis 27 % der präbariatrischen Patienten eine BES angeben (Marek et al., 2014; Mitchell et al., 2012). Präbariatrische Patienten mit einer aktuellen BES haben zudem signifikant häufiger Depressionen oder Angststörungen (Jones-Corneille et al., 2012) und befanden sich signifikant häufiger wegen emotionaler und psychischer Probleme in Behandlung (Mitchell et al., 2014a) als präbariatrische Patienten ohne BES. Ergebnisse einer Studie aus Deutschland zeigen, dass 83,6 % der präbariatrischen Patienten mit einer diagnostizierten Essstörungen in der Vergangenheit mindestens eine weitere psychische Störung in ihrem Leben hatten, während bei nur 45,2 % der präbariatrischen Patienten ohne Essstörung eine weitere psychische Störung diagnostiziert wurde (Mühlhans et al., 2009).

Eine weitere Essstörung, die sich häufig bei präbariatrischen Patienten findet, ist das Night Eating-Syndrom (NES). Das NES ist gekennzeichnet durch wiederholte Episoden nächtlichen Essens, die sich in einer Nahrungsaufnahme nach dem Einschlafen und/oder einer exzessiven Nahrungsaufnahme nach dem Abendessen äußern können (vgl. Tab. 39). Ausschlusskriterium für die Diagnose eines NES, ist das Vorliegen einer BES. In einer repräsentativen Studie aus Deutschland haben 1,1% der Allgemeinbevölkerung ein NES (de Zwaan et al., 2014). Bei adipösen Teilnehmern in Gewichtsreduktionsprogrammen hingegen finden sich Prävalenzen zwischen 6 % und 64 % (Colles & Dixon, 2012) und bei Patienten vor bariatrischem Eingriff zwischen 9 % und 18 % (Allison et al., 2006; Baldofski et al., 2014; Mitchell et al., 2014a). In der Allgemeinbevölkerung war das NES mit Depressionen, Essstörungspsychopathologie und höherem Körpergewicht assoziiert (de Zwaan et al., 2014), bei Teilnehmern in einem konservativen Gewichtsreduktionsprogramm ging das NES zudem mit einem geringeren Gewichtsverlust einher (Gluck et al., 2001). Außerdem wurde gezeigt, dass präbariatrische Patienten mit NES eine höhere Essstörungspsychopathologie aufwiesen als präbariatrische Patienten ohne NES (Baldofski et al., 2014).

Tab. 39 Kriterien der Binge Eating-Störung und des Night Eating-Syndroms in Anlehnung an das DSM-5
(American Psychiatric Association [APA], 2013)

Binge Eating-Störung (BES)	Night Eating-Syndrom (NES)

Wiederkehrende Essanfälle:
• Verzehr einer großen Nahrungsmenge
• Kontrollverlust über das Essverhalten (z.B., nicht mit dem Essen aufhören zu können)
• Verhaltensindikatoren (mind. 3):
  - schneller als gewöhnlich gegessen
  - gegessen, bis unangenehm voll gefühlt
  - große Mengen gegessen, obwohl nicht hungrig
  - allein gegessen, weil sich sonst geschämt wird, so viel zu essen
  - sich nach dem Essen eklig, schuldig oder niedergeschlagen gefühlt
	Wiederkehrende Episoden nächtlichen Essens:
	• Nächtliches Essen und/oder
	• Exzessive Nahrungsaufnahme nach dem Abendessen

Mindestens ein Essanfall pro Woche über einen Zeitraum von drei Monaten	
	Wachheit und Erinnerung
Kein regelmäßiges Kompensationsverhalten (z.B. Erbrechen, Laxantien, Sport)	Keine Folge externaler Einflüsse (z.B. Schichtarbeit, Pflege)
Klinisch bedeutsames Leiden	Klinisch bedeutsames Leiden

Psychologische Begutachtung

Sind die Möglichkeiten der konservativen Adipositasbehandlung erschöpft, kann eine operative Maßnahme zur Gewichtsreduktion ab einem BMI ≥ 40 kg/m² bzw. einem BMI ≥ 35 kg/m² mit Komorbiditäten indiziert sein (Chirurgische Arbeitsgemeinschaft für Adipositastherapie; CAADIP, 2010). Gemäß der S3-Leitlinie zur Chirurgie der Adipositas wird die Vorstellung aller Patienten bei einem in der Adipositasbehandlung erfahrenen klinischen Psychologen, Psychosomatikers oder Psychiaters empfohlen. Die präoperative Evaluation umfasst einerseits die ausführliche biographische und psychische Anamnese, die Beschreibung des Essverhaltens und des Gewichtsverlaufs, die Abklärung der Motivation und des Wissens über den geplanten Eingriff sowie die Erwartungen an den Gewichtsverlauf. Andererseits kann der bisherige Umgang mit Stigmatisierung, psychischen Problemen und persönlichen Krisen, die Bereitschaft zur Anpassung an die postoperativen Veränderungen im Ernährungs- und Bewegungsverhalten und der bisherige Umgang mit medizinischen Empfehlungen eruiert werden (de Zwaan et al., 2007). Ziel der Evaluation des psychischen Zustands ist es, derzeitige und frühere schwere instabile und unbehandelte psychische Störungen wie Substanzabhängigkeit, Schizophrenie, schwere Depression, Suizidalität, Borderline Persönlichkeitsstörung,

Posttraumatische Belastungsstörung, Bulimia Nervosa und Binge Eating-Störung zu explorieren. Diese Erkrankungen stellen keine generellen Kontraindikationen für einen bariatrischen Eingriff dar, vielmehr sollte beim Vorliegen unbehandelter psychischer Störungen eine Empfehlung für psychotherapeutische oder psychiatrische Behandlungen vor oder begleitend zum bariatrischen Eingriff gegeben sowie eine engmaschige Nachbetreuung oder ein Aufschub der Operation empfohlen werden (CAADIP, 2010). Eine Re-Evaluation des psychischen Zustands sollte dann erfolgen, wenn die psychische Erkrankung erfolgreich behandelt oder in einen stabilen Zustand überführt wurde. Große Bedeutung hat die psychische Evaluation zudem für die frühzeitige Identifikation von Faktoren, die den postoperativen Verlauf beeinflussen können.

Psychologische Aspekte nach bariatrischen Eingriffen

Während Patienten mit Adipositas Grad III durch konservative Maßnahmen der Gewichtsreduktion meist keine langfristigen Erfolge erzielen, werden durch bariatrische Eingriffe deutliche Gewichtsabnahmen und substanzielle Verbesserungen in den adipositasassoziierten Begleiterkrankungen erzielt (Ribaric et al., 2014). Trotz dieser eindrucksvollen Befunde verlieren bis zu 30 % der operierten Patienten aber nur unzureichend an Gewicht und bis zu 25 % der Patienten schaffen es nicht, eine langfristige Reduktion des Körpergewichts um 5 % aufrechtzuerhalten (Sarwer et al., 2005). Nahezu alle Patienten nehmen ab dem zweiten postoperativen Jahr bis zu 15 % des ursprünglich verlorenen Gewichts wieder zu (Sjöström et al., 2012). Auch die Verbesserung der Lebensqualität und die Linderung psychopathologischer Symptome scheinen bei einem Teil der Patienten nur vorübergehend zu sein. So liegt die Prävalenz psychischer Störungen ein Jahr nach bariatrischem Eingriff bei immerhin 18 % (Lier et al., 2011). Im Folgenden werden postoperative psychologische Aspekte aufgegriffen und erläutert, die im Zusammenhang mit einem suboptimalen postoperativen Verlauf diskutiert wurden (siehe auch Müller et al., 2013).

Essstörungen

Nach bariatrischen Eingriffen verringern sich die Prävalenzen von Essstörungen, wie die BES und NES, nahezu vollständig, da die Patienten postoperativ nur bedingt die Möglichkeit haben, große Nahrungsmengen zu sich zu nehmen. Darüber hinaus müssen die Patienten ihre Ernährungsgewohnheiten an die stark veränderten anatomischen Strukturen nach der Operation anpassen (Rudolph & Hilbert, 2013a). Beispielsweise sollten regelmäßige kleine Mahlzeiten mit vorzugsweise fettarmen und eiweißreichen Lebensmitteln im Tagesablauf eingeplant und der Verzehr von zuckerhaltigen Lebensmitteln eingeschränkt werden. Eine Missachtung der postoperativen Ernährungsempfehlungen kann zu Symptomen wie Erbrechen, Plugging (Steckenbleiben der Nahrung) oder Dumping (Übelkeit, Schwäche und Schwindel nach der Nahrungsaufnahme) führen. Außerdem beschreiben viele Autoren (Colles et al., 2008; de Zwaan et al., 2010; White et al., 2010) postoperative psychopathologische Essverhaltenssymptome wie figur- oder gewichtsbezogenes Erbrechen, Grazing (Verzehr kleiner Snacks über einen längeren Zeitraum) und Loss of Control Eating (LOC Eating; objektive und/oder subjektive Essanfälle mit Kontrollverlust). Postoperative psychopathologische Essverhaltenssymptome und klinische Essstörungen werden von ungefähr 30 % der Patienten nach Operation berichtet. Beispielsweise berichtete ein Großteil der von de Zwaan und Kollegen (2010) 18 bis 36 Monate nach Magenbypass-Operation befragten Patienten in einem strukturierten klinischen Interview postoperative psychopathologische Essverhaltenssymptome (vgl. Tab. 40).

Auch wenn einige Studien zeigen, dass präoperative BES mit postoperativen Essanfällen und LOC Eating sowie erhöhter Essstörungspsychopathologie nach Operation assoziiert ist (White et al., 2010), kann die präoperative Essstörungspsychopathologie nicht als eindeutiger Prädiktor für die Entwicklung postoperativer Essstörungspsychopathologie angesehen werden. So konnte kein Zusammenhang zwischen präoperativer BES bzw. NES und postoperativem Gewichtsverlust gefunden werden (Alger-Mayer et al., 2008; Morrow et al., 2008; White et al., 2010). Hingegen konnten postoperative psychopathologische Essverhaltenssymptome und Essstörungen als signifikante Prädiktoren für einen geringeren Gewichtsverlust und/oder Gewichtswiederzunahme identifiziert werden (de Zwaan et al., 2010; Meany et al., 2014; White et al., 2010). In der oben beschriebenen Studie von de Zwaan et al. (2010) nahmen postbariatrische Patienten mit mehr als einer LOC Eating-Episode pro Woche im vergangenen halben Jahr signifikant weniger ab (29,3 % BMI-Verlust) als Patienten ohne LOC Eating-Episoden (37,5 % BMI-Verlust). Weitere Untersuchungen zeigten, dass psychopathologische Essverhaltenssymptome und Essstörungen nach Operation mit erhöhter allgemeiner Psychopathologie und psychischen Komorbiditäten (z.B. Depressionen, Angststörungen) sowie verringerter Lebenszufriedenheit einher gehen (Colles et al., 2008; de Zwaan et al., 2010; White et al., 2010). Demnach sollten Patienten mit postoperativer Essverhaltenspsychopathologie einem psychologischen Psychotherapeuten mit Erfahrungen in der Behandlung bariatrischer Patienten vorgestellt werden oder an einen solchen verwiesen werden, wenn keine interdisziplinäre bariatrische Nachsorge realisierbar ist.

Tab. 40 Häufigkeiten von Essstörungspsychopathologie nach Magenbypass-Operation
(nach de Zwaan et al., 2010)

Psychopathologische Essverhaltenssymptome bzw. Essstörungen im letzten halben Jahr	Häufigkeit in %
Plugging	76,3
Dumping	50,8
Erbrechen (nicht-gewichtsbezogen)	62,7
Loss of Control Eating	25,4
Grazing	32,2
Erbrechen (figur- und gewichtsbezogen)	11,9
Nächtliches Essen	11,9
Binge Eating-Störung	3,4

Depression und Suizidalität

Zwar verringern sich nach bariatrischem Eingriff die depressiven Symptome, und die Lebensqualität sowie der Selbstwert erhöhen sich (Herpertz et al., 2003; van Hout et al., 2005), allerdings bleiben die von der Operation erwarteten Veränderungen aus, wenn die depressiven Symptome nicht die Folge des ursprünglichen Übergewichts und dessen Begleiterkrankungen sind (Rudolph & Hilbert, 2013a). Ein kritischer Zeitpunkt für die Entstehung oder das Wiederauftreten allgemeiner Psychopathologie scheint das Ende der „Honeymoon-Phase" (ca. 18 bis 24 Monate nach Operation) zu sein, wenn der Gewichtsverlust stagniert oder sich Unzufriedenheit mit dem Körper einstellt. Mitchell und Kollegen (2014b) untersuchten selbstberichtete depressive Symptome und deren Veränderungen vor und in den ersten drei Jahren nach Operation. Es zeigte sich eine signifikante Reduktion der depressiven Symptome zu allen Nachuntersuchungszeitpunkten im Vergleich zu den depressiven Symptomen vor der Operation. Dennoch sind die postoperativen Prävalenzraten für depressive Störungen noch immer vergleichbar oder sogar höher als in der Allgemeinbevölkerung. De Zwaan und Kollegen (2011) befragten 107 Patienten mit einem strukturierten klinischen Interview vor und 6-12 Monate bzw. 24-36 Monate nach Operation. Im Vergleich zur präoperativen Erhebung (32,7 %) verringerten sich die Prävalenzraten depressiver Störungen zu den zwei postoperativen Messzeitpunkten signifikant auf 16,5 % bzw. 14,3 %. Andere Studien legen nahe, dass depressive Symptome mit der Zeit wieder zunehmen und sogar wieder auf das präoperative Niveau ansteigen (Schowalter et al., 2008). Dabei gehen Veränderungen depressiver Symptome mit Veränderungen im BMI einher (Mitchell et al., 2014b). Schließlich zeigte sich, dass nicht präoperative, sondern postoperative depressive Störungen mit dem Gewichtsverlust nach bariatrischen Eingriffen assoziiert waren (de Zwaan et al., 2011): Patienten mit einer depressiven Störung 24-36 Monate nach Operation verloren signifikant weniger Gewicht als Patienten ohne depressive Störung zu diesem Zeitpunkt (17,9 vs. 27,4 prozentualer Gewichtsverlust).

Möglicherweise stehen depressive Symptome und depressive Störungen auch mit einem erhöhten Suizidrisiko nach bariatrischen Eingriffen in Zusammenhang (Mitchell et al., 2013). In einer 28 Studien umfassenden Übersichtsarbeit untersuchten Peterhänsel und Kollegen (2013) den Zusammenhang zwischen bariatrischen Eingriffen und vollendeten Suiziden und fanden, dass die Suizidrate bariatrischer Patienten ungefähr viermal höher war als die für die Allgemeinbevölkerung geschätzte Suizidrate. Im Rahmen einer langfristigen bariatrischen Nachsorge sollte daher neben postoperativer Essverhaltenspsychopathologie auch depressive Symptome und Suizidgedanken erfasst werden, um das Fortbestehen allgemeiner Psychopathologie zu erkennen und weitere Behandlungen einleiten zu können.

Körperzufriedenheit und plastisch-ästhetische Chirurgie

Eine große psychische Belastung stellen auch die überschüssigen Hautlappen dar, die ein Teil der Patienten nach dem drastischen Gewichtsverlust besonders an Bauch, Gesäß, Hüften und Brust entwickelt. Allerdings gibt es nur wenige Studien, die die Zufriedenheit mit dem eigenen Körper und Häufigkeiten von plastisch-ästhetischer Chirurgie nach Operation systematisch untersuchen. Für Deutschland liegen derzeit keine konkreten Zahlen vor. Festgehalten aber werden kann, dass in amerikanischen Studien bis zu 96 % der Patienten nach Operation von massiven Hautüberschüssen berichten, die entzündliche Reaktionen und Schwierigkeiten bei der Bewegung im Alltag hervorrufen (Rudolph & Hilbert, 2013a). Und obwohl drei Viertel der Patienten den Wunsch nach plastisch-ästhetischer Operation haben, wird nur ein geringer Teil (21 %) tatsächlich operiert (Kitzinger et al., 2012). In einer Studie berichteten Patienten die größte Unzufriedenheit über überschüssige Haut an Taille, Bauch und Oberschenkeln. Die häufigsten korrigierenden Operationen wurden demnach an Taille und Bauch vorgenommen und führten zu einer größeren Zufriedenheit mit diesen Körperregionen. Außerdem wurden Prädiktoren für die Körperunzufriedenheit identifiziert: Je höher der BMI zum Zeitpunkt der Befragung war, desto geringer war die Zufriedenheit mit dem Körper, und je größer der Zeitraum war, der seit der Operation vergangen war, desto geringer war der Wunsch nach plastisch-ästhetischen Operationen bei den Patienten (Steffen et al., 2012). Schließlich zeigte sich, dass die Lebensqualität bariatrischer Patienten, die sich einer plastisch-ästhetischen Operation unterzogen hatten, signifikant höher war als bei bariatrischen Patienten, die keine plastisch-ästhetische Operation hatten (Modarressi et al., 2013).

Überraschenderweise gab etwa nur die Hälfte der Chirurgen in einer amerikanischen Umfrage an, Patienten vor bariatrischen Eingriffen über die mögliche Notwendigkeit einer späteren plastisch-ästhetischen Operation aufzuklären (Warner et al., 2009). Daher erscheint eine ausführliche Aufklärung über die möglichen Veränderungen des äußeren Erscheinungsbildes und der damit verbundenen Folgen vor dem bariatrischen Eingriff von besonderer Bedeutung. Eine frühzeitige Aufklärung des Patienten dient außerdem der Vermittlung eines realistischen Bildes von den Möglichkeiten und Grenzen bariatrischer Eingriffe und hilft, überzogene Erwartungen und postoperative Enttäuschungen zu vermeiden.

Alkoholmissbrauch und -abhängigkeit

Eine zunehmende Anzahl von Beobachtungsstudien legt nahe, dass problematischer Alkoholkonsum eine weitere Komplikation nach bariatrischen Eingriffen darstellt. So scheint das Risiko für Alkoholmissbrauch und -abhängigkeit insbesondere nach Magenbypass-Operationen erhöht. Während die Prävalenzraten für Alkoholmissbrauch von der präoperativen Erhebung (7,3 %) zur Erhebung im ersten postoperativen Jahr (7,6 %) nicht signifikant anstiegen, war dies für die Erhebung im zweiten postoperativen Jahr (9,6 %) der Fall (King et al., 2012). Wie auch schon frühere Studien zeigten, war das Risiko sowohl für Patienten nach Magenbypass als auch für Patienten, deren Operation bereits zwei Jahre zurücklag, deutlich erhöht (Conason et al., 2013; Suzuki et al., 2012). Suzuki und Kollegen (2012) explorierten mit strukturierten klinischen Interviews, dass bariatrische Patienten mit der Diagnose Alkoholmissbrauch in der Vergangenheit mit größerer Wahrscheinlichkeit auch postoperativ die Diagnose Alkoholmissbrauch erhielten. Allerdings zeigte eine weitere Untersuchung, dass es nach bariatrischen Eingriffen auch zu einer Verbesserung des Alkoholkonsums kommen kann: Mehr als die Hälfte der Patienten mit präoperativem Alkoholmissbrauch zeigten sowohl ein als auch zwei Jahre nach der Operation keine Anzeichen für Alkoholmissbrauch mehr (Wee et al., 2014).

Problematischer Alkoholkonsum wurde auch als Einflussfaktor auf den Behandlungserfolg diskutiert, da die postoperativen physiologischen Veränderungen zu einer erhöhten Vulnerabilität führen (Hagedorn et al., 2007) und damit möglicherweise mit einer Gewichtszunahme assoziiert sind (Odom et al., 2010). Demnach verloren postbariatrische Patienten, die zwei Jahre nach Operation Alkoholmissbrauch berichteten, signifikant weniger Gewicht als Patienten, die keinen Alkoholmissbrauch berichteten. Außerdem ging postoperativer Alkoholmissbrauch mit signifikant erhöhter Essstörungspsychopathologie einher (Reslan et al., 2014).

Über mögliche Ursachen, warum es nach bariatrischen Eingriffen zu einem Anstieg der Prävalenzen für Alkoholmissbrauch und -abhängigkeit kommt, ist nur wenig bekannt. Einige Autoren argumentieren, dass die veränderte Pharmakokinetik nach bariatrischen Eingriffen (z.B. die schnellere Absorptionsrate von Alkohol) dazu führt, dass Alkohol einen wirksameren Verstärker darstellt und damit das Risiko eines problematischen Alkoholkonsums erhöht wird (Lee et al., 2006). Eine weitere Erklärung könnte die Symptomsubstitutionstheorie liefern, die davon ausgeht, dass die erfolgreiche Elimination eines Symptoms ohne die Behandlung der zugrundeliegenden Ursache in einem neuen Symptom resultiert (Kazdin, 1982). Eine Unterstützung für diese These liefern Befunde, die zeigen, dass Überessen und Suchtverhalten neurobiologische Mechanismen im mesolimbischen Dopaminsystem gemeinsam haben (Volkow et al., 2013). Fundierte Studien, die diese Annahme empirisch belegen, stehen allerdings noch aus.

Impulskontrollstörungen

Auch wenn der im Zusammenhang mit der BES berichtete Kontrollverlust eine erhöhte Impulsivität und einen Mangel an Impulskontrolle nahelegt, gibt es nur wenige Studien, die Impulsivität bei adipösen Personen untersuchten. In einer Studie, in der Symptome einer Aufmerksamkeitsdefizit-/Hyperaktivitätsstörung (ADHS) im Erwachsenenalter im Selbstbericht erfragt wurden, bekamen 12 % der präbariatrischen Patienten die Diagnose gestellt (Gruss et al., 2012). Obwohl sich die Rate damit nicht von der einer Stichprobe extrem adipöser Individuen aus der deutschen Allgemeinbevölkerung unterscheidet (14,3 %), ist sie doch deutlich höher verglichen mit Prävalenzraten aus bevölkerungsrepräsentativen Stichproben (4,7 %; de Zwaan et al., 2012). Auch erste Ergebnisse aus Studien mit strukturierten klinischen Interviews deuten daraufhin, dass Adipositas und Impulskontrollstörungen miteinander assoziiert sind: So wurde über 30 % der extrem adipösen Patienten, die ohne Erfolg an einem Gewichtsreduktionsprogramm teilnahmen, eine ADHS diagnostiziert (Levy et al., 2009). Außerdem hatten 19 % der Patienten in einer präbariatrischen Stichprobe eine Impulskontrollstörung (Schmidt et al., 2012). Es kann vermutet werden, dass Impulskontrollstörungen auch nach Operation wieder auftreten oder neu entstehen. Allerdings sind weitere Studien nötig, um Aussagen über deren Verlauf und Zusammenhänge mit postoperativem Behandlungserfolg zu treffen.

Psychosoziale und verhaltenstherapeutische Interventionen

Bariatrische Eingriffe sind nur dann nachhaltig von Erfolg, wenn durch sie langfristige Lebensstiländerungen erzielt werden. Diese „forced behavior modification" (van Hout et al., 2005), die Umsetzung der nach dem bariatrischen Eingriff erforderlichen Verhaltensänderungen, gelingt allerdings nicht allen Patienten. Während psychosoziale Interventionen darauf abzielen, die Motivation für die Umsetzung und Einhaltung der postoperativen Ernährungs- und Bewegungsempfehlungen aufrechtzuerhalten, können mit verhaltenstherapeutischen Interventionen postoperative Psychopathologien behandelt werden.

Eine Literaturübersicht identifizierte nur wenige Studien, die Patienten nach bariatrischen Eingriffen psychosoziale Interventionen anboten (Rudolph & Hilbert, 2013b), obwohl Patienten nach der Operation bereit sind, diese wahrzunehmen (Kinzl et al., 2002; Leahey et al., 2009). Die in den 15 Studien applizierten psychosozialen Interventionen ließen sich in Selbsthilfegruppen und in Verhaltenstrainingsprogramme gliedern. Es zeigte sich, dass der Besuch von Selbsthilfegruppen nicht nur mit größerem Gewichtsverlust verbunden war, sondern auch mit besserem Wissen um Ernährung, einer adäquateren Wahl von Nahrungsmitteln und mehr Bewegung. Aber auch die Teilnahme an psychologischen Verhaltenstrainingsprogrammen zur Unterstützung bei der Umsetzung postoperativer Empfehlungen ging mit einem höheren psychosozialen Funktionsniveau, einem aktiveren Lebensstil, geringerem Konsum von Nahrungsfett und –eiweiß, einer verringerten Essstörungspsychopathologie und einer größeren Gewichtsreduktion einher (Rudolph & Hilbert, 2013b).

Erste Befunde weisen also auf den Erfolg postoperativer psychosozialer Interventionen für den Behandlungsverlauf hin, allerdings stehen kaum etablierte Nachsorgeprogramme zur Verfügung. Die bisher in der Literatur vorgestellten Interventionen zielen zudem allein auf allgemeine Modifikationen von Ernährung und Bewegung ab. Für den substantiellen Anteil der bariatrischen Patienten mit postoperativer essstörungsspezifischer und allgemeiner Psychopathologie allerdings fehlen spezielle Behandlungsmöglichkeiten. In einer Pilotstudie von Rudolph und Hilbert (2014) wurden evidenzbasierte kognitiv-verhaltenstherapeutische Interventionen adaptiert und um Aspekte der postoperativen Ernährung erweitert. Patienten, deren Magenbypass-Operation mindestens sechs Monate zurücklag, erhielten eine individuelle kognitive Verhaltenstherapie, die neben Interventionen zur postoperativen Lebensstiländerung vor allem adaptierte störungsspezifische Interventionen aus dem Bereich der Essstörungen (z.B. Hilbert & Tuschen-Caffier, 2010) und Depressionen (z.B. Hautzinger, 2003) umfasste. Verbesserungen des postoperativen Behandlungsverlaufs wurden für den Gewichtsverlust, die Psychopathologie (z.B. LOC Eating, Depressionen) und den Selbstwert gefunden. Außerdem wurde die Machbarkeit und Akzeptanz kognitiver Verhaltenstherapie bei bariatrischen Patienten mit postoperativen Anpassungsschwierigkeiten dokumentiert. Weitere Untersuchungen und der Wirksamkeitsnachweis in randomisiert-kontrollierten Folgestudien stehen allerdings noch aus.

Die Lebensqualität präbariatrischer Patienten kann nicht nur durch eine erhöhte psychische Komorbidität, sondern auch durch das Erleben von öffentlicher gewichtsbezogener Stigmatisierung und Selbststigmatisierung eingeschränkt sein.

Die psychologische Begutachtung vor bariatrischen Eingriffen dient der Abklärung von Kontraindikationen. Falls notwendig, kann die Empfehlung zu einer psychotherapeutischen Behandlung vor oder begleitend zum bariatrischen Eingriff ausgesprochen werden.

Postoperative Psychopathologie geht mit suboptimalem Gewichtsverlust und erhöhtem Leidensdruck nach Operation einher. Im Rahmen der bariatrischen Nachsorge sollten daher psychopathologische Veränderungen beobachtet und behandelt werden.

Literatur

Alger-Mayer S, Polimeni JM, Malone M. Preoperative weight loss as a predictor of long-term success following Roux-en-Y gastric bypass. Obesity Surgery 2008; 18: 772–775

Allison KC, Wadden TA, Sarwer DB, Fabricatore AN, Crerand CE, Gibbons LM, Stack RM et al. Night eating syndrome and binge eating disorder among persons seeking bariatric surgery: prevalence and related features. Surg Obes Relat Dis 2006; 2: 153–158

American Psychiatric Association [APA]. Diagnostic and statistical manual of mental disorders – DSM-5 (5th ed) Washington DC; 2013

Baldofski S, Tigges W, Herbig B, Jurowich C, Kaiser S, Stroh C, de Zwaan M, Dietrich A, Rudolph A, Hilbert A. Non-normative eating behavior and psychopathology in prebariatric patients with binge-eating disorder and night eating syndrome. 2014; Manuskript in Revision.

Chirurgische Arbeitsgemeinschaft für Adipositastherapie (CAADIP). Deutsche Gesellschaft für Allgemein- und Viszeralchirurgie, Deutsche Adipositasgesellschaft, Deutsche Gesellschaft für Psychosomatische Medizin und Psychotherapie, Deutsche Gesellschaft für Ernährungsmedizin. S3-Leitlinie „Chirurgie der Adipositas"; 2010

Colles SL, Dixon JB, O'Brien PE. Grazing and loss of control related to eating: two high-risk factors following bariatric surgery. Obesity (Silver Spring) 2008; 16: 615–622

Colles SL, Dixon JB. The relationship of night eating syndrom with obesity, bariatric surgery and physical health. In: Lundgren, J. D., Allison, K. C., Stunkard, A. J. Night Eating Syndrome. Research, Assessment, and Treatment. London Guilford Press; 2012

Conason A, Teixeira J, Hsu CH, Puma L, Knafo D, Geliebter A. Substance use following bariatric weight loss surgery. JAMA Surgery 2013: 148: 145–150

Corrigan, PW. On the stigma of mental illness. Practical strategies for research and social change. Washington American Psychological Association: 2005

de Zwaan M, Enderle J, Wagner S, Muhlhans B, Ditzen B, Gefeller O, Mitchell JE et al. Anxiety and depression in bariatric surgery patients: a prospective, follow-up study using structured clinical interviews. J Affect Disord 2011; 133: 61–68

de Zwaan M, Gruß B, Müller A, Graap H, Martin A, Glaesmer H, Hilbert A, Philipsen A. The estimated prevalence and correlates of adult ADHD in a German community sample. Eur Arch Psychiatry Clin Neurosci 2012; 262: 79-86

de Zwaan M, Hilbert A, Swan-Kremeier L, Simonich H, Lancaster K, Howell LM, Monson T. et al. Comprehensive interview assessment of eating behavior 18-35 months after gastric bypass surgery for morbid obesity. Surg Obes Relat Dis 2010; 6: 79–85

de Zwaan M, Müller A, Allison KC, Brähler E, Hilbert A. Prevalence and correlates of night eating in the german general population. PLOS ONE 2014; 9: e97667 de Zwaan M, Wolf AM, Herpertz S. Psychosomatische Aspekte der Adipositaschirurgie. Dtsch Ärztbl 2007; 104: A2577-A2583

Gluck ME, Geliebter A, Satov T. Night eating syndrome is associated with depression, low self-esteem, reduced daytime hunger, and less weight loss in obese outpatients. Obes Res 2001; 9: 264–267

Gruss B, Müller A, Horbach T, Martin A, de Zwaan M. Attention-deficit/hyperactivity disorder in a prebariatric surgery sample. Eur Eat Disord Rev 2012; 20: e103–107

Hagedorn JC, Encarnacion B, Brat GA, Morton JM. Does gastric bypass alter alcohol metabolism? Surg Obes Relat Dis 2007; 3: 543–548

Hautzinger M. Kognitive Verhaltenstherapie bei Depressionen: Behandlungsanleitungen und Materialien. Weinheim Beltz; 2003

Herpertz S, Burgmer R, Stang A, de Zwaan M, Wolf AM, Chen-Stute A, Hulisz T et al. Prevalence of mental disorders in normal-weight and obese individuals with and without weight loss treatment in a German urban population. J Psychosom Res 2006; 61: 95–103

Herpertz S, Kielmann R, Wolf AM, Langkafel M, Senf W, Hebebrand J. Does obesity surgery improve psychosocial functioning? A systematic review. Int J Obes Relat Metab Disord 2003; 27: 1300–1314

Hilbert A, Baldofski S, Zenger M, Kersting A, Brähler E. Weight Bias Internalization Scale: Psychometric properties and population norms. PLOS ONE 2014a; e86303

Hilbert A, Brähler E, Häuser W, Zenger M. Weight bias internalization, core self-evaluation, and health in overweight and obese persons. Obesity (Silver Spring) 2014b; 22: 79–85

Hilbert A, Geiser M. Stigmatisierung von Adipositas: Implikationen für die Kommunikation mit adipösen Patienten. In Lewandowski K, Bein T, Hrsg. Adipositas in Anästhesie, Intensiv- und Notfallmedizin. Berlin Medizinisch Wissenschaftliche Verlagsgesellschaft; 2012; 71-77

Hilbert A, Ried J, Zipfel S, de Zwaan M. Gewichtsbezogene Stigmatisierung – Herausforderungen für Forschung, Prävention und Therapie. Positionspapier des Kompetenznetzes Adipositas; Adipositas 2013;7: 150-153

Hilbert A, Tuschen-Caffier B. Essanfälle und Adipositas: Ein Manual zur kognitiv-behavioralen Therapie der Binge-Eating-Störung. Göttingen Hogrefe; 2010

Hilbert A. Binge-Eating-Störung. In Berking M, Rief W, Hrsg. Klinische Psychologie und Psychotherapie für Bachelor. Berlin Springer; 2012; 137-142

Hilbert A. Soziale und psychosoziale Auswirkungen der Adipositas: Stigmatisierung und soziale Diskriminierung. In Herpertz S, de Zwaan M, Zipfel S, Hrsg. Handbuch der Essstörungen und Adipositas (2. Auflage). Berlin Springer; in Druck

Jones-Corneille LR, Wadden TA, Sarwer DB, Faulconbridge LF, Fabricatore AN, Stack RM, Cottrell FA et al. Axis I psychopathology in bariatric surgery candidates with and without binge eating disorder: results of structured clinical interviews. Obes Surg 2012; 22: 389–397

Kazdin AE. Symptom substitution, generalization, and response covariation: implications for psychotherapy outcome. Psychological Bulletin 1982; 91: 349–365

Kessler RC, Berglund PA, Chiu WT, Deitz AC, Hudson JI, Shahly V, Aquilar-Gaxiola S et al. The prevalence and correlates of binge eating disorder in the World Health Organization World Mental Health Surveys. Biological Psychiatry 2013; 73: 904–914.

King WC, Chen JY, Mitchell JE, Kalarchian MA, Steffen KJ, Engel SG, Courcoulas AP et al. Prevalence of alcohol use disorders before and after bariatric surgery. JAMA 2012, 307: 2516–2525

Kinzl JF, Trefalt E, Fiala M, Biebl W. Psychotherapeutic treatment of morbidly obese patients after gastric banding. Obes Surg 2002; 12: 292–294

Kitzinger HB, Abayev S, Pittermann A, Karle B, Kubiena H, Bohdjalian A, Frey M. The prevalence of body contouring surgery after gastric bypass surgery. Obes Surg 2012; 22: 8–12

Leahey, T. M., Bond, D. S., Irwin, S. R., Crowther, J. H. & Wing, R. R. (2009). When is the best time to deliver behavioral intervention to bariatric surgery patients: before or after surgery? Surgery for Obesity Related Disorders, 5, 99-102.

Lee SL, Chau GY, Yao CT, Wu CW, Yin SJ. Functional assessment of human alcohol dehydrogenase family in ethanol metabolism: significance of first-pass metabolism. Alcohol Clin Exp Res 2006; 30: 1132-1142

Levy LD, Fleming JP, Klar D. Treatment of refractory obesity in severely obese adults following management of newly diagnosed attention deficit hyperactivity disorder. Int J Obes 2009; 33: 326–334

Lier HO, Biringer E, Stubhaug B, Eriksen HR, Tangen T. Psychiatric disorders and participation in pre- and postoperative counselling groups in bariatric surgery patients. Obes Surg 2011; 21: 730–737

Malik S, Mitchell JE, Engel S, Crosby R, Wonderlich S. Psychopathology in bariatric surgery candidates: A review of studies using structured diagnostic interviews. Comprehensive Psychiatry 2013; 55: 248–259

Marek RJ, Ben-Porath YS, Ashton K, Heinberg LJ. Impact of using DSM-5 criteria for diagnosing binge eating disorder in bariatric surgery candidates: Change in prevalence rate, demographic characteristics, and scores on the minnesota multiphasic personality inventory - 2 restructured form (MMPI-2-RF). Int J Eat Disord 2014; 47: 553-557

Meany G, Conceicao E, Mitchell JE. Binge eating, binge eating disorder and loss of control eating: effects on weight outcomes after bariatric surgery. Eur Eat Disord Rev 2014; 22: 87–91

Mitchell JE, Crosby R, de Zwaan M, Engel S, Roerig J, Steffen K, Gordon KH et al. Possible risk factors for increased suicide following bariatric surgery. Obesity (Silver Spring) 2013; 21: 665–672

Mitchell JE, King WC, Chen JY, Devlin MJ, Flum D, Garcia L, Inhabet W et al. Course of depressive symptoms and treatment in the longitudinal assessment of bariatric surgery (LABS-2) study. Obesity (Silver Spring) 2014; doi: 10.1002/oby.20738

Mitchell JE, King WC, Courcoulas A, Dakin G, Elder K, Engel S, Flum D et al. Eating behavior and eating disorders in adults before bariatric surgery. Int J Eat Disord 2014; doi: 10.1002/eat.22275

Mitchell JE, Selzer F, Kalarchian MA, Devlin MJ, Strain GW, Elder KA, Marcus MD et al. Psychopathology before surgery in the Longitudinal Assessment of Bariatric Surgery-3 (LABS-3) Psychosocial Study. Surg Obes Relat Dis 2012; 8: 533–541

Modarressi A, Balague N, Huber O, Chilcott M, Pittet-Cuenod B. Plastic surgery after gastric bypass improves long-term quality of life. Obes Surg 2013; 23: 24–30

Morrow J, Gluck M, Lorence M, Flancbaum L, Geliebter A. Night eating status and influence on body weight, body image, hunger, and cortisol pre- and post- Roux-en-Y Gastric Bypass (RYGB) surgery. Eat Weight Disord 2008; 13: e96–99

Mühlhans B, Horbach T, de Zwaan M. Psychiatric disorders in bariatric surgery candidates: A review of the literature and results of a German prebariatric surgery sample. General Hospital Psychiatry 2009; 31: 414–421

Müller A, Mitchell JE, Sondag C, de Zwaan M. Psychiatric aspects of bariatric surgery. Curr Psychiatry Rep 2013; 15: 397

Odom J, Zalesin KC, Washington TL, Miller WW, Hakmeh B, Zaremba DL, Altattan M et al. Behavioral predictors of weight regain after bariatric surgery. Obes Surg 2010; 20: 349–356

Onyike CU, Crum RM, Lee HB, Lyketsos CG, Eaton WW. Is obesity associated with major depression? Results from the Third National Health and Nutrition Examination Survey. Am J Epidemiol 2003; 158: 1139–1147

Peterhänsel C, Petroff D, Klinitzke G, Kersting A, Wagner B. Risk of completed suicide after bariatric surgery: a systematic review. Obes Rev 2013; 14: 369–382

Reslan S, Saules KK, Greenwald MK, Schuh LM. Substance misuse following Roux-en-Y gastric bypass surgery. Substance Use Misuse 2014; 49: 405–417

Ribaric G, Buchwald JN, McGlennon TW. Diabetes and weight in comparative studies of bariatric surgery vs conventional medical therapy: a systematic review and meta-analysis. Obes Surg 2014; 24: 437–455

Rudolph A, Hilbert A. A cognitive-behavioral therapy for bariatric surgery patients with psychopathology: Preliminary evidence from a pilot study. 2014; eingereichtes Manuskript

Rudolph A, Hilbert A. Adipositaschirurgie. In Borkenhagen A, Stirn A, Brähler E, Hrsg. Body Modification. Berlin: Medizinische Wissenschaftliche Verlagsgesellschaft; 2013a: 69–90

Rudolph A, Hilbert A. Postoperative behavioral management in bariatric surgery: a systematic review and meta-analysis of randomized controlled trials. Obes Rev 2013b; 14: 292–302

Sarwer DB, Wadden TA, Fabricatore AN. Psychosocial and behavioral aspects of bariatric surgery. Obes Res 2005; 13: 639–648

Schmidt F, Korber S, de Zwaan M, Müller A. Impulse control disorders in obese patients. Eur Eat Disord Rev 2012; 20: e144–147

Schowalter M, Benecke A, Lager C, Heimbucher J, Bueter M, Thalheimer A, Fein M et al. Changes in depression following gastric banding: a 5- to 7-year prospective study. Obes Surg 2008; 18: 314–320

Sjöström L, Peltonen M, Jacobson P, Sjostrom CD, Karason K, Wedel H, Ahlin S et al. Bariatric surgery and long-term cardiovascular events. JAMA 2012; 307: 56–65

Steffen KJ, Sarwer DB, Thompson JK, Müller A, Baker AW, Mitchell JE. Predictors of satisfaction with excess skin and desire for body contouring after bariatric surgery. Surg Obes Relat Dis 2012; 8: 92–97

Suzuki J, Haimovici F, Chang G. Alcohol use disorders after bariatric surgery. Obes Surg 2012; 22: 201–207

van Hout GC, Verschure SK, van Heck GL. Psychosocial predictors of success following bariatric surgery. Obes Surg 2005; 15: 552–560

Volkow ND, Wang GJ, Tomasi D, Baler RD. The addictive dimensionality of obesity. Biol Psychiatry 2013; 73: 811–818

Warner JP, Stacey DH, Sillah NM, Gould JC, Garren MJ, Gutowski KA. National bariatric surgery and massive weight loss body contouring survey. Plastic Reconstr Surgery 2009; 124: 926–933

Wee CC, Mukamal KJ, Huskey KW, Davis RB, Colten ME, Bolcic-Jankovic D, Apovian CM et al. High-risk alcohol use after weight loss surgery. Surg Obes Relat Dis 2014; 10: 508–513

White MA, Kalarchian MA, Masheb RM, Marcus MD, Grilo CM. Loss of control over eating predicts outcomes in bariatric surgery patients: a prospective, 24-month follow-up study. J Clin Psychiatry 2010; 71: 175–184

Yanovski SZ. Binge eating disorder and obesity in 2003: could treating an eating disorder have a positive effect on the obesity epidemic? Int J Eat Disord 2003; 34: S117–120

X
BEWEGUNG

Sven Haufe

Einleitung

Bewegungstherapie nach bariatrischer Chirurgie

Steuerung der körperlichen Aktivität

Einführung und Ablauf eines Bewegungsprogramms

Probleme bei der Gewichtsabnahme durch Bewegung

Zusammenfassung der Empfehlungen zur Belastungssteuerung

Einleitung

Körperliche Aktivität kann über den gesteigerten Energieverbrauch ein Mittel zur Gewichtsreduktion bei Adipositas sein. Laut nationalen und internationalen Fachgesellschaften ist hierzu ein zusätzlicher Energieverbrauch von 2.000 bis 2.500 kcal pro Woche durch körperliche Bewegung notwendig. Das entspricht etwa einer Aktivität von 4 bis 5 Stunden pro Woche bei moderater Intensität. Dabei ist zu betonen, dass die gesundheitsdienlichen Effekte der Bewegung auch unabhängig von der Reduktion des Körpergewichts auftreten. Dies betrifft zahlreiche kardiovaskuläre, metabolische und psychische Störungen, welche sich als Begleiterkrankungen der Adipositas manifestiert haben können. Dieser Sachverhalt sollte den Betroffenen bewusst gemacht werden, da sie oft den Erfolg einer „Adipositastherapie" ausschließlich über die Entwicklung ihres Körpergewichtes beurteilen. Bei einer kombinierten Ernährungs- und Bewegungstherapie kann körperliches Training die bei einer Diät assoziierte Abnahme der fettfreien Masse reduzieren.

Eine wichtige Bedeutung erhält die gezielte körperliche Bewegung zudem für die Gewichtserhaltung – nach Ende einer Gewichtsreduktionsmaßnahme. Nach konservativen Maßnahmen zur Gewichtsabnahme konnte gezeigt werden, dass ein zusätzlicher Energieverbrauch von mindestens 1.500 kcal pro Woche, was einer Aktivität von etwa 3 bis 5 Stunden entspricht, erforderlich ist, um das verlorene Gewicht zu halten. Auch konnten positive Effekte auf Komorbiditäten adipöser Patienten durch körperliche Aktivität nach Gewichtsverlust beobachtet werden.

Im Folgenden soll die Bedeutung von gezielter Bewegungstherapie nach bariatrischer Chirurgie beschrieben werden. Empfehlungen zum Umfang, zur Art der durchzuführenden Aktivitäten sowie zur Übungsausführung werden auf Grundlage der noch begrenzt vorliegenden wissenschaftlichen Untersuchungen dargestellt.

Bewegungstherapie nach bariatrischer Chirurgie

Es besteht zum jetzigen Zeitpunkt eine begrenzte wissenschaftliche Evidenz zum Thema körperliche Aktivität nach bariatrischer Chirurgie. Es ist jedoch zu vermuten, dass die positiven Effekte eines erhöhten Energieverbrauchs durch Bewegung nach konventionell erzielter Gewichtsreduktion auch nach chirurgischen Engriffen zum Tragen kommen (Donnelly et al., 2009). Wenn das Gesamtgewicht und die Körperzusammensetzung betrachtet werden, gibt es vor allem zwei wünschenswerte Entwicklungen nach erfolgreicher Operation. Zum Ersten die stetige Abnahme des initiierten

Gewichtsverlustes und zweitens die Förderung des Fettabbaus bei gleichzeitig möglichst geringem Verlust an fettfreier Masse. Untersuchungen zeigen postoperativ die Abnahme beider Kompartimente, etwa im Verhältnis 3:1 bis 4:1 (Zalesin et al., 2010). Eine gesteigerte Abnahme des Gesamtgewichts nach bariatrischer Chirurgie konnte in Nachbeobachtungen bei körperlich Aktiven, gegenüber nicht körperlich Aktiven, in der Mehrzahl der Studien beobachtet werden (Egberts et al., 2012; Shada et al., 2013). Dabei betrug der zusätzliche Gewichtsverlust etwa 4 kg. Die wenigen randomisiert und kontrolliert prospektiven Untersuchungen zeigen leichte Vorteile eines gezielten körperlichen Trainings auf den Gewichtsverlust (Shang & Hasenberg, 2010).

Die Beeinflussung der Körperzusammensetzung (prozentuale Fettmasse versus fettfreie Masse) ist schwieriger exakt zu erfassen und erst in wenigen Studien untersucht. Es konnten Hinweise gefunden werden, dass eine begleitende Bewegungstherapie nach bariatrischer Chirurgie den operationsinduzierten Verlust an fettfreier Masse mindert (ebd.), was sich jedoch nicht in allen Studien bestätigte (Stegen et al., 2011).

Aufgrund dieser einzelnen Studien, welche vorerst vorsichtig interpretiert und durch weitere Untersuchungen bestätigt werden müssen, kann jedoch die Annahme getroffen werden, dass eine Aufnahme von systematisch durchgeführter körperlicher Aktivität zur Verbesserung des Körpergewichts und der Körperzusammensetzung nach bariatrischer Chirurgie empfohlen werden kann.

Unterstützt wird diese Annahme durch die Tatsache, dass ähnlich wie bei und nach konventionellen Gewichtsreduktionsmaßnahmen bedeutende positive Effekte einer körperlichen Aktivität auftreten, welche sich unabhängig vom Ausmaß des Gewichtsverlustes zeigen. Bei konservativen Maßnahmen zählen dazu unter anderem die Steigerung der Herz-Kreislauf-Leistungsfähigkeit, Verbesserung der Blutfette, der Insulinempfindlichkeit, des arteriellen Blutdruckes, des Auftretens von bestimmten Krebserkrankungen als auch von psychischen Störungen sowie die Erhöhung der subjektiv empfundenen Lebensqualität. Vorhandene Daten bei Patienten nach bariatrischer Chirurgie zeigen eine Abnahme des arteriellen Blutdruckes, eine Verbesserung der körperlichen Leistungsfähigkeit sowie der autonomen Modulation der Herzfrequenzvariabilität und der Muskelkraft nach der Operation (Castello et al., 2011; Castello-Simões et al., 2013; Stegen et al., 2011).

Steuerung der körperlichen Aktivität

Daten zur Belastungssteuerung liegen bisher nur vereinzelt vor. Bisherige Untersuchungen legen nahe, dass höhere Umfänge an Aktivität mit größeren Effekten auf Gewichtsabnahme und gewichtsunabhängige Benefits assoziiert sein können (Castello et al., 2011).

Bis aussagekräftige Untersuchungen für bariatrische Patienten vorliegen, ist eine Orientierung der Belastungsvorgaben für adipöse Patienten nach konservativ erzielter Gewichtsabnahme möglich. Hierzu empfiehlt die Deutsche Adipositas-Gesellschaft ein Minimum von 3 bis 5 Stunden pro Woche an körperlicher Aktivität bzw. einen Mehrenergieverbrauch von mindestens 1.500 kcal (DAG, 2007).

Die Aktivität sollte, wenn möglich, auf mindestens 5 Tage pro Woche verteilt werden, allerdings zeigen auch Aktivitäten an weniger Tagen bereits Effekte (Garber et al., 2011; Wisloff et al., 2006). Die Belastungsintensität sollte vorwiegend im moderaten Bereich liegen, wobei persönliche Voraussetzungen und Vorlieben berücksichtigt werden können (American College of Sports Medicine Position Stand, 1998). Moderate Aktivität ist definiert als Bereich von 64 bis 76 % der maximalen Herzfrequenz oder 46 bis 63 % der maximalen Sauerstoffaufnahme (Garber et al., 2011).

Um die Intensität körperlicher Aktivität verständlicher und anwenderfreundlicher zu beschreiben, wurde das Metabolische Äquivalent (Metabolic Equivalent of Task, kurz MET) eingeführt. Das Konzept der Steuerung des Trainings über METs setzt sich auch zunehmend im europäischen Bereich durch, viele Ergometer zeigen inzwischen auch die Belastung in MET an. Das MET ist definiert als Verhältnis des Energieumsatzes einer Aktivität zum Grundumsatz und somit entspricht 1 MET dem Energieumsatz in Ruhe (etwa 1,0 kcal pro kg Körpergewicht pro Stunde [kcal/kg/h]) (Ainsworth et al., 2011). Das Compendium of Physical Activities von Ainsworth et al. (2011) umfasst eine Vielzahl von Aktivitäten mit dazugehörigen, normierten Intensitäten, die von 0,9 METs für Schlafen bis 23 METs für Laufen mit einer Geschwindigkeit von 22,5 km/h reichen.

Nimmt man METs als Grundlage der Intensität körperlicher Aktivität, so können die zwei für ein körperliches Training relevanten Bereiche wie folgt beschrieben werden:

- moderate körperliche Aktivität, im Bereich von 3,0 bis 5,9 METs
- hohe körperliche Aktivität, als Bereich von 6,0 bis 8,7 METs

Beispielaktivitäten zeigt die nachfolgende Tab. 41 auf.

Tab. 41	Beispielaktivitäten (aus Ainsworth et al., 2011)
Moderate körperliche Aktivität	**Hohe körperliche Aktivität**
Tanzen (3,0 METs)	zügig Fahrrad fahren (6,8 METs)
Staub saugen (3,3 METs)	Schwimmen (7,0 METs)
Gehen mit 5 km/h (3,5 METs)	Fußball (7,0 METs)
Gartenarbeit (3,8 METs)	Laufen mit 8 km/h (8,3 METs)

Es empfiehlt sich, zusätzlich das Alter der Patienten für die Differenzierung zwischen moderaten und hohen (anstrengenden) Tätigkeiten mit heranzuziehen. Das American College of Sports Medicine schlägt hierzu folgende Einteilung vor (Tab. 42) (Garber et al., 2011).

Tab. 42 Beschreibung der Belastungsintensitäten (moderat bis sehr anstrengend) über MET unterteilt nach dem Alter (modifiziert nach Garber et al., 2011)

Alter	METS (moderat)	METS (anstrengend)	METS (sehr anstrengend)
20 – 39	4,8 – 7,1	7,2 – 10,1	>10,2
40 – 64	4,0 – 5,9	6,0 – 8,4	>8,5
65 – 70	3,2 – 4,7	4,8 – 6,7	>6,8
80 und älter	2,0 – 2,9	3,0 – 4,25	>4,25

Ein Vorteil für die Trainingssteuerung bei Adipösen ist, dass bei Kenntnis des MET für die ausgewählte Belastung der Energieverbrauch des Trainierenden gut abgeschätzt werden kann.

Beispiel A: Gehen bei 3 MET, Dauer 1h (60 min),
Trainierende Person wiegt 150 kg
3 MET = 3 kcal/h/kg
3 kcal * 1h * 150kg = 450 kcal Energieverbrauch pro Stunde

Beispiel B: Fahrradergometer bei 5 MET, Dauer 30 min,
Trainierende Person wiegt 120 kg
5 MET = 5 kcal/h/kg
5 kcal * 1h * 120kg = 600 kcal Energieverbrauch pro Stunde
600 kcal / 60min * 30min = 300 kcal für 30 min Training

Grundsätzlich besteht kein Verbot für Aktivitäten im intensiven Bereich bei postbariatrischen Patienten. Allerdings hat gerade zu Beginn ein Training im niedrigen bis moderaten Bereich Vorteile. Es lässt sich mit stark adipösen Patienten (oftmals koordinationsschwach und bewegungseingeschränkt) praktisch besser umsetzen, wird besser toleriert und erreicht eine höhere Compliance. Die Verletzungsgefahr und die Notwendigkeit an medizinischen Voruntersuchungen ist geringer und bei gleichem Gesamtenergieverbrauch sind die positiven Auswirkungen auf das Gewicht und die Körperzusammensetzung ähnlich.

Nach einigen Wochen kann mit den Übenden auch Training in höheren Intensitätsbereichen begonnen werden. Hierbei kann in kürzerer Zeit mehr Energie verbraucht werden, der Gewinn an kardio-respiratorischer Fitness ist größer und die Effekte auf die Fettspeicher sind ähnlich wie bei niedrig bis moderatem Training, wenn vergleichbar viel Gesamtenergie umgesetzt wird. Jedoch muss vor intensiven Aktivitäten die Belastbarkeit des Bewegungsapparates hinterfragt werden. Sinnvoll ist ebenfalls eine Belastungsergometrie beim Arzt, um mögliche kardiale Einschränkungen aufzudecken und den Anstieg des arteriellen Blutdruckes zu überprüfen. Zum Monitoring des Trainings können Pulsmesser und Schrittzähler verwendet werden. Diese dienen neben der Erfassung aktueller Bewegungsumfänge und Intensität, der Einschätzung des Trainingsverlaufes und können darüber hinaus bei vielen Patienten als Tool zum Erreichen der vorgegeben Belastung dienen.

Eine weitere, in der Praxis leicht anwendbare Methode, um den individuellen Belastungsbereich einzuschätzen, ist die Abfrage des subjektiven Belastungsempfindens. Es ist unabhängig von der Art der durchgeführten Aktivität und bietet somit Vorteile vor allem bei freien Übungen. Hierzu kann die Borg-Skala verwendet werden (Borg, 1970) (vgl. Tab. 43). Eine Einschätzung der Belastung zwischen ziemlich leicht bis etwas schwer entspricht einer moderaten Intensität und bildet auf der Borg-Skala einen Wert von 12 bis 13 ab (Garber et al., 2011). Der Borg-Wert kann in regelmäßigen Abständen während des Trainings abgefragt werden.

Tab. 43 Skala des subjektiven Belastungsempfindens (Borg-Skala) (modifiziert nach Borg, 1970)

BORG-Wert	Beschreibung
6 – 8:	Sehr, sehr leicht
9 – 10:	Sehr leicht
11 – 12:	*Leicht = moderate Belastung*
13 – 14:	*Etwas anstrengend = moderate Belastung*
15 – 16:	Anstrengend
17 – 18:	Sehr anstrengend
19:	Sehr, sehr anstrengend

Für die Auswahl und das Verhältnis an Aktivitäten bezüglich eines kraft- oder ausdauerorientierten Trainings gibt es bisher keine belastbaren Daten für bariatrische Patienten. Es erscheint sinnvoll, hierbei wieder auf allgemeine Empfehlungen für gesunde und adipöse Individuen zurückzugreifen.

Grundsätzlich wird ein Krafttraining an zwei oder mehr nicht aufeinanderfolgenden Tagen mit einer Intensität, bei der 8-12 Wiederholungen pro Einheit zu einer muskulären Erschöpfung führen, empfohlen (Haskell et al., 2007). Bei adipösen Patienten ist ein Kräftigungstraining zur Entlastung und Stabilisierung des Bewegungsapparates und während der Gewichtsverlustphase als Mittel zur Minderung des Verlustes der fettfreien Masse unbedingt zu empfehlen (Donnelly et al., 2009).

Einführung und Ablauf eines Bewegungsprogramms

Für den Beginn eines Trainings nach der Operation gibt es keinen festgeschriebenen Zeitraum. Allerdings erscheint für Prozesse der Wundheilung und der Wiedererlangung des Vertrauens in gezielte sportliche Aktivität ein Zeitraum von 3 bis 4 Wochen als sinnvoll (Ludwig et al., 2009). Die erwünschten Gesamtumfänge an körperlicher Aktivität und deren positive Effekte auf bekannte Krankheitsrisiken und die Körperzusammensetzung sind sicher nicht zu Beginn eines Trainingsprogramms zu realisieren. Es empfiehlt sich aus mehreren Gründen (Dekonditionierung, Adhärenz, Wundheilungsprozesse etc.) ein behutsamer Einstieg mit schrittweiser Erhöhung der Umfänge sowie der Intensität der Belastung. Am Anfang können z.B. kurze Spaziergänge von 15 min Dauer an 5 Tagen pro Woche durchgeführt werden. Eine Steigerung der Belastung sollte dann erst über die Dauer der Aktivität erfolgen (z.B. 2- bis 3-mal 15 min Gehen am Tag, 5 Tage pro Woche). Diese kurzen Einheiten können sich zu Gesamtumfängen > 150min/Woche akkumulieren und erreichen wahrscheinlich ähnliche Effekte wie längere einzelne Einheiten hinsichtlich kardiovaskulärer Risiken (Lee et al., 2000).

Mit zunehmender Dauer nach der Operation, zunehmendem Gewichtsverlust und Erlangung von Selbstbewusstsein können allmählich auch die Intensitäten und das Bewegungsspektrum erweitert werden. Es sollte darauf geachtet werden, dass die Übungen gerade zu Beginn gelenk- und wirbelsäulenschonend sind. Neben langsamen und zügigeren Geheinheiten (z.B. Nordic Walking) kommen Wassergymnastik und einfache Gymnastikübungen in Betracht.

Abb. 43 Beispiele für freie Übungen

Übung	Beschreibung
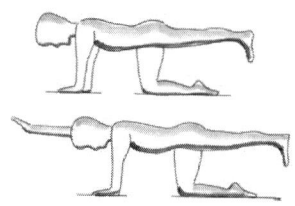	Aus dem Vierfüßlerstand mit Blick auf den Boden, im Wechsel rechtes bzw. linkes Bein anheben und strecken. Danach rechten bzw. linken Arm anheben und strecken. Jeweils 5 bis 8 Sekunden halten. 3 Durchgänge für jede Extremität. Für Fortgeschrittene: Arm und entgegengesetztes Bein gleichzeitig anheben.
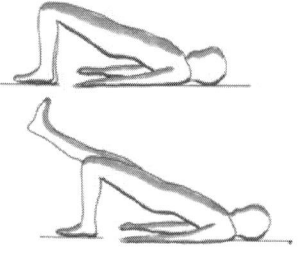	Aus der Rückenlage, Beine mit rechtem Winkel im Knie aufgestellt, Po anheben. 3 bis 5 Sekunden halten. 10 bis 15 Wiederholungen am Stück. 1 Minute Pause, 2- bis 3-mal wiederholen. Für Fortgeschrittene: bei angehobenem Po zusätzlich ein Bein heben und kurz halten.
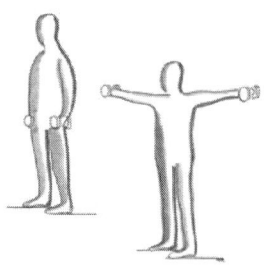	Hüftbreit aufrecht mit leicht gebeugten Knien hinstellen, Arme hängen locker an der Seite, mit gestreckten Armen Hantel oder Flasche langsam seitlich auf die Höhe der Schultern anheben und wieder langsam absenken. Die Übung mehrmals wiederholen.
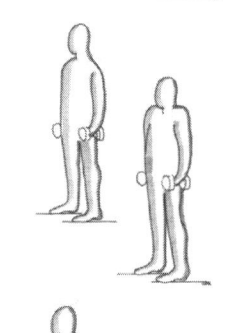	Hüftbreit aufrecht mit leicht gebeugten Knien hinstellen, Arme hängen locker an der Seite, Hantel oder Flasche auf der Höhe der Oberschenkel, langsam die Schultern nach oben ziehen und wieder senken. Die Übung mehrmals wiederholen.
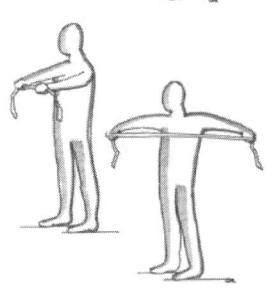	Ein elastisches Band in beide Hände nehmen und einmal um die Hand wickeln, Arme gerade vor den Körper strecken in Höhe der Schultern ausstrecken, Hände dabei schulterbreit auseinander halten, Arme sind leicht gebeugt, sodass keine Spannung auf dem Band ist, beide Arme gleichzeitig nach außen führen, bis Arme und Schultern eine Linie bilden, Arme wieder in die Ausgangsposition führen. Übung mehrmals wiederholen.

Bei Gymnastikübungen sollte darauf geachtet werden, dass Übungen in Bauchlage vermieden werden und dass ein gelenkschonendes Hinlegen und Aufstehen geübt wird. Übungen im Wasser erhöhen den intrathorakalen Druck, eine Abklärung durch den Arzt ist u.U. angezeigt. Bei adipösen Diabetikern kann das Barfußüben zu Reizungen der Fußsohle führen, wofür das Tragen von Turnschuhen im Therapiebecken eine Option ist. Die Ausübung dynamischerer Übungen und Sportarten muss individuell nach Beurteilung von orthopädischen und kardiovaskulären Gesichtspunkten abgeklärt werden.

Einen wichtigen Punkt stellt die Compliance dar. Die Rücksprache mit dem Patienten hinsichtlich von Vorlieben oder Wünschen bei körperlicher Aktivität muss berücksichtigt werden. Die individuelle Betreuung sowie das Festlegen persönlicher Ziele haben sich hierbei als hilfreich erwiesen.

Probleme bei der Gewichtsabnahme durch Bewegung

Die erste Hürde, welche der Patient nach bariatrischer Chirurgie überwinden muss, ist der Einstieg und die Motivation zur Bewegung. Ähnlich wie bei der allgemeinen Bevölkerung wird Zeitmangel als Grund für eine Nichtteilnahme an körperlicher Betätigung genannt. Außerdem sind der Zustand nach der Operation sowie andere chronische Einschränkungen als interne Gründe bekannt (Wouters et al., 2011). Externe Gründe beziehen sich auf fehlende spezifische Empfehlungen, fehlende Infrastruktur sowie professionelle Trainer zur Umsetzung des Bewegungstrainings (Peacock et al., 2014). Ein Bericht des American College of Surgeons (ACS) legt offen, dass nur 22 % der Patienten, welche in akkreditierten Zentren bariatrisch behandelt wurden, eine ärztliche Beratung bezüglich eines körperlichen Trainings nach der Operation erhalten haben (Peacock et al., 2012). Da neben subjektiven und objektiven Widerständen des Patienten auch die Überzeugung des behandelnden Arztes hinsichtlich der Effektivität von Interventionen eine Rolle spielt, bekommt die weitere wissenschaftliche Untersuchung der Effekte von postoperativen Trainingsmaßnahmen sowie deren Verbreitung (Erstellung von Leitlinien) eine entscheidende Bedeutung.

Jedoch besteht auch nach Beginn und trotz Befolgung der empfohlenen Trainingsumfänge die Möglichkeit, dass eine erhöhte Gewichtsabnahme ausbleibt oder nicht in geplantem Ausmaß messbar ist. Hierfür werden verschiedene Gründe diskutiert (King et al., 2007). Körperliches Training führt bei vielen Individuen zur Abnahme der sog. „non-exercise activity" (Alltagsaktivität). Auch wird nach einem Training oft eine erhöhte

Energiezufuhr über die Nahrung beobachtet. Beides führt zur Kompensation des durch Sport erzielten Energieverbrauchs. Hier kann der Bewegungstrainer, durch Bewusstmachen dieser Umstände, einen Teil zur Vermeidung dieser Verhaltensmuster beitragen. Auch Stoffwechselanpassungen spielen eine Rolle. Der Energieverbrauch einer gegebenen Leistung (z.B. Gehen bei 4 km/h) sinkt im Verlauf einer Trainingsperiode, sodass die Belastung progressiv gesteigert werden muss, um den Energieverbrauch während des Trainings konstant zu halten. Verletzungs- oder motivationsbedingte Ausfälle von einzelnen Trainingseinheiten können den anvisierten Gesamtenergieverbrauch zusätzlich beeinflussen.

Aus den möglichen Hindernissen für den Beginn eines Bewegungsprogramms sowie der Probleme für den antizipierten Erfolg nach Einstieg in gezielte und dauerhafte körperliche Aktivität wird klar, dass es umfassend informierte und geschulte Ärzte sowie Bewegungstrainer braucht, um Motivation zu schaffen und Probleme bei der Umsetzung von Bewegungsprogrammen zu kennen und diese zu vermeiden. Wenn es gelingt, ein körperliches Training und/oder eine gesteigerte Alltagsaktivität über einen längeren Zeitraum zu erhalten, wird sich das positiv auf die subjektive Lebensqualität auswirken, welche als intrinsische Motivation eine große Rolle zur Haltung des Aktivitätsniveaus spielt.

Zusammenfassung der Empfehlungen zur Belastungssteuerung

- *Beginn körperlicher Aktivität: ab der 3. bis 4. Woche postoperativ.*
- *Umfang: mindestens 3h, besser 5h pro Woche.*
- *Frequenz: verteilt auf möglichst viele Tage pro Woche, mindestens 3 bis 5 Tage.*
- *Intensität: Aktivität vorrangig im moderaten Bereich (3 bis 6 MET), Belastungsempfinden: mittel bis etwas schwer, nach Abklärung und Einschätzung individueller Risiken auch Training in höherem Bereich möglich.*
- *Art der Aktivität: gemischtes Ausdauer- und Krafttraining, etwa im Verhältnis 2:1.*
- *Trainingsaufbau: zu Beginn koordinativ leicht umsetzbare, gelenk- und wirbelsäulenschonende Aktivitäten und Übungen, mehrere kurze, über den Tag verteilte Einheiten, später: Steigerung der Belastung primär über die Dauer, dann über die Intensität und Frequenz, Einbeziehung von dynamischeren Übungen, Schaffung von Motivation und Freude an Bewegung durch individuelle Betreuung.*
- *Ziel: mindestens an 5 Tagen pro Woche gezielte Aktivität im moderaten Bereich, mit sowohl Ausdauer- als auch Kräftigungseinheiten.*

Literatur

Ainsworth BE, Haskell WL, Herrmann SD et al. 2011 Compendium of Physical Activities: a second update of codes and MET values. Med Sci Sports Exerc 2011;43: 1575–81

American College of Sports Medicine Position Stand. The recommended quantity and quality of exercise for developing and maintaining cardiorespiratory and muscular fitness, and flexibility in healthy adults. Med Sci Sports Exerc 1998; 30: 975–91

Borg G. Perceived exertion as an indicator of somatic stress. Scand J Rehabil Med 1970; 2: 92–8

Castello V, Simoes RP, Bassi D et al. Impact of aerobic exercise training on heart rate variability and functional capacity in obese women after gastric bypass surgery. Obes Surg 2011; 21: 1739–49

Castello-Simões V, Polaquini SR, Beltrame T et al. Effects of aerobic exercise training on variability and heart rate kinetic during submaximal exercise after gastric bypass surgery--a randomized controlled trial. Disabil Rehabil 2013; 35: 334–42

Deutsche Adipositas-Gesellschaft. Evidenzbasierte Leitlinie: Prävention und Therapie der Adipositas. Hrsg.: Deutsche Adipositas-Gesellschaft, Deutsche Diabetes Gesellschaft, Deutsche Gesellschaft für Ernährung, Deutsche Gesellschaft für Ernährungsmedizin; 2007

Donnelly JE, Blair SN, Jakicic JM et al. American College of Sports Medicine Position Stand. Appropriate physical activity intervention strategies for weight loss and prevention of weight regain for adults. Med Sci Sports Exerc 2009; 41: 459–71

Egberts K, Brown WA, Brennan L et al. Does exercise improve weight loss after bariatric surgery? A systematic review. Obes Surg 2012; 22: 335–41

Garber CE, Blissmer B, Deschenes MR et al. American College of Sports Medicine position stand. Quantity and quality of exercise for developing and maintaining cardiorespiratory, musculoskeletal, and neuromotor fitness in apparently healthy adults: guidance for prescribing exercise. Med Sci Sports Exerc 2011; 43: 1334–59

Haskell WL, Lee IM, Pate RR et al. Physical activity and public health: updated recommendation for adults from the American College of Sports Medicine and the American Heart Association. Circulation 2007; 116: 1081–93

King NA, Caudwell P, Hopkins M et al. Metabolic and behavioral compensatory responses to exercise interventions: barriers to weight loss. Obesity (Silver Spring) 2007; 15: 1373–83

Lee IM, Sesso HD, Paffenbarger RS, Jr. Physical activity and coronary heart disease risk in men: does the duration of exercise episodes predict risk? Circulation 2000; 102: 981–6

Ludwig K, Bernhardt J, Schneider-Koriath S et al. [Nutritional recommendations, supplementation, and physical activity program following Roux-en-Y gastric bypass for morbid obesity]. Obes Facts 2009; 2 Suppl 1: 49–53

Peacock JC, Sloan SS, Cripps B. A qualitative analysis of bariatric patients' post-surgical barriers to exercise. Obes Surg 2014; 24: 292–8

Peacock JC, Zizzi SJ. Survey of bariatric surgical patients' experiences with behavioral and psychological services. Surg Obes Relat Dis 2012; 8: 777–83

Shada AL, Hallowell PT, Schirmer BD et al. Aerobic exercise is associated with improved weight loss after laparoscopic adjustable gastric banding. Obes Surg 2013; 23: 608–12

Shang E, Hasenberg T. Aerobic endurance training improves weight loss, body composition, and comorbidities in patients after laparoscopic Roux-en-Y gastric bypass. Surg Obes Relat Dis 2010;6:260-6.

Stegen S, Derave W, Calders P et al. Physical fitness in morbidly obese patients: effect of gastric bypass surgery and exercise training. Obes Surg 2011; 21: 61–70

Wisloff U, Nilsen TI, Droyvold WB et al. A single weekly bout of exercise may reduce cardiovascular mortality: how little pain for cardiac gain? 'The HUNT study, Norway'. Eur J Cardiovasc Prev Rehabil 2006; 13: 798–804

Wouters EJ, Larsen JK, Zijlstra H et al. Physical activity after surgery for severe obesity: the role of exercise cognitions. Obes Surg 2011; 21: 1894–9

Zalesin KC, Franklin BA, Lillystone MA et al. Differential loss of fat and lean mass in the morbidly obese after bariatric surgery. Metab Syndr Relat Disord 2010; 8: 15–20

XI
WUNDMANAGEMENT

Gisa Bausch

Einleitung und Grundlagen

Empfehlungen für die Praxis

Einleitung und Grundlagen

Aufgrund der ständig steigenden Zahl adipöser Menschen weltweit, insbesondere jener Patienten mit einem BMI von über 35 kg/m², wird das Gesundheitswesen vor große Herausforderungen gestellt. Wundheilungsstörungen sind bei Adipositaspatienten ein häufiges Problem und schließen eine erhöhte Morbidität nicht aus (Deutsche Gesellschaft für Wundheilung und Wundbehandlung [DGfW], 2012).

Nur durch sehr gute interdisziplinäre Zusammenarbeit und gute Kommunikation zwischen allen Beteiligten gelingt es, solche Probleme unter Kontrolle zu bekommen und eine gute Versorgung dieser Patientengruppe zu gewährleisten. Nur durch ein multimodales Programm und entsprechend entwickelter Standards wird der Patient schon präoperativ optimal auf die bariatrische Operation vorbereitet. Internisten, Chirurgen, Psychologen und Ernährungsteams erarbeiten mit dem Patienten einen Plan, der postoperativ engmaschig fortgeführt wird.

Zur Vorbereitung auf den Eingriff gehört auch eine Wundinspektion, sodass man einer Intertrigo vorbeugen oder diese bereits behandeln kann. Auch mögliche Ulcerationen, Lymph- oder Lipödeme an den Beinen werden im Vorfeld kontrolliert und gegebenenfalls einer möglichen Kompressionstherapie unterzogen.

Unterzieht sich der Patient nach ca. 2 Jahren einer plastischen Rekonstruktion, gilt das gleiche Prozedere. Der Wunddefekt wird erheblich größer sein als bei der bariatrisch-laparoskopischen Operation, da z.B. bei einer Bauchdeckenplastik die gesamte Bauchdecke bis zum Rippenbogenrand mobilisiert wird. So kann sich die Wundheilung über Monate oder sogar Jahre hinziehen.

Bei adipösen Patienten kann die Rate an postoperativen Wundkomplikationen durch die Anwendung der laparoskopischen Technik im Gegensatz zur Laparatomie signifikant um 66 bis 80 % gesenkt werden (Fakler et al., 2013).

Die Wundheilung wird in drei ineinander greifende Phasen unterteilt (Protz, 2014):

(1) **Exsudationsphase oder Entzündungsphase**

Starke Exsudation, Absonderung eiweißreicher Flüssigkeit/ Wundsekret

(2) **Proliferationsphase oder Granulationsphase**

Bildung von neuem Zell- und Bindegewebe, Granulationsgewebe ist gut durchblutet, sauber und rot gefärbt

(3) **Epithelisierungsphase oder Reparationsphase**

Granulationsgewebe wandelt sich in Narbengewebe um, die Farbe ist blass/rosa, wenig oder kein Wundsekret vorhanden

Grundsätzlich kann man die akute Wundheilungsstörung in aseptisch und septisch unterteilen. Die Wunddehiszenz, die Wundrandnekrose, aber auch eine verzögerte Wundheilung aufgrund eines Hämatoms, gehören zu den aseptischen Wundheilungsstörungen.

Wundinfektionen werden durch Bakterien, Viren, Pilze oder Parasiten hervorgerufen, beispielsweise das intertriginöse Ekzem (Candida albicans).

Zahlreiche Untersuchungen aus den verschiedenen chirurgischen Disziplinen belegen, dass die Adipositas einen Risikofaktor für postoperative Wundinfektionen und Wundheilungsstörungen darstellt (Fakler et al., 2013). Bei dem postoperativen Wundmanagement gibt es bestimmte Faktoren, welche die Wundheilung verzögern. Sie werden in Systemfaktoren und Lokalfaktoren unterteilt.

Tab. 44 Faktoren, die die Wundheilung beeinflussen

Systemfaktoren	Lokalfaktoren
- Allgemeinzustand	- Wundzustand
- Begleiterkrankungen (z.B. Diabetes mellitus)	- Lokalisation
- Medikamente	- Wundgröße
- Ernährungszustand (Malnutrition)	- Infektion
- Immunstatus	- Phasengerechter Wundverband
- Bestrahlung	- Temperatur
- Psyche & Soziales	- Exsudationsmanagement

Faktoren, die die Wundheilung beeinflussen können, sind stets zu beachten (Probst & Vasel-Biergans, 2010).

Bei dem postoperativen Wundmanagement werden bei bestehender Wunde folgende Punkte bei jeder Wundbegutachtung im Rahmen der Wundanamnese berücksichtigt:

- Wundausmessung (Länge, Breite, Tiefe)
- Wundbeurteilung (Wundfläche, Wundrand, Wundumgebung, Exsudat, Geruch)
- Zielvereinbarung mit dem Patienten (z.B. Besprechung einer Zeitschiene)
- stets phasengerechter Wundverband, Wunddokumentation (Abb. X), Fotodokumentation

Abb. 44 Beispiel einer Wunddokumentation

Figure: Example of a wound documentation form from Universitätsklinikum Leipzig, including sections for Allgemeines, Risikofaktoren, Kompressionstherapie, Wundlokalisation, Erregernachweis aus Wundabstrich, Alter der Wunde, häusliche Versorgung, Konsile, Wundart, Gewebsschichten, Wundzustand, and detailed treatment orders for Wunde 1–3 (Reinigung, Desinfektion, Wundauflagen) as well as a Wundverlaufsbogen.

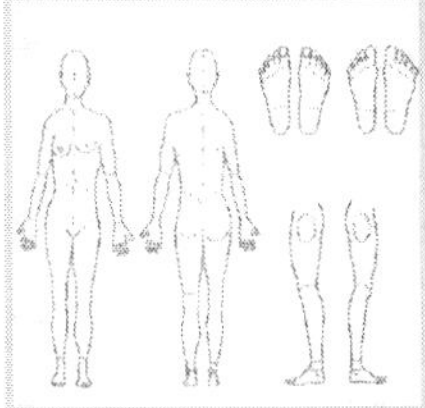

Empfehlungen für die Praxis

Befindet sich der Patient in seiner häuslichen Umgebung, gilt es, bestimmte Hygienemaßnahmen einzuhalten.

Bei der täglichen Hautpflege der Hautfalten werden antibakterielle Waschlotionen aus der Apotheke empfohlen (z.B. Octenisanwaschlotion). Der Patient sollte auf Cremes, Zinkpasten und auch auf Puder verzichten. Dadurch wird die Verschleppung der Keime, und speziell Puder bildet Klumpen, die nur zu zusätzlicher Reibung führen, verhindert. Es empfiehlt sich, Einmal-Waschhandschuhe und extra Handtücher für die gefährdete Körperregion zu verwenden. Gutes Abtrocknen der Haut ist unerlässlich, auch vorsichtiges und niedrigtemperiertes Trockenföhnen der Hautfalten ist möglich. Weiterhin wird das Einlegen von Mullkompressen in die Hautfalten empfohlen. Mechanische Reize werden gepuffert und Feuchtigkeit wird gebunden.

Wird der Patient postoperativ nicht in einem speziellen Adipositaszentrum betreut und bevorzugt er eine Arztpraxis, sollte stets bei Wundheilungsstörungen oder tieferen Wunden ein zertifizierter Wundexperte und/oder Facharzt hinzugezogen werden.

Bei allen Maßnahmen ist die Privatsphäre des Patienten unbedingt zu respektieren und zu gewährleisten.

Literatur

Deutsche Gesellschaft für Wundheilung und Wundbehandlung. S3-Leitlinie 091-001: Lokaltherapie chronischer Wunden bei Patienten mit den Risiken periphere arterielle Verschlusskrankheit, Diabetes mellitus, chronische venöse Insuffizienz. 2012; Verfügbar unter: http://www.awmf.org/uploads/tx_szleitlinien/091001l_S3_Lokaltherapie_chronischer_Wunden_2012-06.pdf (Zugriff: 24.03.2014)

Fakler JK, Pfeifler C, Josten C. Wundheilungsstörungen bei Adipositas. Adipositas 2013; 7: 224–228

Probst W, Vasel-Biergans A, Hrsg. Wundmanagement: ein illustrierter Leitfaden für Ärzte und Apotheker. Stuttgart: Wissenschaftliche Verlagsgesellschaft; 2010

Protz K, Hrsg. Moderne Wundversorgung: Praxiswissen, Standards und Dokumentation. München: Elsevier, Urban & Fischer; 2014: 8–9

XII
SCHWANGERSCHAFT NACH BARIATRISCHER CHIRURGIE

Sarah Heß

Einleitung

Übelkeit und Erbrechen in der Schwangerschaft

Vitamin- und Mineralstoffversorgung während der Gestation

Gewichtszunahme

Stillen nach Adipositaschirurgie

Einleitung

Häufig kommt es vor, dass adipöse Frauen weniger fruchtbar sind als Frauen mit einem normalen oder leichten Übergewicht. Dies basiert meist auf einem erhöhten Risiko der Entwicklung eines Polyzystischen Ovarialsyndroms (PCOS), welches mit einer Erhöhung der im Blut zirkulierenden Androgenkonzentrationen – wie des Testosterons und des Dehydroepiandrosteronsulfats (DHEA-S) – einhergeht. Im Rahmen des PCOS kann der Eisprung (Ovulation) mit verminderter Häufigkeit erfolgen (Oligoovulation) oder weitgehend bis vollständig ausbleiben (Anovulation) (Kaska et al., 2012). Durch eine zusätzliche Reduktion des Sexhormon Binding Globulins (SHBG) wird der freie und damit der biologisch aktive Anteil des Testosterons erhöht. Die SHBG-Reduktion resultiert aus einer hyperinsulinämiebedingten Suppression der hepatischen Sekretion des Bindungsproteins, wobei die Hyperinsulinämie wiederum Ausdruck einer adipositasbedingten Insulinresistenz ist (Ernst et al., 2010).

Häufig normalisiert sich postoperativ ein zuvor gestörter Zyklus spontan, und auch die präoperativ erhöhten Testosteron- und DHEA-S-Spiegel normalisieren sich. Zudem steigen die SHBG-Konzentrationen an, sodass es zu einer vermehrten Bindung des Testosterons kommt. Die bereits sehr früh postoperativ dramatisch verbesserte Insulinsensitivität könnte den hierfür verantwortlichen Mechanismus darstellen (Ernst, 2010). Dementsprechend verbessert sich in der Regel die Fruchtbarkeit nach einem bariatrischen Eingriff aufgrund des daraus resultierenden Gewichtsverlusts.

Da sich die Patientinnen im ersten Jahr nach dem Eingriff in einem Energiedefizit befinden, ist es empfehlenswert, eine Schwangerschaft erst 12 bis 18 Monate nach einem Eingriff in Erwägung zu ziehen. Die Hungerphase kann sowohl für die Mutter als auch für den Fetus gefährlich sein (Martin et al., 2000; Wittgrove et al., 1998). Eine Übersicht hierzu gibt Tabelle 45. Die engmaschige Überwachung der schwangeren Patientinnen, die sich noch in der Phase der Gewichtsreduktion befinden, ist somit unabdingbar.

Tab. 45 Übersicht zu Schwangerschaftskomplikationen und neonatalen Komplikationen nach bariatrischer Chirurgie (modifiziert nach Ernst et al., 2010)

Übersicht zu Schwangerschaftskomplikationen nach bariatrischer Chirurgie	Übersicht zu neonatalen Komplikationen nach bariatrischer Chirurgie
Gestationsdiabetes	Frühgeburtlichkeit (< 37. SSW)
Präeklampsie	niedriges Geburtsgewicht (< 2,5 kg)
Hypertonie	Makrosomie
Sectio caeserea	perinatale Mortalität

Unter den Bedingungen eines strukturierten Nachsorgeprogramms, an dem die Patientinnen regelmäßig teilnehmen, können jedoch gute Schwangerschaftsverläufe nach bariatrischen Operationen erzielt und das Risiko des Auftretens einer oder mehrerer der oben genannten Komplikationen verringert werden (Ernst et al., 2010). Eine später gewünschte Schwangerschaft stellt keine Kontraindikation für einen bariatrischen Eingriff dar, wenn dieser Aspekt bei der Planung des Operationszeitpunkts berücksichtigt werden sollte (Ernst et al., 2010).

Nach restriktiven und malabsorptiven Verfahren, wie beispielsweise dem Magenbypass, BPD und BPD-DS, muss unbedingt eine regelmäßige Supplementation von Vitaminen und Mineralstoffen erfolgen. Dies gilt besonders dann, wenn eine Schwangerschaft vorliegt. Patientinnen, bei denen ein rein restriktives Verfahren angewendet wurde, sind jedoch ebenfalls potenziell anfällig für eine Entstehung von Vitamin- und Mineralstoffdefiziten. Derzeit existieren noch keine Empfehlungen für schwangere Frauen nach bariatrischem Eingriff, dennoch gibt es generelle Hinweise für Frauen, die sich einer adipositaschirurgischen Operation unterzogen haben, die in Tabelle 46 erläutert werden (Beard et al., 2008; Kaska et al., 2012).

Tab. 46   Wichtige Empfehlungen für Frauen nach Adipositaschirurgie

- Zuverlässige Kontrazeption für die ersten 12 bis 18 Monate nach der Operation
- **Währen der Schwangerschaft sollte die pränatale Standard-Vitamin-Versorgung Folgendes enthalten oder mit dem Folgenden ergänzt werden:**
  Täglich: 1000 – 2000 mg Calciumcitrat mit Vitamin-D-Zusatz von 50 – 150 µg, 40 – 65 mg Eisen, 4 mg Folsäure, 15 mg Zink sowie
  350 µg Vitamin B12 (Cobalamin) sublingual täglich oder 1000 µg intramuskulär pro Monat
- **Labortests einschließlich der Kontrollen von Eisen, Hämoglobin, Ferritin, Transferrin, Calcium, Homocystein, Vitamin B_{12} (Cobalamin) und Vitamin A (Retinol)**
- **Regelmäßige Ultraschalluntersuchungen, die das fetale Wachstum sowie die Mineralisierung des Skeletts bewerten**
- Engmaschige Kontrolle der Gewichtsveränderungen während und nach der Schwangerschaft

Übelkeit und Erbrechen in der Schwangerschaft

Übelkeit und Erbrechen sind nach bariatrischem Eingriff keine seltenen Symptome, vor allem dann, wenn zu schnell oder zu viel gegessen, aber auch dann, wenn schlecht gekaut wurde.

Bei Frauen kommt es im ersten Drittel der Schwangerschaft häufig zu Übelkeit und Erbrechen, was durch eine höhere Konzentration des Beta-hCG (Beta-Untereinheit des humanen Choriongonadotropins) oder eine verminderte Konzentration des Progesterons verursacht werden kann (Kaska et al., 2012). Bei schwangeren Frauen, die sich einer Magenband-Operation unterzogen haben und häufig erbrechen müssen (im Sinne einer Hyperemesis), kann das Magenband entleert werden, um die Häufigkeit des Erbrechens zu verringern und ein vorübergehendes Gefühl der Linderung zu erreichen (Decker et al., 2007; Williamson, 2006). Einige Autoren empfehlen eine generelle Entleerung des Magenbands bei schwangeren Patientinnen und eine erneute Füllung frühestens sechs Monate nach der Geburt des Kindes.

Vitamin- und Mineralstoffversorgung während der Gestation

Bei allen Patientinnen sollte nach einem bariatrischen Eingriff eine regelmäßige Kontrolle der Vitamin- und Mineralstoffspiegel erfolgen und somit ein Nährstoffmangel idealerweise vor einer Schwangerschaft behandelt werden. Da schwangere Frauen ohnehin einen erhöhten Bedarf an bestimmten Vitaminen und Mineralstoffen haben, sind engmaschige Kontrollen der Blutwerte und die nötige Supplementation, vor allem bei Schwangerschaft nach Adipositaschirurgie, von großer Bedeutung. Am häufigsten werden Mangelerscheinungen im Bereich der Mikronährstoffe Vitamin B_{12}, Folsäure, Kalzium und Eisen beobachtet (Kaska et al., 2012).

Vitamin B_{12} ist am Aufbau der RNA und DNA sowie am Aminosäuren- und Fettstoffwechsel beteiligt. Es ist vor allem in tierischen Lebensmitteln enthalten und muss im Magen an den so genannten Intrinsic-Factor binden, um im terminalen Ileum resorbiert werden zu können. Da der Intrinsic-Factor in den Parietalzellen der Magenmukosa gebildet wird, ist er nach einem Magenbypass oder auch nach Gastrektomie quasi nicht mehr vorhanden, was zur Folge hat, dass Vitamin B_{12} nicht mehr resorbiert werden kann. Bei einem fortgeschrittenen Mangel an Vitamin B_{12} können folgende Symptome beobachtet werden:

- Verminderte Anzahl von Erythrozyten
- Degeneration des Rückenmarks
- Schleimhautschädigungen in Mund und Rachen.

Der **Folsäure**-Stoffwechsel ist eng mit dem des Vitamin B_{12} verbunden, vor allem im Bereich der DNA-Synthese. Ein Mangel an Folsäure wirkt sich hauptsächlich auf die Bereiche Wachstum, Blut, Lymphe, Schleimhaut, Nervensystem und Embryonalentwicklung aus. Ein Folsäure-Mangel während einer Schwangerschaft kann zu Missbildungen des Fetus im Sinne einer Spina bifida (Neuralrohrdefekt, offener Rücken) führen.

Auch ein Mangel an **Kalzium** ist nach adipositaschirurgischen Eingriffen vermehrt zu beobachten. Bypass-Verfahren führen häufig zu einer mangelnden Kalzium-Resorption aufgrund der „Ausschaltung" des Duodenums und des proximalen Jejunums. Studien haben gezeigt, dass Kalzium-Citrat nach Adipositaschirurgie eine deutlich bessere Bioverfügbarkeit aufweist als beispielsweise Kalzium-Carbonat, da es kein saures Milieu erfordert, um es abzubauen und zu resorbieren. Eine unzureichende Versorgung mit Kalzium kann zu mütterlichem vermehrten Knochenabbau, reduzierter Kalzium-Sekretion über die Muttermilch und einer Gefährdung des Knochenaufbaus des Fetus führen (Kaska et al., 2012).

Vitamin A ist an vielen verschiedenen Vorgängen im Körper beteiligt. Durch die Umgehung des Duodenums nach bestimmten bariatrischen Eingriffen kommt es zu einer verspäteten Vermischung der Nahrungsfette und fettlöslichen Vitamine mit den Gallensalzen und Pankreas-Enzymen. Das kann eine Malabsorption und somit einen Mangel an Vitamin A zur Folge haben kann. Da Vitamin A vor allem an Wachstum und Differenzierung von Zellen beteiligt ist, sollte besonders im zweiten und dritten Trimester der Schwangerschaft auf eine ausreichende Zufuhr geachtet werden. Im Falle eines Mangels kann es zu Störungen in der Entwicklung und Reifung des fetalen Lungengewebes kommen. Weiterhin beeinflusst ein Vitamin A- Mangel den Eisenstatus, steigert die Anfälligkeit für Infektionen der Atemwege und Diarrhoe und erhöht die Morbidität und Mortalität. Vitamin A ist für die Ernährung des Fetus also unabdingbar, jedoch sollte die Dosierung nicht mehr als 5000 IU/Tag betragen (Kaska et al., 2012), da eine Überdosierung dieses Vitamins auch teratogene Effekte haben kann (Williamson, 2006).

Eisen. Eine weitere, häufig beobachtete Symptomatik bei Frauen, die sich einem bariatrischen Eingriff unterzogen haben, ist die Eisenmangelanämie. Durch die Umgehung des Duodenums und des proximalen Jejunums wird die erste und wichtigste Resorptionsstelle des Eisens eliminiert (Strobel et al., 2007; Williamson, 2006). Patientinnen, die sich einem rein restriktiven Verfahren unterzogen haben, leiden jedoch nur selten an einem Eisenmangel. Dennoch sollten regelmäßig die Serum-Spiegel von Hämoglobin, Eisen, Ferritin und Transferrin überprüft werden.

Gewichtszunahme

Die Gewichtszunahme während der Schwangerschaft nach Adipositaschirurgie verläuft sehr unterschiedlich. Dabei zeigen sich bei Frauen, die sich einer Magenband- oder Schlauchmagen-Operation unterzogen haben, die größten Unterschiede (Kaska et al., 2012). Es wurde allerdings auch beobachtet, dass Frauen, die ihre Schwangerschaft auf wenigstens zwei Jahre postoperativ verzögern, am wahrscheinlichsten eine reduzierte oder normale Gewichtszunahme erfahren. Aufgrund des potentiell eher abweichenden Wachstums des Fetus sollten regelmäßige Untersuchungen, einschließlich Ultraschall und klinischen Analysen, durchgeführt werden (Kaska et al., 2012). Darüber hinaus ist zu empfehlen, dass Ultraschall-Untersuchungen häufiger durchgeführt werden als bei der Allgemeinbevölkerung (alle 4 bis 6 Wochen ab der 24. Schwangerschaftswoche), um das Fetus-Wachstum zu überwachen (Dao et al., 2006).

Stillen nach Adipositaschirurgie

Von der WHO wird empfohlen, Kinder nach der Geburt für mindestens 6 Monate zu stillen. Daher sollten auch Frauen, die sich einem bariatrischen Eingriff unterzogen haben, dazu ermutigt werden, ihre Neugeborenen zu stillen (Kaska et al., 2012). Es ist bekannt, dass die Ernährung der Mutter einen wesentlichen Einfluss auf die Nährstoffversorgung des Kindes hat. Man muss beachten, dass bei einem Neugeborenen, dessen Mutter sich einem malabsorptiven und/oder restriktiven Eingriff unterzogen hat, ebenfalls eine Mangelversorgung mit bestimmten Mikronährstoffen auftreten kann. Es ist von großer Bedeutung, dass die ausreichende Versorgung mit Vitaminen und Mineralstoffen auch nach der Geburt und während der Stillzeit gesichert ist, um eine Mangelversorgung mit Vitamin B zu verhindern, die zu schweren Komplikationen, wie Wachstumsstörungen, megaloblastärer Anämie und Entwicklungsverzögerungen, führen kann (Williamson, 2006).

Fazit

Da Adipositas ein wachsendes Problem in der modernen Bevölkerung ist, wird die Anzahl der Frauen im gebärfähigen Alter, die sich bereits einem bariatrischen Eingriff unterzogen haben, ebenfalls zunehmen. Daher ist es von enormer Bedeutung, dass Ärzte, Pflegepersonal und Therapeuten Hand in Hand arbeiten und sich miteinander verständigen, sodass eine optimale Betreuung der Patientinnen und eine normale Entwicklung des Fetus gewährleistet werden kann. Dabei ist auch eine ausführliche Aufklärung der Patientinnen über die Vermeidung einer Schwangerschaft im ersten Jahr nach einem bariatrischen Eingriff, die Wahl einer zuverlässigen Kontrazeption sowie die Notwendigkeit häufiger Untersuchungen während der Schwangerschaft unabdingbar.

Nach malabsorptiven Eingriffen sollten in jedem Fall regelmäßige Laborkontrollen stattfinden und bei Bedarf eine Ergänzung der Supplementation durchgeführt werden.

Literatur

Beard JH, Bell RL, Duffy AJ. Reproductive considerations and pregnancy after bariatric surgery: current evidence and recommendations. Obes Surg 2008; 18(8): 1023–1027

Dao T, Kuhn J, Ehmer D, Fisher T, McCarty T. Pregnancy outcomes after gastric-bypass surgery. Am J Surg 2006; 192(6): 762–766

Decker GA, Swain JM, Crowell MD, Scolapio JS. Gastrointestinal and nutritional complications after bariatric surgery. Am J Gastroenterol 2007; 102(11): 2571–2580

Ernst B, Thurnheer M, Schultes B. Fertilität und Schwangerschaft nach bariatrischer Chirurgie zur Behandlung der hochgradigen Adipositas. Aktuel Ernahrungsmed 2010; 35: 220–226

Kaska L, Kobiela J, Abacjew-Chmylko A, Chmylko L, Wojanowska-Pindel M, Kobiela P et al. Nutrition and Pregnancy after Bariatric Surgery. ISRN Obes, 492060. eCollection; 2013

Martin LF, Finigan KM, Nolan TE. Pregnancy after adjustable gastric banding. Obstet Gynecol 2000; 95(6Pt1): 927–930

Schek A. (2011). Vitamine (S. 105-140), Mineralstoffe (S. 161-178). In: Ernährungslehre Kompakt, 4. Auflage. Sulzbach im Taunus: Umschau Zeitschriftenverlag GmbH

Strobel M, Tinz J, Biesalski HK (2007). The importance of ß-carotene as a source of vitamin A with special regard to pregnant and breastfeeding women. Eur J Nutr, 46 Suppl 1, I1-20

Tondapu P, Provost D, Adams-Huet B, Sims T, Chang C, Sakhaee K (2009). Comparison of the absorption of calcium carbonate and calcium citrate after Roux-en-Y gastric bypass. Obes Surg, 19(9), 1256-1261

Weiner R (2010). Sonderfall: Schwangerschaft. In R.A. Weiner (Hrsg.) Adipositaschirurgie. Hrsg: Weiner R.A. (S. 343-344). München: Urban & Fischer

Williamson CS (2006). Nutrition in pregnancy. Nutrition Bulletin, 31(1), 28-59.

Wittgrove AC, Jester L, Wittgrove P, Clark GW (1998). Pregnancy following gastric bypass for morbid obesity. Obes Surg, 8(4), 461-464

XIII

DIE BEDEUTUNG VON SELBSTHILFEGRUPPEN

Christel Moll

Möglichkeiten und Grenzen einer Selbsthilfegruppe

Bisherige Entwicklung und Perspektiven

Der Adipositas Verband Deutschland e.V.

Bei Gründung einer Selbsthilfegruppe (SHG) kommt es zu einem freiwilligen, örtlichen/regionalen Zusammenschluss von Menschen außerhalb ihres alltäglichen sozialen Umfelds. Die Aktivitäten der Gruppe richten sich dabei auf die Gesundheitsvorsorge oder auf die gemeinsame Bewältigung von Krankheiten, psychischen oder sozialen Problemen, von denen sie selbst oder ein Angehöriger betroffen sind. Durch den regelmäßigen Austausch eigener Erfahrungen sowie von Problemen und deren Bewältigungsstrategien soll vorrangig eine Veränderung der eigenen Lebensumstände erzielt werden (§ 20 SGB V). Es stehen Erfahrungsaustausch, das Gewinnen von Selbstsicherheit und Motivation, das Knüpfen neuer Kontakte sowie ein gezielteres Nutzen professioneller Angebote im Vordergrund. Hierbei wird sowohl das Selbsthilfeprinzip, das Lösen von Problemen ohne professionelle Hilfe, als auch die gemeinschaftliche Problembearbeitung angewendet. Oftmals engagieren sich Selbsthilfegruppen jedoch auch darüber hinaus, um einen Wandel auf sozialer und politischer Ebene bewirken zu können (Nationale Kontakt- und Informationsstelle zur Anregung und Unterstützung von Selbsthilfegruppen [NAKOS]). Die vorrangigen Ziele spiegeln sich auch in den Beweggründen der Teilnehmer zum Eintritt in eine Selbsthilfegruppe wider. Diese sind vor allem soziale oder seelische Not, körperliche Krankheit oder persönliche Lebenskrisen (Robert Koch-Institut [RKI], 2004).

In Deutschland sind rund 3 Millionen Menschen, davon 2/3 weiblichen Geschlechts, in schätzungsweise 70.000 bis 100.000 Selbsthilfegruppen. Dieser Anteil hat sich innerhalb der letzten 15 Jahre verfünffacht. Mögliche Ursachen hierfür sind neben dem höheren gesellschaftlichen Ansehen von Selbsthilfegruppen auch eine erhöhte Prävalenz von Erkrankungen, Veränderungen der familiären Bindungen sowie die Zunahme der Gruppen und damit verbunden eine flächendeckendere Präsenz. 60 bis 75 % legen ihren Themenschwerpunkt in den Bereichen Erkrankung und Behinderung, wovon 8,6 % dem Bereich der endokrinen, Ernährungs- und Stoffwechselkrankheiten zugehörig sind (RKI, 2004).

Möglichkeiten und Grenzen einer Selbsthilfegruppe

Die Integration in eine Selbsthilfegruppe bewirkt für die Personen oftmals eine Vielzahl positiver Entwicklungen (Adipositas Verband Deutschland e.V.):

- Persönliches Wachstum: Durch die aktive Teilnahme wird bei vielen Personen ein Prozess zunehmender Selbsterfahrung und -entwicklung in Gang gesetzt. Die Selbsthilfegruppe kann dabei das Erlernen und Einüben von wichtigen Fähigkeiten, wie beispielsweise die Formulierung der eigenen Bedürfnisse und der eigenen Meinung, der Annahme von Kritik sowie Konfliktbewältigung fördern.

- Kontakte: Viele Betroffene können über die Gruppe neue Kontakte knüpfen und so evtl. vorhandene Einsamkeit bzw. soziale Isolation bewältigen.

- Emotionale Entlastung: Der Austausch mit Personen, welche die gleichen Sorgen und Probleme haben, kann zu einer seelischen Entlastung führen.

- Erfahrungsaustausch: Die Erfahrungen anderer Teilnehmer kann eine Reflektion der eigenen Situation unterstützen und dadurch die Einschätzung der Eigen- und Fremdanteile erleichtern und den Umgang mit der Situation erleichtern.

- Solidarität und gemeinsames Handeln: Durch das Erfahren von Verständnis und Trost kann der Betroffene neuen Mut schöpfen. Das Agieren als Gruppe führt zur Stärkung des Selbstbewusstseins und kann das Durchsetzen von Interessen gegenüber Dritten, beispielsweise gegenüber Behörden oder in der Politik, erleichtern.

- Informationen: Das Nutzen von zuverlässigen Informationsquellen, wie Fachpersonal und Informationsbroschüren, ermöglicht eine Wissenserweiterung.

Der Besuch einer Selbsthilfegruppe kann dem Betroffenen in den genannten Bereichen helfen, doch dies ist ein langwieriger Prozess, welcher meist nicht reibungslos abläuft. Man muss bereit sein, sich auf die Gruppe einzulassen und Vertrauen zu fassen. Bei frühzeitigem Scheitern und einem schnellen Verlassen der Gruppe geht es den Betroffenen oftmals schlechter als vor dem Eintritt in die Gruppe. Des Weiteren ist eine Vereinnahmung durch Institutionen des professionellen Versorgungssystems möglich. (RKI, 2004). Die Selbsthilfegruppe ist eine notwendige und sinnvolle Ergänzung der vom Gesundheitssystem angebotenen Therapieleistungen, sie stellt jedoch keinen Ersatz hierfür dar. Dementsprechend sollen sie auch nicht zur Einsparung von Leistungen im Gesundheits- und Sozialbereich führen (Adipositas Verband Deutschland e.V.).

Bisherige Entwicklung und Perspektiven

Im Jahr 1999 schätzten 77 Selbsthilfegruppen innerhalb einer Befragung ihre eigene Situation ein. Über die Hälfte der Befragten sahen dabei vor allem Defizite bzgl. der Fortbildungsmöglichkeiten für Gruppenleiter und wünschten sich mehr Unterstützung bei der Vermittlung von Experten sowie bei der Öffentlichkeitsarbeit (Rau, Grunow-Lutter & Geraedts, 2003). In diesen Bereichen fanden in den letzten 15 Jahren viele

Veränderungen statt. Es haben sich gezielt Organisationen zur Unterstützung der Arbeit von Selbsthilfegruppen gebildet. So hat sich die Zusammenarbeit mit Fachpersonen und/oder medizinischen Einrichtungen verbessert. Rund 2/3 aller Selbsthilfegruppen haben Kontakt zu Ärzten oder medizinischen Einrichtungen. Eine Kooperation zwischen Selbsthilfegruppen und der Gesundheitsversorgung findet dabei oftmals über Kontakte zu niedergelassenen Ärzten, Rehabilitationseinrichtungen und, seltener, zur Akutversorgung statt. Durch die gesellschaftliche und politische Akzeptanz von Selbsthilfegruppen nimmt die Anzahl an Kooperationen zu. Nach allgemeiner Auffassung bietet sich dadurch die Möglichkeit einer umfassenden Unterstützung chronisch kranker und behinderter Menschen. Auch die Qualität der therapeutischen Interventionen kann maßgeblich verbessert werden. Während für die Selbsthilfegruppen vor allem der Erhalt fachmedizinischer Informationen sowie die Empfehlung der Gruppe an potenzielle Mitglieder im Vordergrund steht, sieht der Arzt vor allem einen hohen Nutzen durch die Teilnahme für den Betroffenen selbst, aber auch für die eigene Arbeit, da der Austausch innerhalb der Selbsthilfegruppe in vielen Fällen eine Entlastung des Arztes bewirkt (Slesina & Fink, 2009).

Der Ausbau der Zusammenarbeit von Selbsthilfegruppen und dem Gesundheitssystem erfordert eine Weiterentwicklung des Angebots hin zu stärkerem Schnittstellenmanagement (RKI, 2004).

Mit dem Erkennen der Bedeutung von Selbsthilfegruppen auf politischer Ebene wurden auch gesetzliche Regelungen zur Unterstützung der Selbsthilfegruppen getroffen. So sind einige Institutionen gesetzlich angehalten, mit Selbsthilfegruppen zusammenzuarbeiten (§20 SGB IX). Ebenso erhielten Selbsthilfegruppen im Jahr 2004 Beteiligungsrechte im Gemeinsamen Bundesausschuss (§ 140f SGB V). Diese Regelung stellt eine politisch gewollte, qualitative Aufwertung ihrer Arbeit dar (RKI, 2004). Selbsthilfegruppen sind zur Verwirklichung ihres Bestrebens auf finanzielle Unterstützung angewiesen. Neben privaten Spenderkreisen werden sie auch durch betriebliche Krankenkassen finanziell gefördert (§ 20 SGB V). Die gesetzliche Regelung zur Förderung von Selbsthilfegruppen wirft jedoch auch die Frage des ökonomischen Nutzens ihrer Tätigkeit auf. In einer Untersuchung von Engelhardt, Trojan & Nickel (2009) wurde der Wert der geleisteten Arbeit der Selbsthilfezusammenschlüsse pro Mitglied auf jährlich 700 bis 900 € geschätzt. Der Nutzen der Selbsthilfeförderung übersteigt somit die Kosten bei weitem und rechtfertigt dementsprechend den Erhalt einer Förderung durch die betrieblichen Krankenkassen. Zur Sicherung des Erhalts der Arbeitsqualität wird zukünftig neben einem geeigneten Management der steigenden Teilnehmerzahl auch die Gestaltung der freiwilligen und gesetzlich verpflichteten finanziellen Förderung der

Selbsthilfegruppen in geeigneten Finanzierungsmodellen eine wichtige Aufgabe sein. Hierbei ist jedoch zu beachten, dass der steigende Kostendruck im Gesundheitswesen nicht dazu führt, die Arbeit der Selbsthilfegruppen als Ersatz für Leistungen der medizinischen Versorgung anzusehen (RKI, 2004).

Insgesamt stellt die Arbeit von Selbsthilfegruppen einen unverzichtbaren Beitrag im deutschen Gesundheitssystem dar. Dies gilt auch für den Bereich Adipositas. Personen, welche sich einer bariatrischen Operation unterziehen möchten, müssen sich vorab über die Folgen eines solch umfassenden Eingriffs bewusst sein. Hierfür ist neben der fachlichen Aufklärung ein Austausch mit bereits operierten Personen geeignet, welcher auch nach der Operation hilfreich ist. Die immer mehr vorhandene soziale und gesetzliche Akzeptanz von Selbsthilfegruppen stellt einen ersten wichtigen Schritt zur Verbesserung der Qualität dar. Weitere Schritte sind jedoch notwendig, um den Erfolg der geleisteten Arbeit weiterhin zu gewährleisten und weiter ausbauen zu können

Der Adipositas Verband Deutschland e.V.

Der Adipositas Verband Deutschland e.V. ist ein Verein, welcher sich neben der laiengerechten Aufklärung über adipositasrelevante Themen unter anderem im Bereich der Selbsthilfegruppen für Übergewichtige und Adipöse engagiert. Hierfür gibt es innerhalb des Verbands den ehrenamtlich tätigen Arbeitskreis „Selbsthilfegruppen (SHG) Betreuung".

Abb. 45 Logo des Adipositas Verband Deutschland e.V.

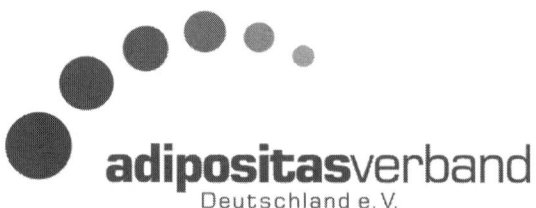

Ein wichtiges Ziel ist die flächendeckende Etablierung von Selbsthilfegruppen mit ärztlicher und/oder therapeutischer Unterstützung, um möglichst vielen Betroffenen den Zugang zu Selbsthilfegruppen zu ermöglichen. Neben dem Schaffen grundlegender Strukturen durch die Organisation von geeigneten Räumlichkeiten, der Mitgliederwerbung sowie durch die Hilfestellung bei der Beantragung finanzieller Fördermöglichkeiten kann eine Selbsthilfegruppe auch nach der Gründungsphase vielfältige Unterstützungsmöglichkeiten in Anspruch nehmen. Der Fokus wird hier vor allem auf die Aufklärung der Teilnehmer mithilfe von Expertenvorträgen, Informationsbroschüren und der Aus- und Weiterbildung der Gruppenleiter gelegt. Beispielsweise definierte der Arbeitskreis folgende Grundregeln für eine erfolgreiche Arbeit der Selbsthilfegruppen:

- Selbstbetroffenheit: Die Motivation zur Teilnahme sollte durch den Wunsch geprägt sein, an der eigenen Situation etwas verändern zu wollen und sich selbst zu helfen, nicht anderen.

- Freiwilligkeit: Der Entschluss zur Teilnahme sollte auf freiwilliger Basis erfolgen.

- Verschwiegenheit: Da oftmals vertrauliche und persönliche Informationen ausgetauscht werden, sollten zur Wahrung der Diskretion die Informationen vertraulich behandelt werden.

- Gleichberechtigung: Alle Gruppenmitglieder sind gleichberechtigt. Dementsprechend obliegen inhaltliche und organisatorische Aufgaben allen Gruppenmitgliedern gleichermaßen.

- Selbstbestimmung: Die Selbsthilfegruppe ist eine eigenständige Gruppe mit Eigenverantwortung.

Als Betroffener kann man sich über den Internetauftritt des Verbands über örtliche Selbsthilfegruppen, deren Kontaktdaten und Veranstaltungstermine informieren.

Literatur

Adipositas Verband Deutschland e.V. Verfügbar unter: http://adipositasverband.de/rules-for-supportgroups.html (Zugriff am: 23.06.2014)

Engelhardt HD, Trojan A, Nickel S. Leistungen von Selbsthilfegruppen und deren ökonomische Bewertung. Bundesgesundheitsbl 2009; 52: 64–70

Nationale Kontakt- und Informationsstelle zur Anregung und Unterstützung von Selbsthilfegruppen. Verfügbar unter: http://www.nakos.de/site/ueber-selbsthilfe/selbsthilfegruppen/ (Zugriff am: 23.06.2014)

Rau R, Grunow-Lutter V, Geraedts M. Unterstützungsbedarf gesundheitsbezogener Selbsthilfegruppen aus Sicht der TeilnehmerInnen. Gesundheitswesen 2003; 65: 526–531

Robert Koch-Institut. Gesundheitsberichterstattung des Bundes, Heft 23. Selbsthilfe im Gesundheitsbereich. Berlin: Robert Koch-Institut in Zusammenarbeit mit dem Statistischen Bundesamt; 2004

Slesina W, Fink A. Kooperation von Ärzten und Selbsthilfegruppen. Bundesgesundheitsbl 2009; 52: 30–39

XIV MATERIALIEN FÜR DIE PRAXIS

Ernährungstherapeutische Anamnese

Maßnahmen zur Gewichtsreduktion

Ernährungsanamnese/Essverhalten

Ernährungsprotokoll (präoperativ)

Ernährungs- und Beschwerdeprotokoll (postoperativ)

Diättherapeutische OP-Nachsorge

Ernährungstherapeutische Anamnese

Ernährungstherapeutische Anamnese   Datum: _____

Patient: _____   **Geburtsdatum:** _____

Sozialanamnese

Familienstand: _____   Anzahl der Personen im Haushalt? _____

Beruf: _____   ☐ sitzend **und / oder** ☐ stehend

Wer kocht? _____   Essen außer Haus/ Kantine? ☐ ja ☐ nein

Wer kauft ein? _____

Bestehen Nahrungsmittel-Intoleranzen/ -Allergien? ☐ ja ☐ nein (wenn ja, welche?) _____

Alkohol: ☐ ja ☐ nein (wenn ja, was und wie oft?)

Nikotin: ☐ ja ☐ nein (wenn ja, Anzahl der Zigaretten pro Tag: _____)
                           (wenn nein, seit wann nicht mehr? _____)

Medikamente ☐ ja ☐ nein Wenn **ja**, welche? _____

Bewegungsverhalten (Was und wie oft?)

Alltagsaktivitäten wie z. B. Spazieren gehen? / Sportliche Aktivitäten (Stunden pro Woche)?
_____
_____

Gewicht und Gewichtsvorgeschichte

Größe: _____ m   Aktuelles Gewicht: _____ kg   Aktueller Bauchumfang: _____ cm

Bestand Übergewicht in der Kindheit oder Jugend? ☐ ja ☐ nein

Ursachen für die Gewichtszunahme?
_____
_____
_____
_____

Niedrigstes Erwachsenengewicht?   _____ kg   vor _____ Jahren / Monaten

Höchstes Erwachsenengewicht?   _____ kg   vor _____ Jahren / Monaten

Bisherige maximale Gewichtsabnahme?   _____ kg   Zeitraum? _____ Wie? _____

Wunsch-/ Zielgewicht?   _____ kg

Gründe für die Gewichtsreduktion?
_____
_____

Gewichtskontrolle: ☐ Wiegen ____ mal pro _____   ☐ Bauchumfang messen ☐ Änderung der Kleidergröße

Häufigkeit von **Diäten**

☐ noch nie   ☐ 1-5-mal   ☐ 6-9-mal   ☐ > 10-mal   ☐ regelmäßig: ____ pro _____   ☐ ständige Diät

Maßnahmen zur Gewichtsreduktion

Maßnahmen zur Gewichtsreduktion

Name, Vorname: _____

Geburtsdatum: _____

Diäten/ Kurse (Brigitte, Kohlsuppe, Trennkost, BCM, Optifast, Weight Watchers, Stationäre Kuren, Ambulante Therapien)	Jahr und Dauer der Maßnahme	Ausgangs-gewicht	Gewichts-verlust	End-gewicht	Wieder-zunahme an Gewicht	Belege ja/nein

Ernährung im Kontext der bariatrischen Chirurgie

Ernährungsanamnese/Essverhalten

Ernährungsanamnese/Essverhalten

Datum: _____

Patient: _____   Geburtsdatum: _____

Mahlzeit:	_____	
Uhrzeit	Art und Mengen der Lebensmittel und Getränke	Wo wird die Mahlzeit eingenommen? _____ Essen aus ☐ Hunger oder ☐ Appetit oder ☐ Sonstiges _____ ? Sättigung? ☐ ja ☐ nein Mahlzeit ☐ regelmäßig ☐ unregelmäßig Essverhalten? ☐ schnell ☐ langsam

Mahlzeit:	_____	
Uhrzeit	Art und Mengen der Lebensmittel und Getränke	Wo wird die Mahlzeit eingenommen? _____ Essen aus ☐ Hunger oder ☐ Appetit oder ☐ Sonstiges _____ ? Sättigung? ☐ ja ☐ nein Mahlzeit ☐ regelmäßig ☐ unregelmäßig Essverhalten? ☐ schnell ☐ langsam

Mahlzeit:	_____	
Uhrzeit	Art und Mengen der Lebensmittel und Getränke	Wo wird die Mahlzeit eingenommen? _____ Essen aus ☐ Hunger oder ☐ Appetit oder ☐ Sonstiges _____ ? Sättigung? ☐ ja ☐ nein Mahlzeit ☐ regelmäßig ☐ unregelmäßig Essverhalten? ☐ schnell ☐ langsam

Mahlzeit:	_____	
Uhrzeit	Art und Mengen der Lebensmittel und Getränke	Wo wird die Mahlzeit eingenommen? _____ Essen aus ☐ Hunger oder ☐ Appetit oder ☐ Sonstiges _____ ? Sättigung? ☐ ja ☐ nein Mahlzeit ☐ regelmäßig ☐ unregelmäßig Essverhalten? ☐ schnell ☐ langsam

Mahlzeit:	_____	
Uhrzeit	Art und Mengen der Lebensmittel und Getränke	Wo wird die Mahlzeit eingenommen? _____ Essen aus ☐ Hunger oder ☐ Appetit oder ☐ Sonstiges _____ ? Sättigung? ☐ ja ☐ nein Mahlzeit ☐ regelmäßig ☐ unregelmäßig Essverhalten? ☐ schnell ☐ langsam

Ernährungsprotokoll (präoperativ)

Ernährungsprotokoll (prä-OP)

Name: _____   Tag: _____   Datum: _____

Uhrzeit	Ort/ Situation	Mengen	Lebensmittel und Getränke	Essen aus Hunger, Appetit? Sättigung?

Körperliche Aktivität (Bewegung)	Besonderheiten

Ernährungs- und Beschwerdeprotokoll (postoperativ)

Ernährungs- und Beschwerdeprotokoll (post-OP)

Name: _____ Tag: _____ Datum: _____

Uhrzeit	Ort/ Situation	Mengen	Lebensmittel und Getränke	Beschwerden?

Körperliche Aktivität (Bewegung)	Besonderheiten

Ernährung im Kontext der bariatrischen Chirurgie

Diättherapeutische OP-Nachsorge

Diättherapeutische OP-Nachsorge   Termin-Nr.: ____   Datum: _____

Folgetermin am: _____

Patient: _____   **Geburtsdatum:** _____

Informationen zur OP

OP am: _____   Art der OP: ☐ Magen-Bypass   ☐ Sleeve   ☐ Magenband   ☐ BPD   ☐ BPD/DS

Gewichtsanamnese

vor OP: Gewicht	_____ kg	BMI: _____ kg/m²	Bauchumfang: _____ cm
Aktuelles Gewicht:	_____ kg	BMI: _____ kg/m²	Bauchumfang: _____ cm
Gewichtsreduktion:	– _____ kg	BMI: – _____ kg/m²	Bauchumfang: – _____ cm

Bewegungsverhalten (Was und wie oft?)

_____

_____

Beschwerden

☐ keine   ☐ Diarrhoe/ Steatorrhoe   ☐ Laktoseintoleranz
☐ Erbrechen   ☐ Dumping-Syndrom   ☐ Gutes Sättigungsgefühl
☐ Übelkeit   ☐ Obstipation   ☐ Kein/ mangelndes Sättigungsgefühl
☐ Reflux   ☐ Stuhlgang regelmäßig/ unregelmäßig   ☐ Völlegefühl
☐ Sonstige Beschwerden

Auswertung Ernährungsanamnese

Auswertung Ernährungsprotokoll _____

_____

Eiweißversorgung _____   Flüssigkeitsversorgung _____

Nahrungsmittel-Intoleranzen _____

Essgeschwindigkeit   ☐ schnell ☐ langsam   Anzahl der Mahlzeiten _____

Trennen von Essen und Trinken   ☐ ja ☐ nein   Alkoholkonsum _____

Empfehlung

☐ Fortführen der bisherigen Ernährungstherapie _____

☐ Eiweißversorgung _____

☐ Flüssigkeit _____

☐ Essverhalten _____

_____

_____

_____

☐ Vorstellung beim Arzt/ Chirurgen

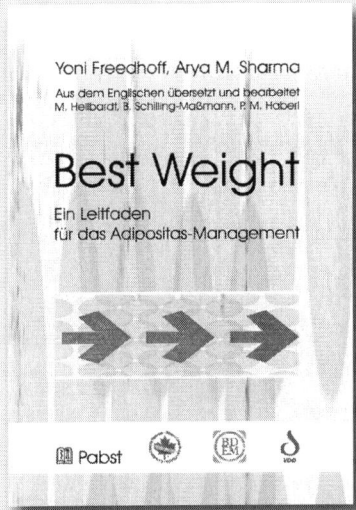

148 Seiten, ISBN 978-3-89967-833-8,
Preis: 15,- €

PABST SCIENCE PUBLISHERS
Eichengrund 28
D-49525 Lengerich
Tel. + + 49 (0) 5484-308
Fax + + 49 (0) 5484-550
pabst.publishers@t-online.de
www.psychologie-aktuell.com
www.pabst-publishers.de

Yoni Freedhoff, Arya M. Sharma

BEST WEIGHT

Ein Leitfaden für das Adipositas-Management in der Praxis

aus dem Englischen übersetzt und bearbeitet von
Mario Hellbardt B.Sc. (Applied Health Science)
Dr. med. Birgit Schilling-Maßmann
Dr. med. Patricia M. Haberl

Erfahrene Ärzte und Therapeuten bieten konkrete Anleitungen zu allen relevanten Fragen der Adipositastherapie:
- Praxisausstattung
- falsche und richtige Gesprächsansätze
- Therapiehürden
- Psychische Barrieren
- Medizinische Barrieren
- Lifestyle-Assessment
- Psychosozial orientierte Therapie
- Medikamente in der Adipositastherapie
- Chirurgische Verfahren
- Betreuung nach der Gewichtsreduktion
- Anamnesehilfen

Ärztinnen/Ärzte, Diätassistentinnen/Diätassistenten, Ökotrophologinnen/Ökotrophologen und andere TherapeutInnen erhalten durch den Leitfaden die Möglichkeit, ihren PatientInnen eine umfassende, aktuelle und praxisorientierte Adipositastherapie anbieten zu können.

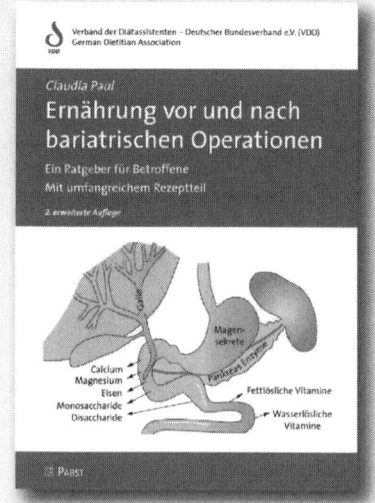

160 Seiten, ISBN 978-3-89967-939-7,
2. erweiterte Auflage, Preis: 20,- €

PABST SCIENCE PUBLISHERS
Eichengrund 28
D-49525 Lengerich
Tel. + + 49 (0) 5484-308
Fax + + 49 (0) 5484-550
pabst.publishers@t-online.de
www.psychologie-aktuell.com
www.pabst-publishers.de

Claudia Paul

Ernährung vor und nach bariatrischen Operationen

Ein Ratgeber für Betroffene
Mit umfangreichem Rezeptteil

Die Häufigkeit chirurgischer Maßnahmen bei Adipositas steigt rasant. Der Erfolg der operativen Eingriffe hängt nicht nur von der durchgeführten Operationsmethode ab, sondern insbesondere von der langfristigen Vor- und Nachsorge durch ein interdisziplinäres Team.

Die Umsetzung der ernährungstherapeutischen Maßnahmen fällt vielen Betroffenen schwer. Häufig ist der Patient auf sich gestellt, da es keine einheitlichen Verhaltensregeln nach den Operationen gibt.

Der Autorin ist es gelungen, alle relevanten Aspekte der prä- und postoperativen Ernährungstherapie zu bündeln.

Im ersten Teil werden allgemeine Regeln zur Vermeidung von Übergewicht mit konkreten Hilfen zur Gewichtsabnahme dargestellt. Im zweiten Teil werden Kostaufbau und Verhaltensweisen nach durchgeführter Operation detailliert erläutert. Abgerundet wird das Buch durch konkrete Maßnahmen zur Vermeidung von Nebenwirkungen oder Mangelerscheinungen.

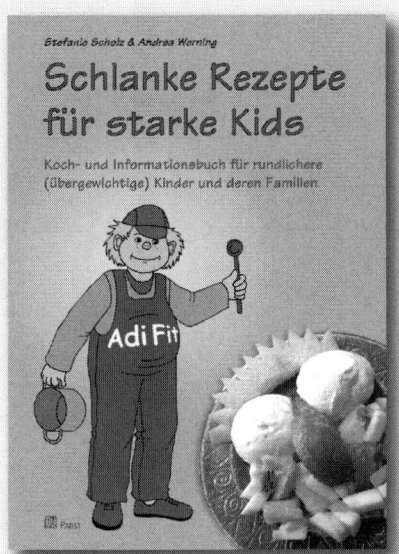

204 Seiten, DIN A4, komplett farbig,
ISBN 978-3-89967-376-0, Preis: 20,- €

PABST SCIENCE PUBLISHERS
Eichengrund 28
D-49525 Lengerich
Tel. + + 49 (0) 5484-308
Fax + + 49 (0) 5484-550
pabst.publishers@t-online.de
www.psychologie-aktuell.com
www.pabst-publishers.de

Stefanie Scholz, Andrea Werning

Schlanke Rezepte für starke Kids

Koch- und Informationsbuch für rundlichere (übergewichtige) Kinder und deren Familien

Ihre ganze Familie kann sich auf leckere und gesunde Art satt essen und das Gewicht in den Griff bekommen. Dieses Buch liefert Ihnen die präzise Anleitung – Schritt für Schritt:

- Sie und Ihre Kinder verstehen, wie Übergewicht entsteht und abgebaut oder vermieden werden kann.

- Anhand einer „Ernährungspyramide" lässt sich spielerisch lernen, welche Lebensmittel in welcher Menge gegessen werden können.

- Tipps und Tricks helfen bei kniffligen Ernährungssituationen weiter.

- Das Buch bietet Ihnen mehr als 90 „gewichtsfreundliche" Rezepte, die von Kindern getestet und als „cool" bewertet wurden.

- Sie können die Rezeptmengen für Ihre Familien individuell anpassen.

- Das Buch ermöglicht Ihnen und Ihren Kindern täglich den klaren Überblick über das tägliche Essenspensum.

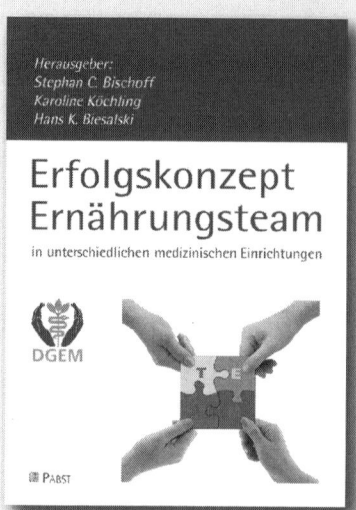

116 Seiten, ISBN 978-3-89967-743-0, Preis: 15,- €

Stephan C. Bischoff, Karoline Köchling, Hans K. Biesalski (Hrsg.)

Erfolgskonzept Ernährungsteam in unterschiedlichen medizinischen Einrichtungen

Die Institutionalisierung der Ernährungsmedizin ist eine wesentliche Voraussetzung für den Erfolg dieses bedeutsamen Fachgebietes. Durch Etablierung und Implementierung von Screening-Instrumenten in den Pflegestandard Ernährung wurde in den letzten Jahren ein entscheidender Schritt zur systematischen Erfassung und Behandlung von Mangel- und Fehlernährung und damit zu dieser notwendigen Institutionalisierung getan. Das Konzept von interdisziplinären, ärztlich geleiteten Teams zur Durchführung und Überwachung des Ernährungsmanagements an Krankenhäusern – den so genannten Ernährungsteams – wird bereits seit den 1990er Jahren zunehmend in Europa realisiert, ist in Deutschland jedoch noch immer nicht weitläufig verbreitet.

Im vorliegenden Buch werden unterschiedliche Erfahrungen zu Ernährungsteams in Versorgungskrankenhäusern, Universitätskliniken und geriatrischen Einrichtungen praxisnah dargestellt. Konzeption, Zusammensetzung, Arbeitsweise und Herausforderungen von Ernährungsteams sowohl in Deutschland als auch in Österreich und in der Schweiz werden von erfahrenen Experten aus der Praxis ebenso beleuchtet wie die Ernährungsdiagnostik und die Vergütung ernährungsmedizinischer Leistungen durch ein Ernährungsteam.

PABST SCIENCE PUBLISHERS
Eichengrund 28
D-49525 Lengerich
Tel. + + 49 (0) 5484-308
Fax + + 49 (0) 5484-550
pabst.publishers@t-online.de
www.psychologie-aktuell.com
www.pabst-publishers.de